中医医院N0-N1级护士培训手册

主　审　肖政华　石国凤

主　编　谢　薇　冷　羽　杨世梅　邢孝敏

副主编　魏　艳　金志丽　刘　芳　甘　燕

　　　　袁　何　李　敏　范亚林

科学技术文献出版社
SCIENTIFIC AND TECHNICAL DOCUMENTATION PRESS
·北京·

图书在版编目(CIP)数据

中医医院 N0-N1 级护士培训手册 / 谢薇等主编. —北京:科学技术文献出版社,2022.1
ISBN 978-7-5189-7627-0

Ⅰ.①中… Ⅱ.①谢… Ⅲ.①护理学—手册 Ⅳ.①R47-62

中国版本图书馆 CIP 数据核字(2020)第 267319 号

中医医院 N0-N1 级护士培训手册

策划编辑:朱志祥 　　　　责任编辑:崔 岩 　　　　责任校对:张吲哚 　　　　责任出版:张志平

出 版 者	科学技术文献出版社
地 址	北京市复兴路 15 号　邮编 100038
编 务 部	(010)58882938,58882087(传真)
发 行 部	(010)58882868,58882870(传真)
邮 购 部	(010)58882873
官 方 网 址	www.stdp.com.cn
发 行 者	科学技术文献出版社发行　全国各地新华书店经销
印 刷 者	廊坊市祥丰印刷有限公司
版 次	2022 年 1 月第 1 版　2022 年 1 月第 1 次印刷
开 本	787×1092　1/16
字 数	505 千
印 张	20.25
书 号	ISBN 978-7-5189-7627-0
定 价	68.00 元

编者名单

主　审　肖政华　石国凤

主　编　谢　薇　冷　羽　杨世梅　邢孝敏

副主编　魏　艳　金志丽　刘　芳　甘　燕

　　　　袁　何　李　敏　范亚林

编　委（以姓氏笔画为序）

万凌云	王艺瑾	王明珍	王学娟	邓　蓓
甘　露	龙　彬	田　恬	田先丽	叶春霞
付向琼	冯　琳	朱俊红	任江丽	任秀亚
向毅明	齐　玲	刘　青	刘　萍	刘　蕾
刘　鑫	江　丽	池　萍	许　萍	李　坤
李　萍	李玉兰	李珊珊	李勋琴	李海波
杨　英	杨　梅	杨　琴	杨志英	余国琴
邹晓云	冷　毅	张　淑	张亚林	张应凤
邵　焓	陈　英	陈志丹	陈晓琼	周　婕
周艺涵	郑明慧	胡　莹	赵玲玲	姜运琼
袁　丹	奚经钰	黄小梅	彭莲艳	董画千
韩华平	粟周云	喻　凤	喻茂华	谢相屹
谭　莎	戴　莉			

秘　书　任秀亚

前　言

随着科技的进步、社会经济的发展,人民群众生活水平的提高,人们对医疗服务的理解和要求越来越高,需求的多样化也越来越明显.在这种社会背景和医学背景下,医疗服务质量已成为医疗机构和医务人员的技术能力、就医环境、管理水平等多种因素构成的综合实力体现.

为弘扬中医护理文化,加强护士队伍建设,构建科学合理的护理专业梯队,坚持以患者为中心的服务理念,促进护理科学化管理,倡导护士对高技术水平与高服务质量的追求,并激发护士工作主动性与创造性,合理安排和有效使用现有护理人员,提高护士在医院的地位,体现护士在医疗工作中的价值,最大限度地调动护士积极性,使护理队伍能得到可持续发展,特编写了本书,以加强中医院护士培训,提升执业能力,满足工作需求.

本书根据中医院护理人员工作的内容,分别从现代护理基础知识、现代护理操作技术、中医护理操作技术等方面进行阐述,同时,各章节附有相应题库及答案.本书注重培训的科学性、实用性、指导性,对中医院临床护理工作者具有指导作用.

由于书中涉及的内容广泛,受编者的学识和能力所限,若存在不足,敬请各位专家和同行批评指正.

编　者

目 录

第一篇 现代护理基础知识

第二篇　现代护理操作技术

第三篇　中医基础知识

第四篇 中医护理操作技术

第一篇 现代护理基础知识

第1章 环 境

环境是人类生存、发展的基本条件,人类与环境相互影响。随着科学技术的进步和生产力发展水平的提高,人类创造了前所未有的物质财富,大大推动了社会的文明进步。但与此同时,生态破坏、环境污染、水资源短缺等问题也日益凸显,严重威胁了人类的生存与健康,环境保护也日渐受到人们的重视。作为医疗卫生领域的一员,护士有必要掌握与环境、健康相关的知识,充分利用环境中对人类健康有利的因素,消除和改善环境的不利因素,才能促进人类的健康,提高人们的整体健康水平,在工作中更好地承担维护人民健康的职责。

第一节 环境与健康

人类的一切生产和生活都与环境息息相关,人类与环境之间相互依存,相互作用。良好的环境条件能帮助患者康复,促进健康;恶劣的环境条件和人为的环境破坏对人类健康可造成巨大的威胁。随着社会经济发展日益快速,人口数量迅猛增加,自然资源被不断开发利用,继而出现的环境污染和环境破坏问题也已经严重威胁到人类的生存与健康,人类所患疾病中有许多与环境中的某些致病因素有关。因此,人类在不断适应和改造环境的过程中,要深刻认识环境因素对人类生存和发展的影响。既要适应和改造环境,又要保护和改善环境,二者协调发展,才能保持平衡,促进环境向有利于人类健康的方向发展,推动人类社会文明的不断进步。

一、环境概述

(一)环境的概念

环境(environment)是指人类进行生产和生活的必需场所,是人类生存和发展的基础。人与环境之间是辩证统一的关系。表现在机体的新陈代谢上,即机体与环境不断进行着物质、能量和信息的交换和转移,使机体与周围环境之间始终保持着动态平衡。机体从空气、水、食物中摄取生命活动所必需的物质,通过一系列体内过程合成细胞和组织的各种成分,并释放热量以保证生命活动的需要。同时,机体还进行分解代谢,产生的代谢产物经过各种途径的排泄释放到环境,如空气、水和土壤中,被生态系统的其他生物作为营养成分吸收利用,从而形成生态系统中的物质循环、能量流动和信息的传递。

环境在护理学中具有重要的作用,护理学家们赋予了它深刻的含义。护理学创始人南丁格尔认为环境是"影响生命和有机体发展的所有外界因素的总和,这些因素能够延缓或加重疾病和死亡的过程";美国护理学家韩德森认为环境是"影响机体生命与发展的所有外在因素的总和";护理理论家罗伊把环境定义为"围绕和影响个人或集体行为与发展的所有外在因素的总和"。由此可见环境是影响人类生存和发展的所有机体内部因素和外界条件的总和,环境因素能对人产生积极或消极的作用,人也可以影响环境,人与环境之间相互作用、相互影响。

(二)环境的分类

环境是人类生存和生活的空间,可分为内环境和外环境。

1. **内环境** 包括生理和心理环境。

(1)生理环境:人体内有多个不同系统,如呼吸系统、循环系统、消化系统、泌尿系统、神经系统、内分泌系统等。为了维持生理平衡状态,各系统持续不断地相互作用并与外环境进行物质、能量、信息的交换。

(2)心理环境:通常情况下,患病后会对人的心理活动产生负面影响。同时,某些心理因素如急性或慢性应激事件也是许多疾病的致病因素和诱发因素,可导致人体某些器官发生一系列病理生理的变化。此外,心理因素对患者所患疾病的进程、配合治疗的程度和疗效、疾病的预后及患者和亲属的生活质量均会产生不同程度的影响。

2. **外环境** 外环境是指对生物体有影响的所有外界事物,包括自然环境和社会环境。

(1)自然环境:是指人类周围的外环境,是人类赖以生存和发展的基础,是环绕于人类各种自然条件的总和,包括生活环境和生态环境。生活环境是指与人类社会生活相距较近、关系最密切的各种自然条件和人工条件,有人工环境特征。生态环境是指与人类社会生活相距较远,由生物群落及其非生物环境组成的不同类型、不同层次的生态系统所构成的大自然环境。

(2)社会环境:是指人类生存和活动范围内的社会物质条件及精神条件的总和,包括社会交往、风俗习惯、政治、经济、文化、法律、教育和宗教等。社会环境对人的成长、发展具有重要的作用,同时人类活动对社会环境也产生深刻的影响,而人类本身在适应和改造社会环境的过程中也在不断变化。

所有有生命的系统都包含内环境和外环境。内环境能够和外环境交换维持生命活动所必需的物质、能量和信息,帮助有生命系统去适应外环境的变化。因此,延续生命的必需条件是维持内环境的平衡,外环境对生物体的生活质量同样具有重要意义。

人的生理、心理、自然、社会环境之间是相互影响及相互制约的。无论生理环境、心理环境、自然环境还是社会环境中任何一个方面出现问题,都可能影响人类的健康。护理学家纽曼认为,人是一个多维的、整体的开放系统,包括生理、心理、精神、社会、文化、发展六个层面。因此,人是一个整体,要考虑环境因素对整体人的影响。此外,人还是一个复杂的个体,生活在复杂的环境中,患者生理方面的疾病会影响其心理健康并由此产生心理问题,反之,心理问题也是导致生理疾病的因素之一。

二、环境因素对健康的影响

人体和环境都是由物质组成的。人类活动会对环境造成影响,环境也可以反作用于人类。人类在自然环境中进化发展而来,在正常情况下,人体与环境之间保持着一种动态平衡关系,一旦人体的内环境或外环境发生了改变,人体与环境之间的平衡关系被打破后,就有可能增加人体患病的风险。如果环境遭受污染或破坏,致使环境中的某些化学元素含量或某些物质的性质发生了变化,从而污染了空气、水、土壤和生物,再通过食物链或食物网侵入人体,在人体内蓄积达到一定量时,就会破坏人体内原有的平衡状态引起疾病的产生,甚至贻害后代。随着人类的生产发展,自然资源被滥用和消耗,生态平衡日趋紊乱,对人类的生存和健康敲响了警钟。因此,人类在适应和改造环境的同时,要深刻意识到环境改变对人类生存和健康造成的现存的或潜在的危害,并积极探讨环境中影响人类健康的诸多因素。

(一)自然环境因素对健康的影响

自然环境对人的影响是最具有根本性的。良好的自然环境是人类生存和发展的物质基础。人类要改造自然环境,必须要以保护自然环境为前提,否则势必会造成严重的生态破坏。

1. 气候对健康的影响　自然环境的变迁和异常的气候现象,如台风、干旱、洪水、沙尘暴、雾霾等,不仅对生态系统造成了严重破坏,也给人类的生存和健康造成了巨大的威胁。另外,风寒、燥热、暑湿等气候与某些疾病的产生和发展也有着密切关系。夏天环境温度较高,机体出汗带走大量水分和盐,如果得不到及时补充,人体就会出现脱水。长时间处于高温环境中还会导致中暑,并能增加高血压、心脏病、脑卒中等疾病的发病率。如环境温度高伴空气湿度大,汗水聚集在人体表面,蒸发散热困难,人体会感到食欲下降,闷热难受,甚至还会出现眩晕。冬季环境温度较低,阴冷的环境增加了呼吸道疾病和皮肤冻伤发生的危险。此外,冬季空气干燥,尤其在我国北方地区,呼吸道疾病、肺心病发生率较高。

2. 地形、地质对健康的影响　生物是地壳物质演化到一定阶段的产物,其与地壳物质始终保持着动态平衡。自然环境中地形、地质的许多不同,地壳物质成分的不同及各种化学元素含量的多少均会对人类的健康产生不同程度的影响。人体具有一定的生理适应和调节能力,但当自然环境中某些化学元素含量过多、过少或缺乏超出了人体的调节范围,就能影响到人体的生理功能,引起特异性地方病的发生,危害人们的健康。

3. 自然环境因素失衡对健康的影响　随着社会的发展和科学的进步,人类在不断适应自然环境的同时,利用和控制自然环境的能力也在不断增加,人类活动对自然环境的影响越来越大,同时人类的活动也给自然环境造成了破坏。由于人类活动,有害物质进入环境,造成环境结构及功能发生变化,破坏了原有的生态平衡,引起环境质量下降,影响人类及其他生物的生存和发展,甚至导致某些疾病的发生,对人类的生存和健康都造成了严重威胁。如大量工业废弃物和生活废弃物的排放、人工合成化学物质的日益增长,导致空气、水、土壤等自然环境受到了严重的破坏,从而也威胁了人类的健康。

(1)空气污染:又称大气污染,按照国际标准化组织(ISO)的定义,空气污染是指人类活动或自然过程引起了某些物质进入大气,呈现出足够的浓度,达到足够的时间,并因此危害了人类的健康、舒适和福利或环境的现象。按照空气污染发生的环境,可将空气污染分为室内空气污染和室外空气污染两种。

①室内空气污染:室内环境是人们接触最频繁、最密切的外环境之一。生活中,人们多数时间是在室内度过的,室内空气质量的优劣直接关系到每个人的健康。随着社会经济的发展和生活方式的转变,人们室内活动的时间越来越多,尤其是近年来空气质量下降和雾霾天气的增多,人们的户外活动也就越来越少,婴幼儿和老年人等人群,由于机体抵抗力下降,户外活动的机会也会越来越少。因此,在一定意义上,室内环境对人类生产、生活及公众健康状况的影响远远超过室外环境。

室内存在释放有害物质的污染源或通风不良时均可导致室内空气中有害物质数量或种类的增加,使人们出现一系列不适症状。随着人们生活方式的改变,家用燃料的消耗量、食用油的使用量、空调种类和数量等不断增加。家用燃料产生的室内空气污染在室内不断扩散和积累,一部分通过室内外空气的通风换气排到室外,使大气污染加重;一部分则弥漫在整个居室空间,造成室内空气的污染。随着人们对住房质量追求的不断提高及大量装修建材的不断增加,各种能挥发出有害物质的建筑装饰材料、人造板家具及油漆、涂料等化工产品进入室内,成为室内重要的污染源。

吸烟同样造成室内空气污染,烟草中含有的生物碱尼古丁,对人的神经细胞和中枢神经系统有兴奋和抑制的作用,且毒性很大,是吸烟致病的主要物质之一。吸烟不仅危害吸烟者本人,而且对周围的人危害也不小。吸烟者吸入体内的主流烟雾仅占小部分,其余大部分的烟雾都弥漫在空气中。生活和工作在吸烟者周围的人们不自觉地吸进烟雾尘粒和各种有毒的物质,称为被动吸烟。被动吸烟对婴幼儿、青少年及妇女的危害尤为严重。对儿童来说,被动吸烟可以引起呼吸道症状及疾病,并且影响儿童正常的生长发育;对孕妇来说,被动吸烟会导致流产、死胎和低出生体重儿。此外,被动吸烟会增加成人呼吸道疾病、肺癌和心血管疾病的发病率。

②室外空气污染:大气中污染物质的浓度达到有害程度,以致破坏生态系统和人类正常生存和发展的条件,对人或物造成危害。大气污染对健康的影响,取决于大气中有害物质的种类、性质、浓度和持续时间,也取决于个体的敏感性。有害气体在化学性质、毒性、水溶性等方面的差异,也会造成危害程度的差异。如浮尘对人体的危害作用取决于浮尘的粒径、硬度、溶解度、化学成分及吸附在尘粒表面的各种有害气体和微生物等。大于 $10\mu m$ 的颗粒物,几乎都可被鼻腔和咽喉所捕获,不易进入肺泡。而 $10\mu m$ 以下的颗粒物,能通过眼、鼻、喉、皮肤等器官和组织,并经过呼吸道沉积于肺泡。肺内尘粒一旦超过肺本身的清除能力,就会沉积于胸腔内,导致肺及胸膜的病变,引起支气管炎、肺炎、肺气肿等疾病。另外呼吸道各部分的结构不同,对毒物的阻留和吸收程度也不相同。成年人肺泡总面积约 $100m^2$ 而且布满了毛细血管,毒物能够很快被肺泡吸收并由血液输送至全身。因此,毒物由呼吸道进入机体时危害最大。

大气中有刺激作用的有害物质,如烟尘、二氧化硫、硫酸雾、氯气、臭氧等,能刺激上呼吸道黏膜表层的迷走神经末梢,引起支气管反射性收缩和痉挛、咳嗽、打喷嚏等。在低浓度有害物质的慢性作用下,呼吸道的抵抗力也逐渐减弱,会逐步诱发慢性支气管炎等疾病。大气中无刺激作用的有害气体由于不能被人体器官所察觉,危害性较刺激性气体更为严重。

(2)水污染:水污染是指有害化学物质污染环境中的水源从而造成水的使用价值降低或丧失。水是生命的源泉,是构成人体组织的重要成分,也是生命存在和经济发展的必要条件。水环境的质量直接影响人们的身体健康。由于水是自然环境中化学物质迁移、循环的重要介质，人类活动产生的污染物很大一部分以水溶液的形式来排放。未经处理或处理不当的工业废水或生活污水排入水体，容量超过水体的自净能力，就会对水体造成污染，直接或间接危害人体的健康。水污染对人体健康的影响主要有以下几方面。

①引起急性或慢性中毒：水体受化学物质污染后，通过饮水或食物链进入人体即可造成中毒。如氯化物在水中含量过高时，人饮用后就会发生急性中毒，表现为细胞内窒息。环境毒物本身可在人体内发生蓄积，所造成的损害也可逐渐积累，表现为慢性中毒。污染物所引起的急性中毒和慢性中毒是水污染对人体健康危害的主要方面。另外，水污染对农作物的危害、对水源生态系统的危害，都能够通过生态系统中的物质循环、能量流动和信息的传递直接或间接地危害人类的健康。

②致畸、致癌、致突变作用：某些有致畸、致癌、致突变作用的化学物质，如砷、镍、苯胺和其他多环芳香烃等污染水体后，长期接触或饮用这些被污染的水，可能诱发癌症，引起胎儿畸形或发育异常等。

③导致传染病的传播和流行：人体通过饮用或接触被人、畜粪便等生物性污染物污染的水质后，可能引起细菌性肠道传染病，如伤寒、痢疾、肠炎、霍乱等，如防治不及时，容易造成短时间、大范围的传染病暴发和流行。此外，水还可以传播各种寄生虫病。

（3）土壤污染：土壤是人类环境的主要因素之一，也是生态系统物质循环和能量流动的中心环节。它是各种废弃物的天然收容和净化场。土壤污染主要是指土壤存积的有机废弃物或含毒废弃物过多，影响或超过了土壤的自净能力，引起土壤的组成、结构和性质发生变化。由于土壤中微生物活动受到抑制，有害物质及其分解产物在土壤中逐渐积累并通过"土壤、植物、人体"途径，或通过"土壤、水、人体"途径间接被人体吸收，从而对人体产生有害的影响。

被病原体污染的土壤能传播伤寒、副伤寒、痢疾、病毒性肝炎等传染病。这些传染病的病原体随患者或带菌者的粪便及他们的衣物、器皿的洗涤污水污染土壤，在雨水的冲刷和渗透作用下，病原体又被带进地表水或地下水，进而引起与病原体相关疾病的传播和流行。此外，土壤污染还可以传播寄生虫病，如蛔虫病、钩虫病等。人与污染土壤直接接触，或生吃被污染的蔬菜瓜果等，即可感染寄生虫病。

土壤被有毒化学物质污染后，对人体的影响大多是间接的。主要是通过农作物、地表水或地下水对人体产生影响。固体废物长期露天堆放，其有害成分在地表径流和雨水的冲刷、渗透作用下通过土壤空隙向四周和纵深的土壤迁移，使有害成分在土壤固相中呈现不同程度的积累，导致土壤成分和结构的改变。植物生长在土壤中，其间接对植物产生污染，有些土地甚至无法耕种。

（4）噪声污染：噪声对人体的危害主要有干扰睡眠和休息、造成暂时性或永久性的听力损害等。轻度噪声可使人感觉厌烦、精神不集中、工作效率低；长期生活或工作在强噪声环境中的人会产生耳鸣、头晕、头痛、失眠、记忆力减退、唾液、胃液分泌减少、胃酸降低，易患消化道溃疡等疾病。儿童会出现智力发育迟缓、体重减轻等现象。

（5）辐射污染：辐射可源于日光、诊断用的 X 线、治疗的辐射及工业的辐射，人体暴露在这些辐射下易造成灼伤，导致皮肤癌及一些潜在的危害。辐射对人体的危害主要取决于人体在辐射环境下暴露的时间及辐射强度，除表现为癌症的发生，还可能会导致新生儿畸形或严重的先天性疾病，如大脑畸形、儿童发育迟缓等。

各种环境污染遍及全世界,环境问题的解决需要世界各国人民的持续关注和密切合作。人类的生存环境在不断地发生变化,需要人们在适应和改造环境的同时,要始终认识到环境与人类之间的辩证关系,提高环境保护意识,共同维护人类赖以生存的地球家园。

(二)社会环境因素对健康的影响

1. 社会经济 经济是指满足人群的基本需求及卫生服务和教育的物质基础。社会经济因素对健康的影响往往起着主导作用,涉及人类的衣、食、住、行及社会、医疗保障等方面。人群的健康水平与社会经济发展水平有着密切的关系。一方面,社会经济的发展是提高人群健康水平的根本保证;另一方面,社会经济的发展也必须以提高人群健康水平为先决条件。因此,人群健康与经济发展之间有相互促进和相辅相成的关系。

2. 社会阶层 在阶级社会中必然有社会阶层的存在。社会阶层反映人们所处的不同社会环境,它蕴含着许多因素,如经济收入、教育程度、价值观念、卫生服务的利用、生活习惯等。上述因素的存在造成不同社会阶层的健康状况、健康观念的差别。随着我国改革开放的不断深入,社会更加趋于多样,不同社会阶层之间的经济和生活方式的差别逐渐扩大,健康状况也随之出现明显的差异。

3. 社会关系 人生活在一定社会关系结合而成的社会群体中,包括家庭、朋友、邻里、工作团体等,这些基本社会群体共同构成社会网络。社会网络中人们之间相互关系的协调性及支持程度不仅是影响健康的因素,而且也是健康的基本内容。此外,人们在社会中彼此的相处方式、社会联系和社会身份等对健康也具有一定的影响。

4. 文化因素 文化是指人类在社会历史发展过程中所创造的物质财富和精神财富的总和。与健康有关的文化因素包括对症状的感知,倾向的治疗方式及与营养、安全和生活相关的行为方式等。在人类社会的发展过程中,寻求适应环境的生活方式是文化的核心。文化的发展促使社会更适宜群体的生存,同时也影响人类的健康状况及疾病的模式。

5. 生活方式 生活方式是人们长期受文化、民族、经济、社会、风俗、规范,特别是家庭的影响而形成的一系列生活习惯、生活制度和生活意识。生活方式作为社会因素影响健康是指各种个人和社会的行为模式。它是个人先天和习惯的倾向,是经济、文化和政治等因素相互作用而形成的。虽然生活方式受自然环境的影响,但它作为一种社会行为,或者说是社会文化行为,在很大程度上受社会环境的影响和调节。同时,生活方式又是可以由个人控制的。

6. 卫生服务体系 卫生服务系统的主要工作是向个人和社区提供范围广泛的促进健康、预防疾病的医疗护理和康复服务,维护和改善人群健康。由于世界各国的社会发展水平和经济制度不同,卫生资源的分配和利用差别悬殊,发展中国家较发达国家在健康水平和卫生资源方面存在很大的差距,世界卫生组织提出要本着社会公正的原则,采取国家和国际的有效行动,在全世界,特别是在发展中国家实施初级卫生保健。

三、护理与环境的关系

南丁格尔在护理工作中不断总结经验,多年的临床护理实践使她认识到环境对健康具有非常重要的影响,因此,她提出"一般认为症状和痛苦是不可避免的,并且发生疾病常常不是疾病本身的症状而是其他的症状全部或部分需要空气、光线、温暖、安静、清洁、合适的饮食等"。南丁格尔认为,造成患者痛苦的原因常常是环境因素未能满足患者的生存需求而并非仅仅是疾病本身的症状。因此,护士只有充分了解环境与健康和疾病的关系,才能完成护理的基本任务——促进健康、预防疾病、恢复健康、减轻痛苦;才能通过有效的护理行为增进患者舒适,促进患者康复,改善护理工作质量,提高护理工作效率。

(一)国际护士会的倡导

1975年,国际护士会在其政策声明中概述了护理专业与环境的关系,保护和改善环境成为人类为生存和健康而奋斗的一个主要目标。该目标要求每一个人和每个专业团队都要承担以下职责:

1. 保护人类环境。

2. 保护世界资源。

研究它们的应用对人类的影响及如何避免人类受影响。同时,该声明也明确规定了护士的职责。

1. 帮助及发现环境中对人类积极的和消极的影响因素。

2. 护士在与个体、家庭、社区和社会接触的日常工作中,应告知他们如何防护具有潜在危害的化学制品及有放射线的废物等,并应用环境知识指导其预防和减轻潜在性危害。

3. 采取措施预防环境因素对健康所造成的威胁,同时加强宣传,教育个体、家庭、社区及社会对环境资源进行保护。

4. 与卫生部门共同协作,找出住宅区对环境及健康的危害因素。

5. 帮助社区处理环境卫生问题。

6. 参与研究和提供预防措施,早期预防各种有害环境的因素;研究如何改善人们的生活和工作条件。

(二)保护人类健康,满足人们需要

环境污染危害人类健康,这是多年来人类实践活动得出的结论。控制环境污染,维护人类健康已成为护理人员的迫切任务。随着社会经济的发展和人民生活水平的提高,人们对环境质量的要求也越来越高,人们需要清洁、舒适、安静、优美的生活和工作环境。为了满足人们的需要,护士有责任和义务学习和掌握有关环境的知识,并运用自身拥有的知识,积极主动开展健康教育,提高人们的环境保护意识,努力保护和改善环境,为人类的健康事业做出贡献。

第二节 医院环境

医院是指向人提供医疗和护理服务为主要目的的医疗机构。随着现代医学模式的确立,医院的功能从单一的治疗疾病的场所向具有预防、治疗、保健、康复等多种功能的健康服务中心转变。以服务对象为中心是现代化医院最重要的特征,护理服务对象不仅包括患病的人,也包括健康的人。其工作内容涉及人的生理、心理、社会、精神、文化等多个层面的护理,以及人的生命周期各个阶段的护理。工作场所也由原来的医院逐步向家庭、社区、学校、幼儿园、工厂、敬老院等范围扩展。以健康照顾为目标的医疗环境,应该对人产生积极的影响,对健康具有促进作用,并能满足人们的基本需要。医院作为以诊治疾病、照顾患者为主要目的的医疗机构,是为患者提供医疗卫生服务的重要场所。提供安全、舒适的治疗环境是护士的重要职责之一。医院环境的安排和布置都要以服务对象为中心,并考虑环境的舒适与安全,尽量减轻服务对象的痛苦,促进其康复。

一、医院环境的特点及分类

(一)医院环境的特点

医院(hospital)是对特定的人群进行防病治病的场所,是专业人员在以治疗为目的的前提下创造一个适合患者恢复身心健康的环境。个体在生命过程中都有可能接触医院环境,医院能否为患者提供良好的治疗性环境,不仅可以影响患者在就医期间的心理感受,还可以影响患者疾病康复的程度与进程。同时越来越多的医院管理者也意识到医院环境的优劣是影响医疗护理质量和患者满意度的重要因素。因此,医务人员积极为患者创造安全、舒适、优美的适合健康恢复的治疗环境是十分必要的。良好的医院环境应具备以下特点。

1. **服务专业性** 在医院环境中,医务人员的服务对象是患者,患者是具有生物学和社会学双重属性的复杂生命有机体。因此,医院中护理技术人员在专业分工越来越精细的同时又强调团结协作,以提供高质量的医学综合服务。由于护理人员在提高医疗服务质量中起着相对独立的作用,因此,现代医院对护理人员的专业素质要求也在不断提高,要求其应具有全面的专业理论知识、熟练的操作能力和丰富的临床经验,能够科学地照顾患者,为其提供专业的生活护理、精神护理、营养指导等服务,并在新技术、新专业不断发展的同时,进一步满足患者多方位的健康需求。

2. **安全舒适性** 医院是患者治疗疾病、恢复健康的场所,首先应满足患者的安全需要。

(1)治疗性安全:患者的安全舒适感首先来源于医院的物理环境,包括空间、温度、湿度、空气、光线、噪声的适量控制、清洁卫生的维持等。医院的建筑设计、医疗设备配置、环境布局应符合有关标准,安全设施齐备完好,治疗护理过程中避免患者发生损伤。

(2)生物环境安全:在医疗环境中,致病菌及感染源的密度相对较高,因此,应加强对医院环境的管理,建立完善的院内感染监控系统,健全有关制度并严格执行,避免院内感染的发生,预防传染性疾病的传播,保证医院生物环境的安全性。

(3)关系和谐性:良好的医患、护患关系能有效地减轻或消除患者来自医院环境、诊疗过程及疾病本身的压力,有助于提高治疗效果并加速疾病的康复进程。因此,医务人员应积极为患者营造良好的人际关系氛围,耐心热情地对待患者,与患者建立和睦的人际关系,加强对患者的心理支持,满足患者获得尊重及爱与归属的需要,以增加患者的心理安全感。

3. **管理规范性** 医院医疗服务面广,分工协作部门复杂多样,在"一切以患者为中心"的思想指导下,医院根据具体情况制订院规,统一管理,保护患者及医院工作人员的安全,提高工作效率和质量。如在病区护理单元中,应具体做到:

(1)保持病室整洁,规格统一,物品配备和环境布局以满足患者需求和方便使用为原则。

(2)协助患者及家属做好患者的生活护理工作,保持患者良好的卫生状况。

(3)工作人员衣帽整洁,仪表端庄,遵守医院各项规章制度,尽量减少噪声产生,给患者提供安静的休养空间。

(4)治疗后用物及时撤去,排泄物、污染物及时清除。正确分类并处理医用垃圾和生活垃圾。

4. 文化特殊性 医院文化有广义和狭义之分。广义的医院文化是指医院主体和客体在长期的医学实践中创造的特定物质财富和精神财富的总和,包括医院硬文化和软文化两大方面。医院硬文化指医院内的物质状态,如医疗的建筑、设备、环境、诊疗水平和医院效益等有形的东西,其主体是物。医院软文化是指医院在历史发展过程中形成的具有本医院特色的思想、观念等意识形态和行为模式及与之相适应的制度和组织结构,其主体是人。医院硬文化是医院软文化形成和发展的基础,医院软文化对医院硬文化具有指导和促进作用,两者有机整合,相互制约,相互转化。狭义的医院文化是指医院在长期医疗活动中逐渐形成的以人为核心的文化理论、价值观念、生活方式和行为准则等。

适宜的医院文化是构建和谐医患关系的必要条件,构建医院文化正在由表层的物质文化向深层的精神文化渗透,将"以患者为中心"的服务理念融入到医院管理中是医院组织文化建设的关键。

(二)医院环境的分类

医院环境是医务人员为患者提供医疗和护理服务的场所,按环境性质划分,可分为物理环境和社会文化环境;按环境地点划分,可分为门诊环境、急诊环境和病区环境。

1. 按环境性质划分

(1)物理环境:是指医院的建筑设计、基础设施及医院容貌等为主的物质环境,属于硬环境。它是表层的,具体的,有形的,包括视听环境、嗅觉环境、诊疗单元、仪器设备、工作场所等。物理环境是医院存在和发展的基础。

(2)社会文化环境:医院是社会的一个特殊的组成部分,良好的医院社会环境作为医院文化建设的重要载体和表现形式,是医院提供人性化服务和落实"一切以患者为中心"理念的切实举措。

1)医疗服务环境:指以医疗护理技术、人际关系、精神面貌及服务态度等为主的人文社会环境,属于软环境。它是深层次的、抽象的、无形的,包括学术氛围、服务理念、人际关系、文化价值等。医疗服务环境的好坏可以促进或制约医院的发展。

2)医院管理环境:包括医院的规章制度、监督机制及各部门协作的人际关系等,也属于软环境。医院管理环境应坚持以人为本、满足患者需求、体现医院文化,并有利于提高医疗和护理工作效率。

2. 按环境地点划分

(1)门诊环境:门诊是医疗工作的第一线,它作为医院重要的窗口之一,是医院直接对患者进行诊断、治疗和开展预防保健的场所。门诊环境具有患者数量多、人群流动性强、人群病种多、就诊时间短、病情观察受限、诊疗环节错综复杂等特点。

(2)急诊环境:急诊科是抢救急、危、重症患者的重要场所,对危及生命的患者及意外灾害事件,能提供快速、高效的服务,是构成城市急救网络的基本组成部分,在医疗服务中占有重要地位。急诊环境的管理应达到标准化、程序化、制度化。

(3)病区环境:病区是医务人员为患者提供医疗服务的主要功能区,是住院患者在医院接受治疗、护理及休养的主要场所,是医务人员全面开展医疗、预防、教学、科研活动的重要基地。清洁、整齐、舒适、安静的病房环境有助于患者保持稳定的心理状态,促进患者心身健康,并显著提高医疗护理质量。

二、医院环境的调控

随着社会经济的发展和文化教育的普及,人民的生活质量普遍提高,在消费观念上趋向追求高质量与美观舒适的生活空间。医院的环境直接影响患者的身心舒适和治疗效果。患者患病后希望得到最佳的医疗服务,并能够在安全、舒适、优美的环境中接受诊疗和安心休养。因此,创造与维护适宜的医院环境是护理人员的重要职责。当医院的环境不能满足患者康复需求时,护理人员应采取适当的措施对其进行调控。

(一)医院物理环境的调控

医院的物理环境是影响患者身心舒适的重要因素,它关系到患者的治疗效果和疾病的转归。适宜的病室温度、湿度和通风条件及安静的病室环境对患者病情恢复具有重要作用。因此,适当调控医院的物理环境,使之保持整洁、舒适、安全和美观是护士的重要职责。适宜的环境应考虑下列因素。

1. 空间　每个人都需要一个适合其成长、发展及活动的空间(space),医院在为患者安排空间时,必须考虑患者的需要。要尽可能在医院条件许可的情况下,综合考虑不同病情、不同层次、不同人群的需要,保证患者有适当的空间,同时方便治疗和护理操作的进行。一般情况下,每个病区设30~40张病床为宜,每间病室宜设2~4张病床或单床,尽量配有卫生间,病床之间的距离不得少于1m。

2. 温度　适宜的温度(temperature)有利于患者休息、治疗及护理工作的进行。在适宜的室温下,患者可以感到舒适、安宁,能减少消耗,利于散热,并可减轻肾脏负担。室温过高会使神经系统受到抑制,干扰消化和呼吸功能,不利于体热散发,影响体力恢复;室温过低会使人畏缩、缺乏动力、肌肉紧张而产生不安,也会使患者受凉。适宜的环境温度标准因人而异,如年纪较大、活动量较少的人要比年纪较轻、活动量较大的患者所要求的温度高。一般来说,普通病室温度保持在18~22℃为宜,新生儿室、老年病房、产房、手术室以22~24℃为宜。

病室应配备室温计,以便护士能随时评估室内湿度并加以调节,满足患者身心舒适的需要。由于季节的变换,气温差别很大,除依据气温变化适当增减患者的盖被及衣服外,护士应充分利用医院的设施条件,密切结合患者病情对病室温度进行调节。夏季气温较高,使用空气调节器是调节室温的最好方法,或者通过打开门窗增加室内空气流通,加快体热散发速度,促进患者舒适。冬季气温较低,除采用空气调节器调节室温外,也可采用暖气设备保持病室温度。此外,护士在执行各项护理操作时,应尽量避免患者不必要的暴露,以防患者受凉。

3. 湿度　湿度(humidity)是指空气中含水分的程度。病室湿度一般指相对湿度,即在单位体积的空气中,一定温度条件下,空气中所含水蒸气的量与其达到饱和时含量的百分比。湿度会影响皮肤蒸发散热的速度,从而造成人体对环境舒适感的差异。人体对湿度的需要随温度的不同而变化,温度越高,对湿度的需要越小,适宜的病室湿度为50%~60%。湿度过高或过低都会给患者带来不适感。湿度过高时,蒸发作用减弱,可抑制排汗,患者感到潮湿、气闷,尿液排出量增加,肾脏负担加重;湿度过低时,空气干燥,人体蒸发大量水分,可引起口干舌燥、咽痛、烦渴等表现,对呼吸道疾病或气管切开患者尤为不利。

病室应配备湿度计,以便护士能随时评估室内湿度并加以调节,满足患者身心舒适的需要。当室内湿度大于室外时,使用空气调节器是调节室内湿度的最好方法。无条件时,可通过打开门窗增加室内空气流通以降低湿度。室内湿度过低时,可以在地面上洒水,冬季可以在暖气上安放水槽、水壶等蒸发水汽,以达到提高室内湿度的目的。

4. 通风 通风(ventilation)可以增加室内空气流动,改变室内温度和湿度,从而刺激皮肤的血液循环,加速皮肤汗液蒸发和热量的散失,提高患者的舒适感。呼吸道疾病的传播与空气不洁多有关系,而且污染的空气中氧气含量不足,可使人出现烦躁、倦怠、头晕和食欲减退等表现。通风是减轻室内空气污染的有效措施,一般通风30min即可达到置换室内空气的目的,在短时间内置换室内空气,能降低空气中微生物的密度。

5. 噪声 噪声(noise)是引起人们生理和心理不适的一切声音。噪声不但使人不愉快而且对健康不利,严重的噪声会引起听力损害甚至导致听力丧失。其危害程度视音量的大小、频率的高低、持续时间的长短和个人的耐受性而定。噪声的单位是分贝(dB),根据世界卫生组织规定的噪声标准,白天较理想的噪声强度是35～40dB,噪声强度在50～60dB即能产生干扰。突发性噪声,如爆炸声、鞭炮声、警报声等,其频率高、音量大,虽然这些噪声持续时间短,但当其强度高达120dB以上时,可造成高频率的听力损害,甚至永久性失聪。长时间处于90dB以上的高音量环境中,能导致耳鸣、血压升高、血管收缩、肌肉紧张,以及出现焦躁、易怒、头痛、失眠等症状。

对噪声的耐受性因人而异,定义范围个体差异大且非常复杂,与患者的性格、职业、病情轻重程度、心理状态、既往经验及个体敏感性等密切相关,它可造成患者生理和心理上的应激反应。

医院周围环境的噪声虽非护士所能控制,但护士应尽可能地为患者创造安静的环境。工作人员在说话、行动与工作时应尽可能做到"四轻",即说话轻、走路轻、操作轻、关门轻。

(1)说话轻:护士应该评估自己的说话音量并且保持适当的音量不可过大,但也不可耳语,以免使患者产生怀疑、误会与恐惧。

(2)走路轻:走路时脚步要轻巧,操作时应穿软底鞋,防止走路时发出不悦耳的声音。

(3)操作轻:操作时动作要轻稳,处理物品与器械时应避免相互碰撞,尽量避免产生不必要的噪声。推车轮轴应定时滴注润滑油,以减少摩擦时发出的噪声。

(4)关门轻:病室的门窗应定期检查维修,开关门窗时,随时注意轻开轻关,不要人为地制造噪声。

患病时,人适应噪声的能力减弱,少许噪声即会影响患者情绪,使患者感到疲倦和不安,影响其休息和睡眠,久之,会导致病情加重;减少噪声,可使患者得到很好的休息,有利于患者康复。

6. 光线 病室光源有自然光源和人工光源。日光是维持人类健康的要素之一。太阳辐射的各种光线,如可见光、红外线、紫外线等都具有很强的生物学作用。适量的日光照射能使照射部位温度升高、血管扩张、血流增快,有利于改善皮肤的营养状况,使人食欲增加,舒适愉快。紫外线有强大的杀菌作用,并可促进机体内部合成维生素D,因此,病房内经常开启门窗,让阳光直接射入,或协助患者到户外接受阳光照射,对辅助治疗颇有意义。另外,日光的变化可减少患者与外界的隔离感。

为满足病室夜间照明及保证特殊检查和治疗护理的需要,病室必须备妥人工光源,光源的设计及亮度可依其作用进行调节。楼梯、药柜、抢救室、监护室内的灯光要明亮;普通病室除一般吊灯外还应有地灯装置,既不打扰患者的睡眠,又可以保证夜间巡视工作的进行;病室内还应有一定数量的立式鹅颈灯,以适用于不同角度的照明,为特殊诊疗提供方便。

7. 装饰 优美的环境让人感觉舒适愉快,病室是患者在医院停留时间最长的空间,病室布置应简单、整洁、美观。这样不但可以增进患者身心舒适,而且可以使患者精神愉悦。现代医院不仅按各病室不同需求来设计并配备不同颜色,而且应用各式图画、各种颜色的窗帘、被单等来布置患者单位,如儿科病室的床单和护士服使用暖色,使人感到温馨甜蜜。医院环境的颜色如调配得当,不仅可促进患者身心舒适,还可以产生积极的医疗效果。

医院流动人群中,老弱病残的聚集比例远大于一般公共场所。因此,对包括地材在内的建材安全性能提出了很高的要求。按照防滑系数的不同,防滑等级通常分为3级;1级是指不安全,防滑系数小于0.50;2级是指安全,防滑系数为0.50~0.79;3级是指非常安全,防滑系数不小于0.80。通常医院的防滑等级不应低于1级,对于老人、儿童、残疾人等活动较多的室内场所,防滑等级应达到2级。对于室内易浸水的地面,防滑等级应达到3级。

(二)医院社会文化环境的调控

医院是社会的一部分,人的生、老、病、死都与医院有着密切的关系。医院的主要任务是对公众的健康问题或健康需要提供协助或服务,担负着预防、诊断及治疗疾病、促进康复、维护健康的任务。为了保证患者能获得安全、舒适的治疗环境,得到适当的健康照顾,必须为患者创造和维持良好的医院社会环境。

1. 人际关系 人际关系(interpersonal relationship)是指在社会交往过程中形成的、建立在个人情感基础上的彼此为寻求满足某种需要而建立起来的人与人之间的相互吸引或相互排斥的关系。人际关系在医院环境中具有重要的作用,它可以直接或间接地影响患者的康复。

患病时,患者通常会伴随情绪及行为上的变化,表现为害怕、焦虑、孤独、依赖、烦躁不安、缺乏自尊等。在日常活动中与他人接触往来,能为个人带来满足感和价值感,但当患者因病无法参与日常活动时,常常会有挫折感、缺乏自信心,甚至会感到社交被隔离。因此,护士在为患者提供护理照顾时,既要考虑患者生理方面的需要,又要考虑到患者心理、社会方面的需要,满足患者需求,促进患者康复。对住院患者来说,影响其身心康复的重要人际关系包括护患关系和病友关系。

(1)护患关系:"护"指护士,"患"包括患者、患者的家属及除家属以外患者的监护人,在护理工作中,护士与患者之间产生和发展的工作性、专业性和帮助性的人际关系,也属于护患关系。良好的护患关系有助于患者身心的康复。护士是护患关系中处于相对主动地位的群体,只有不断提高其心理素质,培养其人道主义情感,才能与患者群体建立良好的护患关系,从根本上体现以患者为中心的服务宗旨及整体护理理念。因此,在具体的医疗护理活动中,护士要做到不分民族、信仰、性别、年龄、职业、地位高低、远近亲疏,对所有患者一视同仁。一切从患者利益出发,满足患者的身心需求,尊重患者的权利与人格。患者应尊重护士的职业和劳动,在治疗护理中尽力与护士合作,以充分发挥护理实施的效果,争取早日康复。

护士与患者之间不断通过各种方式表达自己的心身感受并感知对方表达的感受,彼此产生着具有反情作用的相互影响。但护患之间相互影响的力量是不平等的,护士的影响力明显大于患者,主要体现在以下几个方面。

1)语言:护患之间,语言是特别敏感的刺激物。它能影响人的心理及整个机体状况,尤其对人的健康具有重要作用,可作为生理和心理的治疗因素,也是心理护理的重要手段。

工作中,护士应善于运用语言,发挥语言的积极作用,维护患者的自尊,减轻患者的陌生感,消除患者的紧张、焦虑情绪,帮助患者建立对医护人员的信任感,使患者正确认识和对待自身疾病,缓解消极情绪,肯定自身价值。护士应根据患者的年龄、个性、心理特征,调整自己说话的方式和语气。对心理压力大的患者要提供良好的情感支持,能减少其紧张心理,说话语气要亲切自然,语速要缓慢、有停顿,冷静地倾听后给予反馈,从而建立良好的护患关系,让患者感到护士的诚恳、友好与善意,赢得患者的信任,促进患者康复,提高护理质量。

2)行为:行为是指人的思想支配下的活动,是思想的外在表现,也是人际交流的方式。不同患者的不同行为表现,是医护人员认识疾病、进行诊疗护理的主要依据,患者行为所传递的信息对医务人员判断病情及确定治疗、护理措施具有重要意义。

在护理活动中,护理人员的技术操作及其行为受到患者的关注,是患者对自身疾病和治疗效果认识的重要信息来源。因此,护士要亲切自然、精神饱满、着装得体、举止大方,操作时要稳、准、轻、快,消除患者的疑虑,带给患者心理上的安慰。

3)情绪:护士在工作中的情绪对患者有很大的感染力,护士的积极情绪可使患者乐观开朗,消极的情绪会使患者变得悲观焦虑。因此,护士要在自我情绪认知的基础上,学会控制情绪,掌握自我调整和自我安慰的方法,寻找正确的压力释放途径,将不良情绪适当转移和宣泄,提高挫折的承受能力,并时刻以积极的情绪去感染患者,为患者提供积极乐观、心身愉悦的治疗环境。

4)工作态度:护士的工作态度对护患关系的发展和患者的身心健康具有重要影响。在护理工作中,护士应通过自己积极的工作态度来取得患者的信任,严肃认真、一丝不苟的工作态度可使患者获得安全感和信任感;真诚、友善的态度可使患者感受到温暖并获得支持,有助于患者疾病的康复,促进护患关系的良性发展。

(2)病友关系:病区中的每个人都是社会环境中的一员,在共同的治疗康复生活中相互影响。病友们在交谈中常涉及疾病诊疗常识、生活制度等内容,起到义务宣传员的作用。此外,病友间的相互帮助与照顾,有利于增进病友间的友谊与团结,创造和谐的病室氛围。

病友们在共同的住院生活中自然形成了新的社会环境,表现为不同的病室群体气氛。有的表现为积极的气氛,同病室病友之间彼此关心照顾,与医护人员关系融洽,配合密切,患者心情愉快,对医疗护理的满意度较高;有的则表现为消极的气氛,虽同住一病室,患者之间交往较少,彼此缺乏关照,相互间无愉快感受,患者感到寂寞、孤独,度日如年,对治疗护理知识被动接受,缺乏主动参与的热情。护士应协助病友间建立良好的情感交流,并善于观察某些消极情绪的出现,耐心解释,正确引导。

群体气氛是集中每个人的表现而形成的,而每个人又被群体气氛所影响。新入院的患者,由于对身处的环境陌生,会产生不同程度的焦虑。护士应通过营造愉快、和谐的气氛来感染新入院患者,引导其保持乐观向上的情绪。护士是患者所处环境的主要调节者,应善于利用病友间的互助精神,启发群体中的积极因素,调动患者的乐观情绪,使群体气氛有利于医疗和护理工作的开展。因此,病室气氛与护理工作有着密切关系。

2. 医院规章制度 医院规章制度是依据国家相关部门有关医院管理的规定并结合医院自身的特点所制定的规则,如入院须知、探视制度、陪护制度等。医院制度既是对患者的指导,又对患者的约束,因而会对患者产生一定的影响。协助患者熟悉医院各项规章制度,可帮助患者适应医院环境,保证诊疗护理工作的正常进行,便于预防和控制院内感染工作的实施,同时也保证了患者有良好的休息环境,以达到帮助患者尽快恢复健康的目的。护士在对患者进行指导时,具体应做到以下几个方面。

(1)耐心解释,取得理解:向患者和家属耐心解释每项院规的内容和执行各项院规的必要性,以取得患者的主动配合,使其自觉遵守医院的各项规章制度。

(2)维护患者的自主权:患者较难适应的是不能按照自己的意愿进行活动,凡事都需要遵守医院规则,服从医护人员的安排,处于被动服从地位,容易产生压抑感。因此,护士应让患者对其周围的环境具有一定的自主权,在维护院规的前提下,尽可能让患者拥有其个人的环境,并对患者的居住空间表示尊重,包括在进入病室时应先敲门,帮助患者整理床单位或衣物时应先取得患者的同意等。

(3)满足患者需求,尊重探视人员:在患者中开展人性化服务,让患者切身感受到作为患者的尊严和自由,已成为医院的共识。因此,护士要尊重前来探视的患者亲属和朋友。患者的家属和亲朋好友可满足患者对安全、爱与归属感及自尊的需要,带给患者心理支持与帮助,减少患者的孤独寂寞与社交隔离。但如果探视者不受患者欢迎,或探视时间不恰当,影响医疗护理工作,则要劝阻和限制。

(4)提供有关信息与健康教育:这是护士针对住院患者的生理、心理、文化和社会适应能力而进行的护理活动,它是通过向患者传授所患疾病的有关医疗、护理方面的知识与技能,调动患者积极参与自我护理和自我保健,达到恢复健康的目的。随着社会的进步和人们健康意识的提高,患者健康教育在护理工作中占有越来越重要的位置。在做各种检查、治疗或护理工作之前或过程中,应给予患者适当的解释与心理支持,使患者了解医护人员实施这些措施的目的。在对患者进行健康教育的过程中,护士不仅要将防病治病的知识传授给患者,更重要的是善于耐心倾听,并且对患者的倾诉做出反应。同时还应允许并鼓励患者参与决策,以增进其自我价值感和控制能力。这样可以减少患者对治疗、手术、检查等的恐惧心理,让患者主动、积极地配合治疗和护理工作,促进患者早日康复。

(5)尊重患者的隐私权:尊重患者的隐私权是良好护患关系得以维持的重要保证,是取得患者信任和主动合作的重要条件。护士应当尊重、关心、爱护患者,保护患者的隐私。为患者做治疗和护理时,应适当地有意遮挡患者,避免不必要的暴露。对患者的个案讨论、诊断鉴定、检查结果、治疗记录,护士有义务为患者保密。

(6)鼓励患者自我照顾:因病生活自理能力下降或被限制了活动,生活需依赖他人照顾的患者往往存在较重的思想负担。因此,在患者病情允许的情况下,护士应积极创造条件并鼓励患者自我照顾,增强患者战胜疾病的信心,提高患者的自护能力,促进患者康复。

(三)医院门诊环境的调控

1. 门诊设置和布局 门诊设有与医院各科室相对应的诊室,并设有挂号室、收费室、治疗室、候诊室、输液室、化验室、药房等。诊室内配备检查床,床前设有遮隔设备,室内设有洗手池和诊断桌,桌上放置各种体检用具、化验检查申请单、处方等。治疗室内备有各种抢救物品和设备,如吸氧装置、电动负压吸引器,除颤仪等,各种物品应分门别类,放置整齐。门诊的候诊、就诊环境以方便患者为目的,应备有醒目的标志和指示路牌,并设立总服务台、配备多媒体查询触摸屏和电子显示屏,清晰、透明地呈现各种医疗服务项目,简化就诊程序,使患者感到方便、舒适。门诊环境应做到安静,舒适、整洁,体现医院对患者的人文关怀。

2. 门诊环境的管理

(1)预检分诊:门诊护士应热情接待患者,询问病史、观察病情,根据丰富的临床经验初步判断病情的轻重缓急和隶属专科,给予合理的分诊,做到先预检分诊,后挂号诊疗。

(2)组织候诊与就诊:患者挂号后,应分别到各科候诊室等候就诊。为保证患者候诊、就诊顺利,护士应做好以下工作:准备好诊疗过程中所需的各种器械、设备等,检查诊疗环境和就诊环境,分开并整理初诊和复诊病案,收集整理化验单、检查报告等;维持良好的诊疗环境和候诊环境,安排患者按挂号顺序有序就诊,如遇高热、剧痛、呼吸困难、出血、休克等患者,护士应立即为其安排就诊或送急诊处理。对病情较重或年老体弱的患者,可适当调整就诊顺序,让其提前就诊。观察候诊患者病情变化,根据病情测量患者的体温、脉搏、呼吸、血压等,并记录在门诊病案上,必要时可协助医生进行诊查工作。就诊结束后及时整理物品,检查、关闭门窗及电源,防止意外事故的发生。

(3)治疗:根据医嘱执行灌肠、导尿、注射等护理操作,严格执行操作规程,确保治疗安全、有效。

(4)消毒隔离:门诊人群流量大,容易发生交叉感染,因此,要认真做好消毒隔离工作。门诊的空间、地面、墙壁、桌椅、扶手、检查床、轮椅、担架等应定期进行严格的清洁、消毒处理。如遇疑似传染病患者或传染病患者,应将其分诊到隔离门诊就诊,并立即上报主管部门,做好疫情报告工作。

(5)健康教育:护士可以利用候诊时间开展健康教育,耐心、热情地向患者介绍疾病相关知识,采用口头、图片、黑板报、视频、动画或赠送健康教育小手册等不同方式进行健康宣传。

(6)保健门诊:经过培训的护士可以直接参与各类保健门诊的咨询或诊疗工作。

医院门诊环境的建设是门诊管理的重要方面,也是门诊人性化服务建设的重要组成部分。现代化医院的门诊环境要求整洁明亮、配备绿色植物,在相应区域放置电脑查询机和自动提款机,设立简易商店等社会功能区,就医流程标识醒目,门诊科室分布指示清晰,诊疗部门布局合理。医务人员要保持仪表整洁,营造温馨、轻松、愉快的就医氛围,增加患者对医院的安全感和信任感。同时改变传统的导医被动模式,门诊的医务人员除了应具备丰富的实践经验和良好的职业道德,在接诊服务时还应主动热情,尽力满足广大患者的就诊需求并充分体现"以患者为中心"的服务理念。

总之,随着社会的不断发展和人们就医观念的改变,门诊环境愈加受到人们重视,所以加强门诊环境建设,是医院建设的重中之重,只有建立起良好的门诊管理体系,才能使门诊的管理水平更上一个台阶,使门诊医疗服务更加科学化、人性化。

(四)医院急诊环境的调控

1. **急诊设置和布局**　急诊一般设有预检处、诊疗室、急救室、监护室、留观室、治疗室、药房、化验室、X线室、心电图室、挂号室及收费室等,形成一个相对独立的单元,以保证急救工作的顺利完成。

急诊是抢救患者生命的第一线,急诊环境以方便抢救患者为目的,以最大限度地缩短候诊时间、争取抢救时机、提高抢救效率为原则。急诊环境应宽敞明亮、空气流通、安静整洁,各工作单元布局合理,各分区设有明显标志,路标指向清晰,夜间有明显的灯光和通畅的抢救通道。

2. **急诊环境的管理**

(1)预检分诊:急诊护士接待来就诊的患者,要做到"一问、二看、三检查、四分诊"。如遇危重患者,应立即通知值班医生并配合进行抢救。如遇意外灾害事件,应立即通知护士长和院领导快速启动应急预案并配合抢救伤员,如遇法律纠纷、刑事案件、交通事故等事件,应尽快通知医院保卫部门或直接联系公安部门,并请家属或陪送者留下。

(2)抢救工作:包括抢救物品准备和配合抢救。

①抢救物品准备:所有抢救物品要求做到"五定",即定数量品种、定点安置、定专人保管、定期消毒灭菌和定期检查维修。护士必须熟悉各种抢救物品的性能和使用方法,保证所有抢救物品处于良好的备用状态,抢救物品完好率要求达到100%。

②配合抢救:急诊护士应积极配合医生,进行抢救工作。医生到达前,护士应根据患者病情做出初步判断,并立即实施必要的紧急处理,如进行人工呼吸、胸外心脏按压,给氧、吸痰、止血、配血、建立静脉输液通路等,为患者的抢救争取时间,为医生治疗收集信息。医生到达后,护士应立即汇报处理情况,正确执行口头医嘱,积极配合抢救,密切观察患者病情变化,及时为医生提供相关资料,及时、准确、清晰地做好抢救记录,正确查对抢救物品。

③留院观察:通常急诊科留院观察室设有一定数量的观察床,以收治暂时不能确诊、暂时不宜搬动、病情危重且暂时住院困难或经短时间留院观察后可以返回的患者。一般患者的留观时间为3~7天。留院观察室的护理工作包括入室登记、建立病案,详细填写各项护理记录,书写留观室患者的病情报告,加强对留院观察患者的病情观察,及时执行医嘱,做好患者的晨晚间护理,加强心理护理,做好留院观察患者及其家属的管理工作。

(五)医院病区环境的调控

1. 病区设置和布局　病区应设有病室、抢救室、危重病室、治疗室、护士站、医生办公室、配膳室、开水房、库房、洗涤间、浴室、卫生间、医护休息室和示教室等。护士站应设在病区的中心位置,与抢救室、危重病室、治疗室相邻,以便观察重症患者病情、及时抢救患者。病区的环境应舒适、整洁、安静,方便医护人员治疗及护理工作的开展。每个病区最好设30~40张病床,每间病室设2~4张病床,病床之间的距离至少为1m,并在病床之间设置遮隔设备,以保护患者的隐私。病室除基本的病床、床旁桌椅、遮挡设备外,还可设置中心供氧装置和中心吸引装置、呼叫系统、电视、电话、壁柜等。病室向家庭化发展的趋势更有利于患者放松、促进患者舒适和恢复健康。

2. 病区环境的管理　病区环境的管理要体现对患者的人文关怀。病房墙壁应尽量选择比较柔和的暖色调,有利于患者保持宁静的心情接受治疗和护理。及时协助患者更换污染的被服和枕套,保持患者床单位的整洁、舒适;病床之间,要留给患者足够的活动空间,避免病床安置过分拥挤;医疗仪器设备的管理和安置,要做到定点放置和定专人管理,勤加擦拭,定期检查维修。同时,护士应积极为患者创造和谐的病室氛围,介绍同病室患者相互认识,鼓动患者间加强疾病和情感的交流,促进患者的身心康复。

良好的医院环境是医院综合实力的外在体现,不仅影响广大患者对医院的心理认同和整体评价,而且在一定程度上体现了医院管理者的管理水平,提示了医院未来的发展潜力,更是服务对象住院期间身心健康的重要保证。因此,创造良好舒适的医院环境是医务人员的重要职责。

第2章 患者入院和出院的护理

门诊或急诊患者经医生诊查,确定需住院治疗时,需要办理入院手续。护士应掌握患者入院护理的一般程序,根据整体护理的要求,对患者进行评估,了解患者的护理需求,并采取有针对性的护理措施,使患者尽快适应环境,遵守医院规章制度,并能密切配合医疗护理活动。

通过医务人员的治疗和护理活动,当患者病情好转,逐渐康复,可以出院时,护士应掌握患者出院护理的一般程序,协助患者办理出院手续,同时指导出院患者如何巩固治疗效果,不断提高患者的自护能力,使其恢复并保持健康,提高患者的生活质量。

第一节 患者的入院护理

患者入院护理是指患者经门诊或急诊医生诊查后,因病情需要住院做进一步的观察、检查和治疗时,经诊查医生建议并签发住院证后,由护士对患者提供的一系列护理工作。

入院护理的目的包括:

1. 协助患者了解和熟悉环境,使患者尽快熟悉和适应医院生活,消除紧张、焦虑等不良情绪。

2. 满足患者的各种合理需求,以调动患者配合治疗和护理的积极性。

3. 做好关于疾病的健康教育,满足患者对疾病相关知识的需求。

一、入院程序

入院程序是指患者根据门诊或急诊医生签发的住院证,自办理入院手续到进入病区的过程。急诊或门诊医师经初步诊断,确定患者需要住院时,由医师签发住院证,患者或家属持住院证到住院处办理相关住院手续。

住院处工作人员通知相关病区值班护士根据患者病情做好接纳新患者的准备工作。

住院处护士根据入院患者的病情及身体情况,协助患者进行必要的卫生处置。护士或相关人员携病历在家属的协助下,根据患者的病情选用步行、轮椅或平车护送患者进入病区。护送患者途中注意保暖并继续必要的治疗,如吸氧、输液等。到达病区后住院处护士与病区值班护士就患者病情、需要继续治疗及护理的相关措施、患者的个人卫生情况及物品进行交接。

二、患者进入病区后的初步护理

病区值班护士接到住院处工作人员通知后,立即根据患者病情需要准备患者床单位。将备用床改为暂空床,备齐患者所必需用物。危、重症患者应安置在抢救室,并在床单上加铺护理垫,急诊手术患者须改铺麻醉床。危、重症患者和急诊手术患者需同时准备抢救用物(包括急救药物和急救设备)。

(一)门诊患者的入院护理

1. 迎接新患者。责任护士应微笑迎接新患者至指定的病室床位,并妥善安置患者。向患者做自我介绍,说明责任护士的工作职责及将为患者提供住院期间的所有服务,为患者介绍邻床病友、扶助患者上床休息等。在与患者接触过程中,护士应以自己的行动和语言消除患者的不安情绪,增强患者的安全感和对护士的信任感。

2. 通知管床医师诊查患者。必要时协助医师为患者进行体检及治疗。

3. 协助患者佩戴腕带标识,进行入院护理评估。为患者测量体温、脉搏、呼吸、血压和身高、体重。根据住院患者首次护理评估单收集患者的健康资料。通过对患者的健康状况进行评估,了解患者的身体情况、心理需要及健康问题,为制订护理计划、措施提供依据。

4. 通知营养室为患者准备膳食。

5. 填写住院病历和有关护理表格。填写首次护理评估单和Barthel评分单、诊断卡(一览表卡)、床头(尾)卡等。

6. 介绍与指导。向患者及家属介绍病区环境、有关规章制度、床单位及相关设备的使用方法,指导常规标本的留取方法、时间及注意事项等。

7. 执行入院医嘱及采取紧急护理措施

(二)急诊患者的入院护理

1. 通知医生 接到住院处电话通知后,护士应立即通知有关医生做好抢救工作的准备。

2. 准备急救药物和急救设备 如急救车、氧气、吸引器、输液器具等。

3. 安置患者 将患者安置在已经备好的床单位或抢救室,为患者佩戴腕带标识。

4. 入院护理评估 对于不能正确叙述病情和需求的患者(如语言障碍、听力障碍),意识不清的患者,婴幼儿患者等,需暂留陪送人员,以便询问患者病史。

5. 配合救治 密切观察患者病情变化,积极配合医生进行救治,并做好护理记录。

三、患者床单位的准备

(一)患者床单位的构成

患者床单位(patient's unit)是指医疗机构提供给患者使用的家具与设备,它是患者住院期间用以休息、睡眠、饮食、排泄、活动与治疗的最基本生活单位。由于患者大多数时间均在床单位内活动,因此,护士必须注意患者床单位的整洁与安全,并安排足够的日常生活活动空间。患者床单位的设备及管理要以患者的舒适、安全和有利于患者康复为前提。患者床单位的构成包括:床、床垫、床褥、枕芯、棉胎或毛毯、床单、被套、枕套、护理垫(需要时)、床旁桌、床旁椅、床上桌,另外还包括墙上有照明灯、呼叫装置、供氧和负压吸引管道等设施。

1. 床 床是患者睡眠和休息的用具,是病室中的主要设备。卧床患者的饮食、排泄、活动、娱乐都在床上,所以病床一定要符合实用、耐用、舒适、安全的原则。普通病床一般为高0.5m、长2m、宽0.9m,床头和床尾可抬高的手摇式床,以方便患者更换卧位;床脚有脚轮,便于移动。临床也可选用多功能病床,根据患者的需要,可以改变床位的高低、变换患者的姿势、移动床挡等,控制按钮设在患者可触及的范围内,便于清醒患者随时自主调节,以增加舒适度。

2. **床垫**　长、宽与床的规格相当,厚10cm。垫芯多选用棕丝、棉花、木棉、马鬃或海绵,包布多选用牢固的布料制作。患者大多数时间卧在床上,床垫宜坚硬,以免承受重力较多的部位容易凹陷。

3. **床褥**　长、宽与床垫的规格相同,铺于床垫上,一般选用棉花作褥芯,吸水性强,并可防床单滑动。

4. **枕芯**　长0.6m,宽0.4m,内装木棉、蒲绒、荞麦皮或人造棉等。

5. **棉胎**　长2.3m,宽1.6m,胎心多选用棉花,也可选用人造棉等。

6. **床单**　长2.5m,宽1.8m,选用棉布制作。

7. **被套**　长2.5m,宽1.7m,选用棉布制作,开口在尾端,有系带。

8. **枕套**　长0.65m,宽0.45m,选用棉布制作。

9. **护理垫**　长2m,宽0.8m,选用PE膜、无纺布等制成为一次性物品。

10. **床旁桌**　放置在患者床头侧,用于摆放患者日常所需的物品或护理用具等。

11. **床旁椅**　患者床单位至少有1把床旁椅,供患者探视家属或医务人员使用。

12. **床上桌**　为可移动的专用过床桌,也可使用床尾挡板,架于床挡上。供患者进食、阅读、写字或从事其他活动时使用。

(二)铺床法

床单位要保持整洁,床上用物需定期更换,以满足患者休息的需要。铺床法的基本要求是舒适、平整、紧扎、安全、实用。常用的铺床方法有备用床铺床法、暂空床铺床法、麻醉床铺床法和卧床患者更换床单法。

备用床(closed bed)

【目的】

保持病室整洁,准备接收新患者。

【操作前准备】

1. **环境准备**　病室内无患者进行治疗或进餐时,须保持病室的清洁及通风等。

2. **护士准备**　衣帽整洁,修剪指甲,洗手,戴口罩。

3. **用物准备(以被套法为例)**　治疗车、床、床垫、床褥、棉胎或毛毯、枕芯、床单或床褥罩、被套、枕套。

【操作步骤】

备用床铺床法操作步骤见表 2-1。

表 2-1 备用床铺床法操作步骤

步 骤	要点与说明
1. 放置用物:将铺床用物按操作顺序放于治疗车上,推至患者床旁。有脚轮的床,固定脚轮闸,必要时调整床的高度,移开床旁椅放于床尾处。自下而上将枕芯、棉胎、床褥摆放于椅面上	• 治疗车与床尾间距离应便于护士走动 • 避免床移动,方便操作 • 棉胎或毛毯竖折三折(对侧一折在上),再放床旁。"S"形横折三折(床头侧一折在上)叠好 • 床褥自床头至床尾对折 2 次,叠好 • 便于拿取铺床用物,提高工作效率,节省体力
2. 移开床旁桌:向左侧移开床旁桌,距离床 20cm 左右	• 便于铺床头角
3. 检查床垫:检查床垫或根据需要翻转床垫	• 保证安全,避免床垫局部经常受压而凹陷
4. 铺床褥:将床褥齐床头平放于床垫上,将对折处下拉至床尾,铺平床褥	• 患者躺卧舒适 • 床褥中线与床面中线对齐
5. 铺床单或床褥罩	
▲大单法	
(1)将大单横、纵中线对齐床面横、纵中线放于床褥上,同时向左右分开,站在床右侧中间,减少来回走动,床头、床尾依次打开	• 护士取大单后,正确运用人体力学原理,双下肢左右分开,站在床右侧中间,减少来回走动,节时省力
(2)将靠近护士侧(近侧)大单向近侧下拉散开,将远离护士一侧(对侧)大单向远侧散开	• 护士双下肢前后分开站立,两膝稍弯,保持身体平衡,使用肘部力量
(3)铺大单床头:护士移至床头将大单散开平铺于床头	• 铺大单顺序先床头,后床尾;先近侧,后对侧
(4)铺近侧床头角:右手托起床垫角,左手伸过床头中线将大单折入床垫下,扶持床头角	
(5)做角:右手将大单边缘提起使大单侧看呈等边三角形平铺于床面,将位于床头侧方的大单塞于床垫下,再将床面上的大单下拉于床缘	
(6)移至床尾同步骤(3)~(5)铺床尾角	
(7)移至床中间处,两手下拉大单中部边缘,塞于床垫下	• 使大单平紧,不易产生皱褶,美观
(8)转至床对侧同步骤(3)~(7)铺对侧大单	
▲床褥罩法	
(1)将床褥罩横、纵中线对齐床面横、纵中线放于床褥上,依次将床褥罩打开	
(2)同大单法的(4)~(8)的顺序分别将床褥罩套在床褥及床垫上	• 床被罩平紧 • 将床褥罩角与床褥、床垫角吻合

（续　表）

步　骤	要点与说明
6. 铺棉被（或毛毯）	
（1）将被套横、纵中线对齐床面横、纵中线放于大单上，向床头侧打开被套，使被套上端距床头 15cm，再向床尾侧打开被套，并拉平	
（2）将近侧被套向近侧床缘下拉散开，将远侧被套向远侧床缘散开	• 被套中线与床面中线和大单中线对齐
（3）将被套尾部开口端的上层打开至 1/3 处	• 有利于棉胎放入被套
（4）将棉胎放于被套尾端开口处，棉胎底边与被套开口缘平齐	
（5）套被套：拉棉胎上缘中部至被套被头中部，充实远侧棉胎角于被套顶角处，展开远侧棉胎，平铺于被套内	• 棉胎上缘与被套被头上缘吻合、平整、充实 • 棉胎角与被套顶角吻合、平整、充实
（6）充实近侧棉胎角于被套顶角处，展开近侧棉胎平铺于被套内	• 棉胎角与被套顶角吻合、平整、充实
（7）移至床尾中间处，一手持被套下层底边中点、棉胎底边中点、被套上层底边中点于一点，一手展平一侧棉胎；两手交换，展平另一侧棉胎，拉平盖被	• 盖被 上端距床头 15cm
（8）系好被套尾端开口处系带	• 避免棉胎下滑出被套
（9）折被筒：移至左侧床头，平齐远侧床缘内折远侧盖被，再平齐近侧床缘内折近侧盖被	• 被筒内面平整
（10）移至床尾中间处，将盖被两侧平齐两侧床缘内折成被筒状	• 被筒内面平整
（11）于床两侧分别将盖被尾端反折至齐床尾	• 床面整齐、美观
7. 套枕套：将枕套套于枕芯外，并横放于床头盖被上	• 枕芯与枕套角、线吻合，平整、充实 • 枕套开口端背门，使病室整齐、美观
8. 移回床旁桌、床旁椅	• 保持病室整洁、美观
9. 推治疗车离开病室	• 放于指定位置
10. 洗手	

【注意事项】

1. 符合铺床的实用、耐用、舒适、安全的原则。

2. 床单中缝与床中线对齐，四角平整、紧扎。

3. 被头充实，盖被平整、两边内折对称。

4. 枕头平整、充实，开口背门。

5. 注意节时、省力。

6. 病室及患者床单位环境整洁、美观。

暂空床（unoccupied bed）

【目的】

1. 供新住院患者或暂时离床患者使用。

2. 保持病室整洁。

【操作前准备】

1. 评估患者并解释

(1)评估：患者是否可以暂时离床活动或外出检查。

(2)解释：向暂时离床活动或外出检查的患者及家属解释操作目的。

2. 环境准备 病室内无患者进行治疗或进餐，需保持病室的清洁及通风等。

3. 护士准备 衣帽整洁，修剪指甲，洗手，戴口罩。

4. 物品准备 按备用床准备用物，必要时备护理垫。用物叠放整齐，按顺序放于治疗车上。

【操作步骤】

暂空床铺床法操作步骤见表2-2。

表2-2 暂空床铺床法操作步骤

步　骤	要点与说明
1. 同备用床步骤1～6	
2. 在右侧床头，将备用床的盖被上端向内折，然后扇形三折于床尾，并使之平齐	·方便患者上下床活动
3. 同备用床步骤7～10	

【注意事项】

1. 同备用床注意事项1～6。

2. 用物准备需符合患者病情需要。

3. 利于患者上、下床方便。

【健康教育】

1. 向患者说明铺暂空床的目的。

2. 指导患者上、下床的方法。

麻醉床（anesthetic bed）

【目的】

1. 便于接收和护理麻醉手术后的患者。

2. 使患者安全、舒适，预防并发症。避免床上用物被污染，便于更换。

【操作前准备】

1. 评估 评估患者的诊断、病情、手术和麻醉方式，术后需要准备的抢救及治疗物品等。

2. 环境准备 病室内无患者进行治疗或进餐,需保持病室内清洁及通风等。

3. 护士准备 衣帽整洁,修剪指甲,洗手,戴口罩。

4. 用物准备

(1)床上用物:床垫、床褥、棉胎或毛毯、枕芯、床单、护理垫2张、被套、枕套按顺序放于治疗车上。

(2)麻醉护理盘:①治疗巾内,开口器、舌钳、通气导管、牙垫、治疗碗、氧气导管或吸氧面罩、吸痰管、棉签、压舌板、平镊、纱布;②治疗巾外,电筒、心电监护仪(血压计、听诊器)、治疗巾、弯盘、胶布、护理记录单、笔。

(3)另备输液架,必要时备好吸痰装置和吸氧装置等。

【操作步骤】

麻醉床铺床法操作步骤见表2-3。

表2-3 麻醉床铺床法操作步骤

步 骤	要点与说明
1. 同备用床步骤1~5,铺好近侧床单	· 根据患者的麻醉方式和手术部位铺护理垫
2. 铺护理垫	· 防止呕吐物、分泌物或伤口渗液污染病床
(1)于床中部或床尾部铺护理垫,余下部分塞于床垫下	· 腹部手术铺在床中部;下肢手术铺在床尾 · 若需铺在床中部,则护理垫的上缘应距床头45~50cm
(2)于床头铺另一护理垫,余下部分塞于床垫下	· 护理垫的上缘应与床头平齐,下缘应压在床中部 · 非全麻手术患者,只需在床中部铺护理垫
3. 转至对侧,铺好床单及护理垫	· 中线要齐,各单应铺平、拉紧、防皱褶
4. 同备用床步骤6套被套	
5. 于床尾向上反折盖被主端,齐床尾,系带部分内折整齐	· 盖被尾端向上反折25cm
6. 将背门一侧盖被内折,对齐床缘	
7. 将近门一则盖被边缘向上反折,对齐床缘	
8. 将盖被三折叠于背门侧	· 盖被三折上下对齐,外侧齐床缘,便于患者术后被移至床上
9. 同备用床步骤7套枕套,横立于床头	· 枕套开口端背门,使病室整齐、美观
10. 移回床旁桌、床旁椅	· 避免床旁椅妨碍将患者移至病床上
11. 将麻醉护理盘放置于床旁桌上,其他物品按需要放置	
12. 推治疗车离开病室	· 放于指定位置
13. 洗手	

【注意事项】

1. 同备用床。

2. 保证护理术后患者的用物齐全,使患者能及时得到抢救和护理。

【健康教育】

向陪伴家属说明患者去枕平卧的方法、时间及注意事项。

卧床患者更换床单法(change an occupied bed)

【目的】

1. 保持患者的清洁,使患者感觉舒适。

2. 预防压疮等并发症的发生。

【操作前准备】

1. 评估患者并解释

(1)评估:患者的病情、意识状态、活动能力、配合程度等。

(2)解释:向患者及家属解释更换床单的目的、方法、注意事项及配合要点。

2. 患者准备　了解更换床单的目的、方法、注意事项及配合要点。

3. 环境准备　同病室内无患者进行治疗或进餐等。酌情关闭门窗,按季节调节室内温度。必要时用屏风遮挡患者。

4. 护士准备　衣帽整洁,修剪指甲,洗手,戴口罩。

5. 用物准备　床单、被套、枕套、床刷及床刷套,需要时备清洁衣裤。将准备好的用物叠放整齐并按使用顺序放于护理车上。

【操作步骤】

卧床患者更换床单法操作步骤见表2-4。

表2-4　卧床患者更换床单法操作步骤

步　骤	要点与说明
1. 推护理车至床旁:将放置用物的护理车推至患者床旁	· 护理车与床尾间距离以便于护士走动为宜 · 方便拿取物品
2. 放平床头和膝下支架	· 注意评估患者病情,保证安全 · 方便操作
3. 移开床旁桌椅:移开床旁椅,放于床尾处;移开床旁桌,距床20cm左右	· 方便操作
4. 移患者至对侧:松开床尾盖被,将患者枕头移向对侧,并协助患者移向对侧,患者侧卧、背向护士	· 患者卧位安全,防止坠床,必要时加床挡 · 避免患者受凉
5. 松近侧污单:从床头至床尾将各层床单从床垫下拉出	· 保持恰当的姿势。注意省力
6. 清扫近侧床褥	
(1)将大单上卷至中线处,塞于患者身下	· 大单污染面向上内卷
(2)清扫床褥	· 清扫原则:自床头至床尾,自床中线至床外缘
7. 铺近侧清洁大单、近侧护理垫	
(1)同备用床步骤5(1)放置床单	· 大单中线与床中线对齐
(2)将近侧大单向近侧下拉散开,将对侧大单内折后卷至床中线处,塞于患者身下	

（续　表）

步　骤	要点与说明
（3）同备用床步骤 5（4）～5（7）	
（4）铺平护理垫,近侧部分下拉至床缘,对侧部分内折后卷至床中线处,塞于患者身下;将近侧护理垫边缘塞于床垫下	• 护理垫清洁面向内翻卷
8. 移患者至近侧:协助患者平卧,将患者枕头移向近侧,并协助患者移向近侧,患者侧卧、面向护士,躺卧于已铺好床单的一侧	• 患者卧位安全,防止坠床,必要时加床挡 • 避免患者受凉
9. 松对侧污单:护士转至床对侧从床头至床尾将各层床单从床垫下依次拉出	• 保持恰当的姿势,注意省力
10. 清扫对侧床褥	
（1）将床单自床头内卷至床尾处,取出污单,放于护理车污衣袋内	
（2）清扫床褥	• 清扫原则:出床头至床尾,自床中线至床外缘
11. 铺对侧清洁床单、近侧护理垫	
（1）同备用床步骤 5（8）铺对侧床单	
（2）放平护理垫,将对侧护理垫塞于床垫下	
12. 摆体位,协助患者平卧,将患者枕头移向床中间	• 避免患者受凉
13. 套被套	
（1）同备用床步骤 6（1）将被套平铺于盖被上	
（2）自污被套内将棉胎取出转入清洁被套内	• 避免棉胎接触患者皮肤 • 避免患者受凉
（3）撤出污被套	
（4）将棉胎展平,系好被套尾端开口处系带	• 盖被头端充实 • 盖被头端距床头 15cm 左右 • 清醒患者可配合抓住被头两角,配合操作
（5）折被筒,床尾余下部分塞于床垫下	• 嘱患者屈膝配合 • 使患者躺卧舒适
14. 更换枕套	
15. 铺床后处理	
（1）移回床旁桌、床旁椅	• 病室整齐、美观
（2）根据天气情况和患者病情,摇起床头和膝下支架,打开门窗	• 患者躺卧舒适 • 保持病室空气流通,空气新鲜
（3）推护理车离开病室	• 放于指定位置
（4）洗手	

【注意事项】

1. 同备用床。
2. 患者感觉舒适、安全。
3. 与患者进行有效沟通,满足患者身心需要。

【健康教育】

1. 告知患者在更换床单过程中,如感觉不适应立刻向护士说明,防止意外发生。
2. 告知患者被服一旦被伤口渗出液、尿液、粪便等污染,应及时通知护士,请求更换。

四、分级护理

分级护理是指根据对患者病情的轻重缓急及自理能力的评估结果,给予患者不同级别的护理(表 2-5),通常分为四个护理级别,即特级护理、一级护理、二级护理及三级护理。

表 2-5　分级护理的适用对象及护理要点

护理级别	适用对象	护理要点
特级护理	病情危重,随时可能发生病情变化需要进行抢救的患者;重症监护患者;各种复杂手术或者大手术后患者;使用呼吸机辅助呼吸,并需要严密监护病情的患者;实施连续性肾脏替代治疗(CRRT),并需要严密监护生命体征的患者;其他有生命危险,并需要严密监护生命体征的患者	1. 严密观察患者病情变化,监测生命体征 2. 根据医嘱,正确实施治疗、给药措施 3. 根据医嘱,准确测量出入量 4. 根据患者病情,正确实施基础护理和专科护理,如口腔护理、压疮护理、气道护理及管路护理等,实施安全措施 5. 保持患者的舒适和功能体位 6. 实施床旁交接班
一级护理	病情趋向稳定的重症患者;手术后或者治疗期间需要严格卧床的患者;生活完全不能自理且病情不稳定的患者;生活部分自理,病情随时可能发生变化的患者	1. 每小时巡视患者,观察患者病情变化 2. 根据患者病情,测量生命体征 3. 根据医嘱,正确实施治疗、给药措施 4. 根据患者病情,正确实施基础护理和专科护理,如口腔护理、压疮护理、气道护理及管路护理等,实施安全措施 5. 提供护理相关的健康指导
二级护理	病情稳定,仍需卧床的患者;生活部分自理的患者	1. 每 2 小时巡视患者,观察患者病情变化 2. 根据患者病情,测量生命体征 3. 根据医嘱,正确实施治疗、给药措施 4. 提供护理相关的健康指导
三级护理	生活完全自理且病情稳定的患者;生活完全自理且处于康复期的患者	1. 每 3 小时巡视患者,观察患者病情变化 2. 根据患者病情,测量生命体征 3. 根据医嘱,正确实施治疗、给药措施 4. 提供护理相关的健康指导

第二节　患者的卧位

卧位(lying position)是指患者休息和适应医疗护理需要时所采取的卧床姿势。临床上常根据患者的病情与治疗需要为之调整相应的卧位。正确的卧位对增进患者舒适、治疗疾病、减轻症状、预防并发症及进行各种检查等均能起到良好的作用。护士在临床护理工作中应熟悉各种卧位的要求及方法,协助或指导患者取正确、舒适和安全的卧位。

一、舒适卧位的基本要求

舒适卧位是指患者卧床时,身体各部位均处于合适的位置,感到轻松自在。为了协助或指导患者卧于正确而舒适的位置,护士必须了解舒适卧位的基本要求,并能按照患者的实际需要使用合适的支持物或保护性设施。

1. **卧床姿势**　应尽量符合人体力学的要求,使体重平均分布于身体的负重部位,关节维持于正常的功能位置,体内脏器在体腔内拥有最大的空间。

2. **体位变换**　应经常变换体位,至少每 2 小时变换 1 次。

3. **身体活动**　在无禁忌证的情况下,患者身体各部位每天均应活动,改变卧位时做关节活动范围练习。

4. **受压部位**　应加强皮肤护理,预防压疮的发生。

5. **保护隐私**　当患者卧床或护士对其进行各项护理操作时,均应注意保护患者隐私,根据需要适当地遮盖患者身体,促进患者身心舒适。

二、卧位的分类

根据卧位的平衡性,可将卧位分为稳定性卧位和不稳定性卧位。卧位的平衡性与人体的重量、支撑面成正比,而与重心高度成反比。在稳定性卧位状态下,患者感到舒适和轻松;反之,在不稳定性卧位状态下,大量肌群处于紧张状态,容易疲劳,患者感到不舒适。

根据卧位的自主性,可将卧位分为主动卧位、被动卧位和被迫卧位 3 种。

1. **主动卧位**(acive lying poition)　即患者身体活动自如,能根据自己的意愿和习惯随意改变体位,称主动卧位。见于轻症患者,术前及恢复期患者。

2. **被动卧位**(pssive lying poition)　即患者自身无力变换卧位,躺卧于他人安置的卧位称被动卧位。常见于极度衰弱、昏迷、瘫痪的患者。

3. **被迫卧位**(compelled lying position)　即患者意识清晰,也有变换卧位的能力,但由于疾病的影响或治疗的需要,被迫采取的卧位,称被迫卧位。如支气管哮喘急性发作的患者由于呼吸极度困难而被迫采取端坐位。

三、常用卧位

根据卧位时身体的姿势,可分为仰卧位、侧卧位、半坐卧位等。下面介绍的常用卧位主要依据此种分类。

(一)仰卧位(supine position)

又称平卧位。根据病情或检查、治疗的需要又可分为以下 3 种类型。

27

1. 去枕仰卧位

(1)姿势：去枕仰卧,头偏向一侧,两臂放于身体两侧,两腿伸直,自然放平,将枕横立于床头。

(2)适用范围

①昏迷或全身麻醉未清醒的患者。可避免呕吐物误入气管而引起窒息或肺部并发症。

②椎管内麻醉或脊髓腔穿刺后的患者。可预防颅内压降低而引起的头痛。

2. 中凹卧位(休克卧位)

(1)姿势：用垫枕抬高患者的头胸部 10°～20°,抬高下肢 20°～30°。

(2)适用范围：休克患者。抬高头胸部,有利于保持气道通畅,改善通气功能,从而改善缺氧症状；抬高下肢,有利于静脉血回流,增加心排出量而使休克症状得到缓解。

3. 屈膝仰卧位

(1)姿势：患者仰卧,头下垫枕,两臂放于身体两侧,两膝屈起,并稍向外分开。检查或操作时注意保暖及保护患者隐私。

(2)适用范围：胸腹部检查或行导尿术、会阴冲洗等。该卧位可使腹部肌肉放松,便于检查或暴露操作部位。

(二)侧卧位(side-lying position)

1. 姿势　患者侧卧,臀部稍后移,两臂屈肘,一手放在枕旁,一手放在胸前,下腿稍伸直,上腿弯曲。必要时在两膝之间、胸腹部后背部放置软枕,以扩大支撑面,增加稳定性,使患者感到舒适与安全。

2. 适用范围

(1)灌肠,肛门检查,配合胃镜、肠镜检查等。

(2)预防压疮。侧卧位与平卧位交替,便于护理局都受压部位,可避免局部组织长期受压。

(3)臀部肌内注射时,下腿弯曲,上腿伸直,可使注射部位肌肉放松。

(三)半坐卧位(fowler position)

1. 姿势

(1)摇床法：患者仰卧,先摇起床头支架使上半身抬高,与床呈 30°～50°,再摇起膝下支架,以防患者下滑。必要时,床尾可置一软枕,垫于患者的足底,增进患者舒适感,防止足底触及床尾栏杆。放平时,先摇平膝下支架,再摇平床头支架。

(2)靠背架法：如无摇床,可将患者上半身抬高,在床头垫褥下放一靠背架；患者下肢屈膝,用大单包裹膝枕垫于膝下,大单两端固定床缘,以防患者下滑；床尾足底垫软枕。放平时,先放平下肢,再放平床头。

2. 适用范围

(1)某些面部及颈部手术后患者：采取半坐卧位可减少局部出血。

(2)胸腔疾病、胸部创伤或心脏疾病引起呼吸困难的患者：采取半坐卧位,由于重力作用,部分血液滞留于下肢和盆腔,回心血量减少,从而减轻肺瘀血和心脏负担；同时可使膈肌位置下降胸腔容量扩大减轻腹腔内脏器对心肺的压力,肺活量增加,有利于气体交换,使呼吸困难的症状得到改善。

(3)腹腔、盆腔手术后或有炎症的患者：采取半坐卧位,可使腹腔渗出液流入盆腔,促使感染局限,便于引流。因为盆腔腹膜抗感染性较强,而吸收较弱,故可防止炎症扩散和毒素吸收,减轻中毒反应。同时采取半坐卧位还可防止感染向上腹部蔓延引起膈下脓肿。此外,腹部手术后患者采取半坐卧位可松弛腹肌,减轻腹部切口缝合处的张力,缓解疼痛,促进舒适,有利于切口愈合。

(4)疾病恢复期体质虚弱的患者:采取半坐卧位,有利于患者向站立位过渡,使其逐渐适应体位改变。

(四)端坐位(sitting position)

1. 姿势　扶患者坐起,身体稍向前倾,床上放一跨床小桌,桌上放软枕,患者可伏桌休息。并用床头支架或靠背架将床头抬高 70°～80°,背部放置一软枕,使患者同时能向床头倚靠;膝下支架抬高 15°～20°,必要时加床挡,以保证患者安全。

2. 适用范围　左侧心力衰竭、心包积液、支气管哮喘发作的患者。由于极度呼吸困难,患者被迫日夜端坐。

(五)俯卧位(prone position)

1. 姿势　患者俯卧,两臂屈肘放于头的两侧,两腿伸直;胸下、髋部及踝部各放一软枕,头偏向一侧。

2. 适用范围

(1)腰、背部检查或配合胰胆管造影检查时。

(2)脊椎手术后或腰背、臀部有伤口,不能平卧或侧卧的患者。

(3)胃肠胀气所致腹痛的患者。采取俯卧位,可使腹腔容积增大,缓解胃肠胀气所致的腹痛。

(六)头低足高位(trendelenburg position)

1. 姿势　患者仰卧,枕横立于床头,以防碰伤头部。床尾用支托物垫高 15～30cm。此卧位易使患者感到不适,不可长时间使用,颅内高压者禁用。

2. 适用范围

(1)肺部分泌物引流,使痰易于咳出。

(2)十二指肠引流术,有利于胆汁引流。

(3)妊娠时胎膜早破,防止脐带脱垂。

(4)跟骨或胫骨结节牵引时,利用人体重力作为反牵引力,防止下滑。

(七)头高足低位(dorsal elevated position)

1. 姿势　患者仰卧,床头用支托物垫高 15～30cm 或根据病情而定,床尾横立一枕,以防足部触及床尾栏杆。若为电动床可调节整个床面向床尾倾斜。

2. 适用范围

(1)颈椎骨折患者做颅骨牵引时,用作反牵引力。

(2)减轻颅内压,预防脑水肿。

(3)颅脑手术后的患者。

(八)膝胸卧位(knee-chest position)

1. 姿势　患者跪卧,两小腿平放于床上,稍分开;大腿和床面垂直,胸贴床面,腹部悬空,臀部抬起,头转向侧,两臂屈肘,放于头的两侧。若孕妇取此卧位矫正胎位时,应注意保暖,每次不应超过 15 分钟。

2. 适用范围

(1)肛门、直肠、乙状结肠镜检查及治疗。

(2)矫正胎位不正或子宫后倾。

(3)促进产后子宫复原。

(九)截石位(lithotomy position)

1. 姿势　患者仰卧于检查台上。两腿分开,放于支腿架上,支腿架上放软垫,臀部齐台边,两手放在身体两侧或胸前。采用此卧位时,应注意遮挡和保暖。

2.适用范围

(1)会阴、肛门部位的检查、治疗或手术,如膀胱镜、妇产科检查、阴道灌洗等。

(2)产妇分娩。

四、变换卧位法

因疾病或治疗的限制,患者若需长期卧床,容易出现精神萎靡、消化不良、便秘、肌肉萎缩等症状;由于局部组织持续受压,血液循环障碍,易发生压疮;呼吸道分泌物不易吸出、易发生坠积性肺炎。因此、护士应定时为患者变换体位、以保持舒适和安全及预防并发症的发生。

(一)协助患者移向床头

协助滑向床尾而不能自行移动的患者移向床头,恢复舒适而安全的卧位。

【操作前准备】

1.评估患者并解释

(1)评估:患者的年龄、体重、病情、治疗情况,心理状态及合作程度。

(2)解释:向患者及家属解释移向床头的目的、方法及配合要点。

2.患者准备

(1)了解移向床头的目的、过程及配合要点。

(2)情绪稳定、愿意合作。

3.护士准备　衣帽整洁,洗手,视患者情况决定护士人数。

4.用物准备　根据病情准备好枕头等物品。

5.环境准备　整洁、安静,温度适宜,光线充足。

【操作步骤】

协助患者变换卧位法操作步骤见表2-6。

表2-6　协助患者变换卧位法操作步骤

步　骤	要点与说明
1.核对:床号、姓名	
2.解释:向患者及家属解释操作的目的、过程及配合事项,说明操作要点	· 确认评估患者,使其建立安全感,取得合作
3.固定:床脚轮	
4.安置:将各种导管及输液装置安置妥当,必要时将盖被折叠至床尾或一侧	· 避免导管脱落
5.视患者病情放平床头支架或靠背架,枕横立于床头	· 避免撞伤患者
6.移动患者	
▲一人协助患者移向床头法	
(1)协助患者仰卧屈膝,双手握住床头栏杆,也可搭在护士肩部或抓住床沿	· 适用于体重较轻,且生活能部分自理的患者

（续　表）

步　骤	要点与说明
（2）护士靠近床侧，两腿适当分开，一手托住患者肩背部，另一手托住臀部	
（3）护士在托起患者的同时，嘱患者两脚蹬床面，挺身上移	· 减少患者与床之间的摩擦力，避免组织损伤
▲二人协助患者移向床头法	
（1）患者仰卧屈膝	· 适用于重症或体重较重的患者
（2）护士两人分别站于床的两侧，交叉托住患者颈肩部和臀部，或一人托住颈、肩部及腰部，另一人托住臀部及腘窝部，两人同时抬起患者移向床头	· 不可拖拉，以免擦伤皮肤 · 患者的头部应予以支持
7. 舒适安全放回枕头，视病情需要支起靠背架，协助患者取舒适卧位，整理床单位	

（二）协助患者翻身侧卧

【目的】

1. 协助不能起床的患者更换卧位，使患者感觉舒适。

2. 满足检查、治疗和护理的需要，如背部皮肤护理、更换床单或整理床单位等。

【操作前准备】

1. 评估患者并解释

（1）评估：患者的年龄、体重、病情、治疗情况、心理状态及合作程度。

（2）解释：向患者及家属解释翻身侧卧的目的、方法及配合要点。

2. 患者准备

（1）了解翻身侧卧的目的，过程及配合要点。

（2）情绪稳定，愿意合作。

3. 护士准备　衣帽整洁，洗手，视患者情况决定护士人数。

4. 用物准备　视病情准备好枕头、床挡。

5. 环境准备　整洁、安静，温度适宜，光线充足，必要时进行遮挡。

【操作步骤】

协助患者翻身侧卧侧卧法和轴线翻身法操作步骤见表 2-7，2-8。

表 2-7　协助患者翻身侧卧法操作步骤

步　骤	要点与说明
1. 核对：床号、姓名	
2. 解释：向患者及家属解释操作的目的及有关注意事项	· 以取得患者合作
3. 固定：床脚轮	
4. 安置：将各种导管及输液装置安置妥当，必要时将盖被折叠至床尾或一侧	· 避免翻身时引起导管连接处脱落或扭曲受压

（续 表）

步 骤	要点与说明
5. 协助卧位：协助患者仰卧，两手放于腹部，两腿屈曲	
6. 翻身	
▲一人协助患者移向床头翻身侧卧法	·适用于体重较轻或病情较轻的患者
(1)将患者肩部、臀部移向护士侧床沿，再将患者双下肢移近护士侧床沿，协助或嘱患者屈膝	·不可拖拉，以免擦破皮肤
(2)护士一手托肩，一手扶膝部，轻轻将患者转向对侧，使其背向护士	
▲二人协助患者翻身侧卧法	·适用于体重较重或病情较重的患者
(1)两名护士站在床的同一侧，一人托住患者颈肩部和腰部，另一人拖住臀部和腘窝部，同时将患者稍抬起移向近侧	·患者的头部应予以托持 ·两人动作应协调平稳
(2)两人分别托扶患者的肩、腰部和臀、膝部，轻轻将患者转向对侧	·扩大支撑面，确保患者卧位稳定、安全
7. 舒适安全：按侧卧位的要求，在患者背部、胸前及两膝间放置软枕，使患者安全舒适；必要时使用床挡	·促进舒适，预防关节挛缩
8. 检查安置：检查并安置患者肢体各关节处于功能位置；各种管道保持通畅	
9. 记录交班：观察背部皮肤并进行护理，记录翻身时间及皮肤状况，做好交接班	

表 2-8 轴线翻身法操作步骤

步 骤	要点与说明
1. 与翻身侧卧法中的步骤 1～4 一致	
2. 取卧位：患者取仰卧位	
3. 翻身	
▲二人协助患者轴线翻身法	·适用于脊椎受损或脊椎手术后患者
(1)移动患者：两名护士站在床的同侧，将大单置于患者身下，分别抓紧靠近患者肩、腰背、髋部、大腿等处的大单，将患者拉至近侧并放置床挡	
(2)安置体位：护士绕至对侧，将患者近侧手臂置在头侧，远侧手臂置于胸前，两膝间放一软枕	·翻转时勿让患者身体屈曲，以免脊柱错位
(3)协助侧卧：护士双脚前后分开，两人双手分别抓紧患者肩、腰背、髋部、大腿等处的远侧大单，一名护士发口令，两人动作一致地将患者整个身体以圆滚轴式翻转至侧卧	

（续 表）

步 骤	要点与说明
▲三人协助患者轴线翻身法	·适用于颈椎损伤的患者
（1）移动患者：由三名护士完成。一名护士固定患者头部，纵轴向上略加牵引，使头、颈部随躯干一起慢慢移动；第二名护士双手分别置于患者肩、背部；第三名护士双手分别置于患者腰部、臀部，使患者头、颈、腰、髋保持在同一水平线上，移至近侧	·保持患者脊椎平直
（2）转向侧卧：翻转至侧卧位；翻转角度不超过60°	·保持双膝处于功能位置
4. 放置软枕：将软枕放于患者背部支撑身体，另一软枕置于两膝间	
5. 检查安置：检查患者肢体各关节保持功能位；各种管道保持通畅	
6. 记录交班：观察背部皮肤并进行护理，记录翻身时间及皮肤状况，做好交接班	

【注意事项】

1. 翻身时，护士应注意节力原则。如尽量让患者靠近护士，使重力线通过支撑面来保持平衡，缩短重力臂而省力。

2. 移动患者时动作应轻稳，协调一致，不可拖拉，以免擦伤皮肤。应将患者身体稍抬起再行翻身。轴线翻身法翻转时，要维持躯干的正常生理弯曲，以防加重脊柱骨折、脊髓损伤和关节脱位。翻身后，需用软枕垫好肢体，以维持舒适而安全的体位。

3. 翻身时应注意为患者保暖并防止坠床。

4. 根据患者病情及皮肤受压情况，确定翻身间隔的时间。如发现皮肤发红或破损应及时处理，酌情增加翻身次数，同时记录于翻身卡上，并做好交接班。

5. 若患者身上有各种导管或输液装置时，应先将导管安置妥当，翻身后仔细检查导管是否有脱落移位或扭曲受压，以保持导管通畅。

6. 为手术患者翻身前应先检查伤口敷料是否潮湿或脱落，如已脱落或被分泌物浸湿，应先更换敷料并固定妥当后再行翻身，翻身后注意伤口不可受压；颈椎或颅骨牵引者，翻身时不可放松，并使头、颈、躯干保持在同一水平位翻动；翻身后注意牵引方向、位置及牵引力是否正确；颅脑手术者，头部转动过剧可引起脑疝，导致患者突然死亡，故应卧于健侧或平卧；石膏固定者，应注意翻身后患处位置及局部肢体的血运情况，防止受压。

【健康教育】

1. 向患者及家属说明正确更换卧位对预防并发症的重要性。

2. 更换卧位前根据其目的的不同向患者及家属介绍更换卧位的方法及注意事项。

3. 教会患者及家属更换卧位或配合更换的正确方法，确保患者的安全。

第三节 运送患者法

在患者入院接受检查或治疗、出院时,凡不能自行移动的患者均需护士根据患者病情选用不同的运送工具,如平车、轮椅或担架等运送患者。在运送患者过程中,护士应将人体力学原理正确地运用于操作中,以避免发生损伤,减轻双方疲劳及患者痛苦,提高工作效率,并保证患者安全与舒适。

一、轮椅运送法

【目的】

1. 护送不能行走但能坐起的患者入院、出院、检查、治疗或室外活动。

2. 帮助患者下床活动,促进血液循环和体力恢复。

【操作前准备】

1. 评估患者并解释

(1)评估:患者的体重、意识状态、病情与躯体活动能力;患者损伤的部位和合作程度。

(2)解释:向患者及家属解释轮椅运送的目的、方法及注意事项。

2. 患者准备　了解轮椅运送的目的、方法及注意事项,能主动配合。

3. 护士准备　衣帽整洁,修剪指甲,洗手,戴口罩。

4. 用物准备　轮椅(各部件性能良好),毛毯(根据季节酌情准备),别针,软枕(根据患者需要)。

5. 环境准备　移开障碍物,保证环境宽敞。

【操作步骤】

轮椅运送法操作步骤见表2-9。

表2-9　轮椅运送法操作步骤

步　骤	要点与说明
1. 检查与核对:检查轮椅性能,将轮椅推至患者床旁,核对患者姓名、床号	·检查轮椅:车轮、椅座、椅背、脚踏板、制动闸等各部件性能,保证安全
2. 放置轮椅:使椅背与床尾平齐,椅面朝向床头,扳制动闸将轮椅止动,翻起脚踏板	·缩短距离,便于患者坐轮椅 ·防止轮椅滑动
3. 患者上轮椅前的准备 (1)撤掉盖被,扶患者坐起 (2)协助患者穿衣、裤、袜子 (3)嘱患者以手掌撑在床面上,双足垂床缘,维持坐姿 (4)协助患者穿好鞋子	·毛毯平铺于轮椅,上端高过患者颈部15cm左右 ·询问、观察患者有无眩晕和不适 ·寒冷季节注意患者保暖 ·方便患者下床

（续　表）

步　骤	要点与说明
4. 协助患者上轮椅 (1)嘱患者将双手置于护士肩上,护士双手环抱患者腰部,协助患者下床 (2)协助患者转身,嘱患者用手扶住轮椅把手,坐于轮椅中 (3)翻下脚踏板,协助患者将双足,置于脚踏板上 (4)整理床单位,铺暂空床 (5)观察患者,确定无不适后,放松制动闸,推患者至目的地	• 注意观察患者病情变化 • 嘱患者抓紧轮椅扶手 • 若用毛毯,则将上端围在患者颈部,用别针固定;两侧围裹患者双臂,用别针固定;再用余下部分围裹患者上身、下肢和双足,避免患者受凉 • 推行中注意患者病情变化 • 过门槛时,跷起前轮,避免过大震动 • 下坡时,嘱患者抓紧扶手,保证患者安全
5. 协助患者下轮椅 (1)将轮椅推至床尾,使椅背与床尾平齐,患者面向床头 (2)扳制动闸将轮椅止动,翻起脚踏板 (3)解除患者身上固定毛毯用别针 (4)协助患者站起、转身、坐于床缘 (5)协助患者脱去鞋子及保暖外衣,躺卧舒适,盖好盖被 (6)整理床单位	• 防止患者摔倒 • 观察患者病情
6. 推轮椅至原处放置	• 便于其他患者使用

【注意事项】

1. 保证患者安全、舒适。

2. 根据室外温度适当地增加衣服、盖被(或毛毯),以免患者着凉。

【健康教育】

1. 解释搬运的过程、配合方法及注意事项。

2. 告知患者在搬运过程中,如感不适立刻向护士说明,防止意外发生。

二、平车运送法

【目的】

运送不能起床的患者入院,做各种特殊检查、治疗、手术或转运。

【操作前准备】

1. 评估患者并解释

(1)评估:患者的体重意识状态、病情与躯体活动能力。患者损伤的部位和理解合作程度。

(2)解释:向患者及家属解释搬运的步骤及配合方法。

2. 患者准备　了解搬运的步骤及配合方法。

3. 护士准备　衣帽整洁,修剪指甲,洗手,戴口罩。

4. 用物准备　平车(各部件性能良好,车上置以被单和橡胶单包好的垫子和枕头),带套的毛毯或棉被。如为骨折患者,应有木板垫于平车上,并将骨折部位固定稳妥;如为颈椎、腰椎骨折患者或病情较重的患者,应备有帆布中单或布中单。

5.环境准备 环境宽敞,便于操作。

【操作步骤】

平车运送法操作步骤见表2-10。

表2-10 平车运送法操作步骤

步 骤	要点与说明步骤
1.检查与核对:检查平车性能,将平车推至患者床旁,核对患者姓名、床号	· 检查平车:车轮、车面、制动闸等各部件
2.安置好患者身上的导管等	· 避免导管脱落受压或液体逆流
3.搬运患者	· 根据患者病情及体重,确定搬运方法
▲挪动组 (1)推平车至患者床旁,移开床旁桌、床旁椅,松开盖被 (2)将平车推至床旁与床平行,大轮靠近床头,将制动闸止动 (3)协助患者将上身、臀部、下肢依次向平车移动 (4)协助患者在平车上躺好,用被单或盖被包裹患者,先足部,再两侧,头部盖被折成45°	· 适用于能在床上配合的患者 · 平车贴近床缘便于搬运 · 患者头部枕于大轮端 · 搬运者制动平车,防止平车滑动 · 协助患者离开平车回床时,应协助患者先移动下肢,再移动上肢 · 患者保暖、舒适 · 包裹整齐美观
▲一人搬运法 (1)推平车至患者床旁,大轮端靠近床尾,使平车与床成钝角,将制动闸止动 (2)松开盖被,协助患者穿好衣服 (3)搬运者一臂自患者近侧腋下伸入至对侧肩部,另一臂伸入患者臀下;患者双臂过搬运者肩部,双手交叉于搬运者颈后;搬运者抱起患者,稳步移动将患者放于平车中央,盖好盖被	· 适用于肢体活动自如,体重较轻的患者 · 缩短搬运距离,节力 · 搬运者双下肢前后分开站立,扩大支撑面;略屈膝屈髋,降低重心,便于转身
▲二人搬运法 (1)同一人搬运法步骤(1)~(2) (2)站位:搬运者甲、乙二人站在患者同侧床旁,协助患者将上肢交叉于胸前 (3)分工:搬运者甲一手伸至患者头、颈、肩下方,另一手伸至患者腰部下方;搬运者乙一手伸至患者臀部下方,另一只手伸至患者膝部下方,两人同时抬起患者至近侧床缘,再同时抬起患者稳步向平车处移动,将患者放于平车中央,盖好盖被	· 适用于不能活动,体重较重的患者 · 缩短搬运距离,节力 · 搬运者甲应使患者头部处于较高位置,减轻不适 · 抬起患者时,应尽量使患者靠近搬运者身体,节力

（续　表）

步　骤	要点与说明
▲三人搬运法 (1)同一人搬运法步骤(1)～(2) (2)站位：搬运者甲、乙、丙3人站在患者同侧床旁，协助患者将上肢交叉于胸前 (3)分工：搬运者甲双手托住患者头、颈、肩及胸部；搬运者乙双手托住患者背、腰、臀部，搬运者丙双手托住患者膝部及双足，3人同时抬起患者至近侧床缘，再同时抬起患者稳步向平车处移动，将患者放于平车中央，盖好盖被	·适用于不能活动，体重超重的患者 ·搬运者甲应使患者头部处于较高位置，减轻不适 ·3人同时抬起患者，应保持平稳移动，减少意外伤害
▲四人搬运法 (1)同挪动法步骤(1)～(2) (2)站位：搬运者甲、乙分别站于床头和床尾；搬运者丙、丁分别站于病床和平车的一侧 (3)将帆布兜或中单放于患者腰、臀部下方 (4)分工：搬运者甲抬起患者的头、颈、肩；搬运者乙抬起患者的双足；搬运者丙、丁分别抓住帆布兜或中单四角，4人同时抬起患者向平车处移动，将患者放于平车中央，盖好盖被	·适用于颈椎、腰椎骨折和病情较重的患者 ·搬运骨折患者，平车上应放置木板，固定好骨折部位 ·帆布兜或中单能承受患者的体重 ·搬运者应协调一致，搬运者甲应随时观察患者的病情变化 ·患者平卧于平车中央，避免碰撞
4.铺暂空床：整理床单位，将床改铺成暂空床	·保持病室整齐、美观
5.运送患者：松开平车制动闸，推患者至目的地	·推送患者时，护士应位于患者头部，随时注意患者病情变化 ·推行中，平车小轮端在前，转弯灵活；速度不可过快；上、下坡时，患者头部应位于高处，减轻患者不适，并嘱患者抓紧扶手，保证患者安全 ·进、出门时，避免碰撞房门 ·保持输液管道、引流管道通畅 ·颅脑损伤、颌面部外伤及昏迷患者，将头偏向一侧；搬运颈椎损伤的患者时，头部应保持中立位

【注意事项】

1. 搬运时注意动作轻稳、准确，确保患者安全、舒适。

2. 搬运过程中，注意观察患者的病情变化，避免造成损伤等并发症。

3. 保证患者的持续性治疗不受影响。

【健康教育】

1. 向患者及家属解释搬运的过程、配合方法及注意事项。

2. 告知患者在搬运过程中，如感不适立刻向护士说明，防止意外发生。

第四节 患者出院的护理

患者经过住院期间的治疗和护理,病情好转、稳定、痊愈需出院或需转院(科),或不愿接受医生的建议而自动离院时,护士均应对其进行一系列的出院护理工作。

出院护理的目的包括:①对患者进行出院指导,协助其尽快适应原工作和生活,并能遵照医嘱继续按时接受治疗或定期复诊;②指导患者办理出院手续;③清洁、整理床单位。

一、患者出院前的护理

当医生根据患者康复情况决定出院日期,开写出院医嘱后,护士应做好下列工作。

1. 通知患者和家属 护士根据医生开具的出院医嘱,将出院日期通知患者及家属,并协助患者做好出院准备。

2. 进行健康教育 护士根据患者的康复情况,进行适时、恰当的健康教育,告知患者出院后在休息、饮食、用药、功能锻炼和定期复查等方面的注意事项。必要时可为患者或家属提供有关书面资料,便于患者或家属掌握有关的护理知识、技能和护理要求。

3. 注意患者的情绪变化 护士应注意病情无明显好转、转院、自动离院的患者并做好相应的护理,如进行有针对性的安慰与鼓励,增进患者的康复信心,以减轻患者因离开医院所产生的恐惧与焦虑。自动出院的患者应在出院医嘱上注明"自动出院",并要求患者或家属签名认可。

4. 征求意见 征求患者及家属对医院医疗、护理等各项工作的意见,以便不断提高医疗护理质量。

二、患者出院当日的护理

护士在患者出院当日应根据出院医嘱停止相关治疗并处理各种医疗护理文件,协助患者或家属办理出院相关手续,整理病室及床单位。

(一)医疗护理文件的处理

1. 执行出院医嘱。

(1)停止一切医嘱。

(2)撤去"患者一览表"上的诊断卡及床头(尾)卡。

(3)填写出院患者登记本。

(4)按医嘱处方到药房领取药物,交患者或家属带回。

(5)在体温单相应出院日期和时间栏内填写出院时间。

2. 填写患者出院护理记录单。

3. 按要求整理病历,交病案室保存。

(二)患者的护理

1. 协助患者解除腕带标识。

2. 协助患者整理用物归还寄存的物品,收回患者住院期间所借物品,并消毒处理。

3. 协助患者或家属办理出院手续,进行健康教育。

(三)病室及床单位的处理

1. 病室开窗通风。

2. 出院患者床单位处理:护士应在患者离开病室后整理床单位,避免在患者未离开病室时撤去被服,从而给患者带来心理上的不舒适感。

(1)撤去病床上的污被服,放入污被服车中。根据出院患者疾病种类决定清洗、消毒方法。

(2)用消毒液擦拭床旁桌、床旁椅及床。

(3)非一次性使用的痰杯、脸盆,需用消毒液浸泡。

(4)床垫、床褥、棉胎、枕芯等用紫外线灯照射消毒或使用臭氧机消毒,也可置于日光下暴晒。

(5)传染性疾病患者离院后,需按传染病终末消毒法进行处理。

3. 铺好备用床,准备迎接新患者。

第五节　人体力学在护理工作中的应用

人体力学(body mechanics)是指运用力学原理研究维持和掌握身体的平衡,以及人体由一种姿势转换为另一种姿势时身体如何有效协调的一门学科。正确的姿势有利于维持人体正常的生理功能,并且只需消耗较少的能量,就能发挥较大的工作效能,而不正确的姿势则易使人体肌肉产生紧张和疲劳,影响人体健康。

护士在执行各项护理操作时,正确运用人体力学原理,维持良好的姿势,可减轻自身肌肉紧张及疲劳,提高工作效率。同时,运用人体力学原理协助患者维持正确的姿势和体位,避免肌肉过度紧张,可增进患者的舒适感,促进康复。

一、常用的力学原理

(一)杠杆作用

杠杆是利用直杆或曲杆在外力作用下能绕杆上一固定点转动的一种简单机械。杠杆的受力点称力点,固定点称支点,克服阻力(如重力)的点称阻力点(重点)。支点到动力作用线的垂直距离称动力臂(力臂),支点到阻力作用线的垂直距离称阻力(重臂)。当力臂大于重臂时,可以省力;力臂小于重臂时就费力;而支点在力点和阻力点之间时,可以改变用力方向。人体的活动主要与杠杆作用有关。它们在神经系统的调节和各系统的配合下,对身体起着保护、支持和运动的作用。根据杠杆上的力点、支点和阻力点的相互位置不同,杠杆可分为三类:平衡杠杆、省力杠杆和速度杠杆。

1. 平衡杠杆　支点在动力点和阻力点之间的杠杆称平衡杠杆。这类杠杆的动力臂与阻力臂可等长,也可不等长。例如,人的头部在寰枕关节上进行低头和仰头的动作。寰椎为支点,支点前后各有一组肌群产生作用力(F,F2),头部重量为阻力(L)。当前部肌群产生力(F1)的力矩相等时,头部趋于平衡。

2. 省力杠杆　阻力点在动力点和支点之间的杠杆称省力杠杆。这类杠杆的动力臂总是比阻力臂长,所以省力。例如,人用足尖站立时,足尖是支点,足跟后的肌肉收缩为作用力(F),体重(L)落在阻力点和支点两者之间的距骨上。由于力臂较大,所以用较小的力就可以支撑体重。

3.速度杠杆　动力点在阻力点和支点之间的杠杆称速度杠杆。这类杠杆的动力臂总比阻力臂短,因而费力,使用的目的在于工作方便。这类杠杆也是人体最常见的杠杆作用。例如,用手臂举起重物时的肘关节运动,肘关节是支点,手臂前肌群(三头肌)的力作用手支点和重物之间,由于力矩较短,就得用较大的力,但赢得了速度和运动的范围。手臂后肌群(肱三头肌)的力和手中的重物的力矩使手臂伸直,而肱二头肌的力矩使手臂向上弯曲,当二者相等时,手臂则处于平衡状态。

(二)摩擦力

相互接触的两物体在接触面上发生的阻碍相对滑动的力为摩擦力。摩擦力方向与运动方向相反。当物体有滑动的趋势但尚未滑动时,作用在物体上的摩擦力称为"静摩擦力"。静摩擦力与使物体发生滑动趋势的力的方向相反,它的大小与该力相同,并随力的增大而增大。当力加大到物体即将开始运动时,静摩擦力达到最大值,称为最大静摩擦力。物体在滑动时受到的摩擦力称为"滑动摩擦力"。物体滚动时受到的摩擦力称为"滚动摩擦力"。最大静摩擦力和滑动摩擦力与接触面上的正压力成正比,比例系数分别称为"静摩擦系数"和"滑动摩擦系数",通称"摩擦系数",其大小主要取决于接触面的材料、光滑程度、干湿程度和相对运动的速度等,通常与接触面的大小无关。

(三)平衡与稳定

为了使物体保持平衡,必须使作用于物体的一切外力相互平衡,也就是通过物体重心的各力的总和(合力)应等于零,并且不通过物体重心的力矩的合力总和也等于零。人体局部平衡是整个人体平衡中不可缺少的一部分,而整个人体平衡也是通过各个局部平衡来实现的。物体或人体的平衡与稳定,是由其重量、支撑面的大小、重心的高低及重力线和支撑面边缘之间的距离决定的。

1.物体的重量与稳定性成正比　物体重量越大,稳定性越高。推倒一较重物体所用的力比推倒一较轻物体所用的力要大。例如,在护理操作中,把患者移到较轻的椅子上时,应注意用其他的力量支撑椅子,如扶住椅子的靠背或将椅子靠墙。

2.支撑面的大小与稳定性成正比　支撑面是人或物体与地面接触的各支点的表面构成的,并且包括各支点之间的表面积。各支点之间的距离越大、物体的支撑面积越大。支撑面小,则需付出较大的肌肉拉力以保持平定。例如,用一只脚站立时,为了维持人体平衡稳定,肌肉必须用较大的拉力。扩大支撑面可以增加人或物体的稳定性,例如,人体平卧位比侧卧位稳定;老年人站立或行走时,用手杖扩大支撑面,可增加稳定性。

3.物体的重心高度与稳定性成反比　当物体的组成成分均匀时,重心位于它的几何中心。如物体的形状发生变化时,重心的位置也会随之变化。人体重心的位置随着躯干和四肢的姿势改变而改变。例如,人体在直立两臂下垂时,重心位于骨盆的第二骶椎前约 $7cm$ 处;如把手臂举过头顶,重心随之升高;当身体下蹲时,重心下降;甚至吸气时膈肌下降,重心也会下降。人或物体的重心越低,稳定性越高。

重力线必须通过支撑面才能保持人或物体的稳定:竖直向下的重力与竖直向上的支持力,二者大小相等、方向相反且作用在一条直线上,即处于平衡状态。人体只有在重力线通过支撑面时,才能保持动态平衡。例如,当人从椅子上站起时,应该先将身体向前倾,一只脚向后移使重力线落在扩大的支撑面内,这样可以平稳地站起来。如果重力线落在支撑面外,人体重量将会产生一个破坏力矩,使人易于倾倒。

二、人体力学的应用

(一)利用杠杆作用

护士在操作时,应靠近操作物体;两臂持物时,两肘紧靠身体两侧,上臂下垂,前臂和所持物体靠近身体,使阻力臂缩短,从而省力。必须提取重物时,最好把重物分成相等的两部分,分别由两手提取。若重物由一只手臂提取,另一手臂应向外伸展,以保持平衡。

(二)扩大支撑面

护士在操作时,应该根据实际需要将双下肢前后或左右分开,以扩大支撑面。例如,护士协助患者移动体位时,双下肢应前后或左右分开站立,尽量扩大支撑面;协助患者侧卧位时,应使患者两臂屈肘,一手放于枕旁,一手放于胸前,双下肢前后分开,上侧下肢屈膝在前,下侧下肢稍伸直,以扩大支撑面,增加患者的稳定性。

(三)降低重心

护士在提取位置较低的物体或进行低平面的护理操作时,双下肢应随身体动作的方向前后或左右分开站立,以增加支撑面;同时屈膝屈髋,使身体呈下蹲姿势,降低重心,重力线在支撑面内,保持身体的稳定性。

(四)减少身体重力线的偏移

护士在提取物品时,应尽量将物品靠近身体;抱起或抬起患者移动时,应将患者靠近自己的身体,以使重力线落在支撑面内。

(五)尽量使用大肌肉或多肌群

护士在进行护理操作时,能使用整只手时,避免只用手指进行操作;能使用躯干部和下肢肌肉的力量时,尽量避免使用上肢的力量。例如,端持治疗盘时,应五指分开,托住治疗盘并与手臂一起用力,使用多肌群用力,不易疲劳。

(六)使用最小肌力作用

护士在移动重物时,应注意平衡、有节律,并计划好重物移动的位置和方向。护士应掌握以直线方向移动重物,尽可能遵循推或拉代替提取的原则。

将人体力学的原理正确地运用到护理操作中,可有效地减少护理工作中不必要力的付出,起到省力的作用,提高工作效率;同时,运用力学原理保持患者良好的姿势和体位,可以增进患者的舒适,促进其康复。

第3章 预防与控制医院感染

医院感染的预防与控制，是医院及其所有工作人员共同的责任，是保证医疗护理质量和医疗护理安全的重要内容。"消毒灭菌、手卫生、无菌技术、隔离技术、合理使用抗生素和消毒灭菌效果的监测"是目前预防与控制医院感染的关键措施，这些措施的实施与护理工作密切相关。因此，落实预防与控制医院感染的各项措施、标准和规范，加强医院感染管理中的护理管理具有十分重要的意义。

第一节　医院感染

一、医院感染的概念与分类

（一）医院感染的概念

医院感染（nosocomial infection）又称医院获得性感染（hospital-acquired infection）、医疗相关感染（healthcare-associated infection）。广义地讲，任何人在医院活动期间由于遭受病原体侵袭而引起的诊断明确的感染均称为医院感染。由于门、急诊患者，陪护人员，探视人员及其他流动人员在医院内停留时间相对短暂，常常难以确定其感染是否来自医院，所以医院感染的对象主要为住院患者。

《医院感染管理办法》（中华人民共和国卫生部令第 48 号，2006 年 9 月 1 日施行）中关于医院感染的定义是：住院患者在医院内获得的感染，包括在住院期间发生的感染和在医院内获得出院后发生的感染，但不包括入院前已存在或者入院时已处于潜伏期的感染。医院工作人员在医院内获得的感染也属医院感染。在医疗机构或其科室的患者中，短时间内发生 3 例及以上同种同源感染病例的现象称为医院感染暴发。

医院感染的确定主要依据临床诊断，同时需力求做出病原学诊断。医院感染的诊断标准：①无明确潜伏期的感染，入院 48 小时后发生的感染；②有明确潜伏期的感染，自入院起超过平均潜伏期后发生的感染；③本次感染直接与上次住院有关；④在原有感染基础上出现其他部位新的感染（慢性感染的迁徙病灶除外），或在已知病原体基础上又分离出新的病原体（排除污染和原来的混合感染）的感染；⑤新生儿在分娩过程中和产后获得的感染；⑥由于诊疗措施激活的潜在性感染，如疱疹病毒、结核杆菌等的感染；⑦医务人员在医院工作期间获得的感染。医院感染的排除标准：①皮肤黏膜开放性伤口只有细菌定植而无炎症表现；②由于创伤或非生物性因子刺激而产生的炎症表现；③新生儿经胎盘获得（出生后 48 小时内发病）的感染，如单纯疱疹、弓形体病等；④患者原有的慢性感染在医院内急性发作。

（二）医院感染的分类

医院感染可按病原体的来源、感染病原体的种类、感染发生的部位等方法分类。

1. **按病原体的来源分类**

（1）内源性医院感染（endogenous nosocomial infection）：又称自身医院感染（autogenous nosocomial infection），指各种原因引起的患者在医院内遭受自身固有病原体侵袭而发生的医院感染。病原体来自患者自身，为患者体内或体表的常居菌或暂居菌，正常情况下不致病，只有当它们与人体之间的平衡在一定条件下被打破时，成为条件致病菌而造成各种内源性感染。

（2）外源性医院感染（exogenous nosocomial infection）：又称交叉感染（cross infection），指各种原因引起的患者在医院内遭受非自身固有病原体侵袭而发生的医院感染。病原体来自患者身体以外的个体或环境，通过直接或间接的途径，导致患者发生感染。

2. **按感染病原体的种类分类** 可将医院感染分为细菌感染、真菌感染、病毒感染、支原体感染、衣原体感染、立克次体感染、放线菌感染、螺旋体感染及寄生虫感染等。目前引起医院感染的病原体以细菌和真菌为主。每一类感染又可根据病原体的具体名称分类，如铜绿假单胞菌感染、白假丝酵母菌感染、柯萨奇病毒感染、肺炎支原体感染、沙眼衣原体感染、羌虫病立克次体感染、阿米巴原虫感染等。

3. **按感染发生的部位分类** 全身各系统、各器官、各组织都可能发生医院感染，详见表 3-1。

表 3-1　医院感染分类（按发生部位分）

发生部位	举　例
呼吸系统	上呼吸道感染、下呼吸道感染、胸腔感染
泌尿系统	肾盂肾炎、尿路感染、无症状菌尿症
消化系统	胃肠炎、肝炎、腹腔感染
骨和关节	骨髓炎、关节感染、椎间盘感染
中枢神经系统	颅内感染、椎管内脓肿
心血管系统	心内膜炎、心包炎、动脉感染、静脉感染
血液	输血相关性肝炎、菌血症
生殖系统	盆腔感染、外阴切口感染、前列腺炎
皮肤与软组织	压疮、疖、坏死性筋膜炎、腺炎、脐炎
手术部位	外科切口感染、深部切口感染
其他部位	口腔感染、咽炎、中耳炎、鼻窦炎、结膜炎
多个部位	多系统感染、多器官感染

二、医院感染发生的原因

医院感染的发生与个体自身的免疫功能状况、现代诊疗技术的应用和医院感染管理体制等密切相关。

(一)机体自身因素

主要包括机体的生理因素、病理因素及心理因素,这些因素可使个体抵抗力下降、免疫功能受损,从而导致医院感染的发生。

1. **生理因素** 包括年龄、性别等。

2. **病理因素** 由于疾病使患者对病原微生物的抵抗力降低,如恶性肿瘤、血液病、糖尿病、肝脏疾病等造成个体自身抵抗力下降;皮肤或黏膜的损伤,局部缺血,伤口内有坏死组织、异物、血肿、渗出液积聚等均有利于病原微生物的生长繁殖,易诱发感染。

3. **心理因素** 个体的情绪、主观能动性、暗示作用等在一定程度上可影响其免疫功能和抵抗力。如患者情绪乐观、心情愉快、充分调动自己的主观能动性可以提高个体的免疫功能,从而减少医院感染的机会。

(二)机体外在因素

主要包括医院工作人员的诊疗活动、医院环境和医院感染管理体制等,这些因素可为医院感染的发生创造条件。

1. **诊疗活动** 现代诊疗技术和相应的药物应用对医学的发展具有强大的推动作用,然而在造福人类健康的同时,也增加了医院感染的危险性。

(1)侵袭性操作:各种侵袭性诊疗技术的应用与推广,如器官移植、中心静脉插管、气管插管、血液净化、机械通气等破坏了机体皮肤和黏膜的屏障功能,损害了机体的防御系统,把致病微生物带入机体或为致病微生物入侵机体创造了条件,从而导致医院感染。

(2)放疗、化疗、免疫抑制剂应用:恶性肿瘤患者通过放疗、化疗杀灭肿瘤细胞的同时,对机体正常细胞也造成一定程度的损伤,降低了机体的防御功能和免疫系统功能,为医院感染创造条件。皮质激素、各种免疫抑制剂的使用改变了机体的防御状态,对免疫系统甚至起破坏作用,增加了对感染的易感性。

(3)抗菌药物使用:治疗过程中不合理使用抗菌药物,如无适应证的预防性用药、术前用药时间过早、术后停药过晚、用药剂量过大或联合用药过多等,均易破坏体内正常菌群,导致耐药菌株增加、菌群失调和二重感染。由于抗菌药物滥用引起的医院感染,其病原体多以条件致病微生物和多重耐药细菌为主。

2. **医院环境** 医院是各类患者聚集的场所,其环境易受各种病原微生物的污染。如某些建筑布局不合理会增加医院空气中病原微生物的浓度,医疗器械等未按规定进行消毒灭菌等,均会增加发生医院感染的概率。而且医院内居留愈久的病原体,其耐药、变异,病原微生物的毒力和侵袭性愈强,常成为医院感染的共同来源或成为持续存在的流行菌株。

3. **医院感染管理机制** 医院感染管理制度不健全;医院感染管理资源缺乏,投入不足;医院领导和医院工作人员缺乏医院感染的相关知识,对医院感染的严重性认识不足、重视不够、制度执行不严格、监管不到位等都会导致医院感染的发生。

三、医院感染的发生条件

感染源、传播途径和易感宿主是医院感染发生的三个要素,三者同时存在并互相联系,就构成了感染链,缺少或切断任一要素,将不会发生医院感染。

(一)感染源

感染源(source of infection),又称病原微生物贮源,指病原体自然生存、繁殖并排出的宿主（人或动物）或场所。主要分为两类。

1. **内源性感染源**　患者本人。患者身体某些特定部位（皮肤、泌尿生殖系统、胃肠道、呼吸道及口腔黏膜等）的常居菌或暂居菌，或来自外部环境并定植在这些部位的正常菌群，以及身体其他部位感染的病原微生物，在个体的抵抗力下降、菌群易位或菌群失调时，成为内源性医院感染的重要来源，既可导致自身感染，也具有传播他人的能力。

2. **外源性感染源**　患者之外的宿主或医院环境。主要包括以下3种。

（1）已感染的患者及病原携带者：病原微生物侵入人体所引起的感染可表现为有临床症状的患者或无症状的病原携带者。

（2）环境贮源：医院的空气、水源、设备、器械、药品、食品及垃圾等容易受各种病原微生物的污染而成为感染源，如铜绿假单胞菌、沙门菌等兼有腐生特性的革兰阴性菌可在潮湿的环境或液体中存活并繁殖达数月以上，金黄色葡萄球菌、肺炎链球菌等革兰阳性菌可在医院干燥的环境物体表面存活多日，但由于不能繁殖其致病力可随时间的延长而降低。

（3）动物感染源：各种动物如鼠、蚊、蝇、蟑螂、蜱、螨等都可能感染或携带病原微生物而成为动物感染源。

(二)传播途径

传播途径（route of transmission）是指病原体从感染源传播到易感宿主的途径。医院感染的发生可有一种或多种传播途径，主要包括以下四种。

1. **接触传播**　接触传播（contact transmission）是指病原体通过手、媒介物直接或间接接触导致的传播，是医院感染中最常见也是最重要的传播方式之一。

①直接接触传播：感染源直接将病原微生物传播给易感宿主。

②间接接触传播：感染源排出的病原微生物通过媒介传播给易感宿主。最常见的传播媒介是医院工作人员的手，因为手经常接触患者及其感染性物质、污染物品，很容易再经接触将病原体传播给其他患者、医院工作人员或物品。

2. **空气传播**　空气传播（airborne transmission）是指带有病原微生物的微粒子（$\leqslant 5\mu m$）以空气为媒介，远距离（$\geqslant 1m$）随气流流动而导致的疾病传播。

3. **飞沫传播**　飞沫传播（droplet transmission）是指带有病原微生物的飞沫核（$>5\mu m$）在空气中短距离（1m内）移动到易感人群的口、鼻黏膜或眼结膜等导致的传播。

4. **其他途径**　如通过动物携带病原微生物而引起的生物媒介传播。

(三)易感宿主

易感宿主（susceptible host）是指对某种疾病或传染病缺乏免疫力的人。如将易感者作为一个总体，则称为易感人群。医院是易感人群相对集中的地方，易发生感染且感染容易流行。

医院感染常见的易感人群主要有：①婴幼儿及老年人；②机体免疫功能严重受损者；③接受各种免疫抑制剂治疗者；④不合理使用抗生素者；⑤接受各种侵入性诊疗操作者；⑥营养不良者；⑦手术时间长或住院时间长者；⑧精神状态差，缺乏主观能动性者。

四、医院感染的预防与控制

为保障医疗安全、提高医疗质量，各级各类医院应建立医院感染管理责任制。医院感染的预防与控制属于一项系统工程，需要统一协调管理，领导重视是做好医院感染管理工作的前提,各职能部门的配合支持关系到医院感染控制系统能否正常运转,专职人员的水平决定着医院感染管理工作的成效。

(一)建立医院感染管理体系,加强感染管理监控

医院感染管理机构应有独立完整的体系,《医院感染管理办法》规定:住院床位总数在100张以上的医院通常设置三级管理组织,即医院感染管理委员会、医院感染管理科、各科室医院感染管理小组;住院床位总数在100张以下的医院应当指定分管医院感染管理工作的部门,其他医疗机构应当有医院感染管理专(兼)职人员。

1. **医院感染管理委员会** 系医院感染管理的最高组织机构和决策机构,负责制订本医疗机构医院感染管理计划及医院感染防控总体方案,并对医院感染管理工作进行监督和评价。其成员由医院感染管理部门、医务部(或医务科)、护理部、临床科室、消毒供应室、手术室、临床检验部门、药事管理部门、设备管理部门、后勤管理部门及其他有关部门的主要负责人组成,主任委员由医院院长或者主管医疗工作的副院长担任。

2. **医院感染管理科** 是肩负着管理和专业技术指导双重职责的职能科室。在医院领导和医院感染管理委员会的领导下行使管理和监督职能,对医院感染相关事件的处理进行专业技术指导的业务职能。需配备满足临床需要的专(兼)职人员来具体负责医院感染的预防与控制,负责人具有高级专业技术职称。

3. **各科室医院感染管理小组** 是医院感染管理三级组织的"一线"力量,是医院感染管理制度和防控措施的具体实践者。小组成员包括医生和护理人员,通常由科主任或主管副主任、护士长、病房医生组长、护理组长组成,在科主任领导下开展工作。

(二)健全各项规章制度,依法管理医院感染

依照国家卫生行政部门颁发的法律法规、规范及标准来健全医院感染各项管理制度,建立和完善医院感染监测网络,建立健全医院感染暴发流行应急处置预案,做好医院感染的预防、日常管理和处理。

发现医院感染病例或疑似病例,及时进行病原学检查及药敏试验,查找感染源、感染途径,控制蔓延,积极治疗患者,隔离其他患者,并及时准确地报告感染管理科,协助调查。发现法定传染病,按《传染病防治法》中有关规定报告。

(三)落实医院感染管理措施并开展持续质量改进,切断感染链

依据预防和控制医院感染的法律法规、标准规范,结合具体的工作过程,落实医院感染管理措施,制定相应的标准操作规程,不断改进医院感染管理措施,寻找易感因素、易感环节、易感染部位,采取有效的干预措施,切实做到控制感染源、切断传播途径、保护易感人群。

具体措施主要包括:医院环境布局合理,二级以上医院必须建立规范合格的感染性疾病科;加强重点部门如ICU、手术室、母婴同室病房、消毒供应室、导管室、门诊和急诊等的消毒隔离;做好清洁、消毒、灭菌及其效果监测;加强抗菌药物临床使用和耐药菌监测管理;加强一次性医疗用品的监测管理;开展无菌技术、手卫生、隔离技术的监督监测;加强重点环节的监测如各种内镜、牙钻、接触血及血液制品的医疗器械、医院污水、污物的处理等;严格探视与陪护制度,对易感人群实施保护性隔离,加强主要感染部位如呼吸道、手术切口等的感染管理。

(四)加强医院感染教育,督促各级人员自觉预防与控制医院感染

重视医院感染管理学科的建设,建立专业人才培养制度,充分发挥医院感染专业技术人员在预防和控制医院感染工作中的作用。

卫生行政部门应当建立医院感染专业人员岗位规范化培训和考核制度,加强继续教育,及时引入医院感染管理新理念,提高医院感染专业人员的业务技术水平;医疗机构应当制订对本机构工作人员的培训计划,对全体工作人员进行医院感染相关法律法规、医院感染管理相关工作规范和标准、专业技术知识的培训;医院感染专业人员应当具备医院感染预防与控制工作的专业知识,并能够承担医院感染管理和业务技术工作。

医务人员应当掌握与本职工作相关的医院感染预防与控制方面的知识,落实医院感染管理规章制度、工作规范和要求,严格执行标准预防制度,重视职业暴露的防护。工勤人员应当掌握有关预防和控制医院感染的基础卫生学和消毒隔离知识,并在工作中正确运用。

第二节 清洁、消毒、灭菌

清洁、消毒、灭菌是预防与控制医院感染的关键措施之一。

清洁(cleaning)是指去除物体表面有机物、无机物和可见污染物的过程。适用于各类物体表面,也是物品消毒、灭菌前的必要步骤。常用的清洁方法包括:水洗、清洁剂或去污剂去污、机械去污、超声清洗等。

清洗(washing)是指去除诊疗器械、器具和物品上污物的全过程,分为手工清洗和机械清洗,流程包括冲洗、洗涤、漂洗和终末漂洗。

消毒(disinfection)是指清除或杀灭传播媒介上病原微生物,使其达到无害化的处理。能杀灭传播媒介上的微生物并达到消毒要求的制剂称为消毒剂。

灭菌(sterilization)是指杀灭或清除医疗器械、器具和物品上一切微生物的处理,并达到灭菌保证水平的方法。

一、消毒灭菌的方法

常用的消毒灭菌方法有两大类:物理消毒灭菌法和化学消毒灭菌法。物理消毒灭菌法是利用物理因素如热力、辐射、过滤等清除或杀灭病原微生物的方法;化学消毒灭菌法是采用各种化学消毒剂来清除或杀灭病原微生物的方法。

(一)物理消毒灭菌法

1. **热力消毒灭菌法** 主要利用热力使微生物的蛋白质凝固变性、酶失活、细胞膜和细胞壁发生改变而导致其死亡,达到消毒灭菌的目的。热力消毒灭菌法是效果可靠、使用最广泛的方法,分干热法和湿热法两类。干热法由空气导热,传热较慢;湿热法由空气和水蒸气导热,传热较快,穿透力强。相对于干热法消毒灭菌,湿热法所需的时间短,温度低。

2. **辐射消毒法** 主要利用紫外线或臭氧的杀菌作用,使菌体蛋白质光解、变性而致细菌死亡。

3. **微波消毒法** 微波是一种频率高、波长短、穿透力强的电磁波,一般使用的频率是2 450MHz。在电磁波的高频交流电场中,物品中的极性分子发生极化进行高速运动,并频繁改变方向,互相摩擦,使温度迅速上升,达到消毒作用。

4. **机械除菌法** 指用机械的方法,如冲洗、刷、擦、扫、抹、铲除或过滤等以除掉物品表面、水中、空气中及人畜体表的有害微生物,减少微生物数量和引起感染的机会。

(二)化学消毒灭菌法

凡不适用于物理消毒灭菌的物品,都可以选用化学消毒灭菌法,如对患者的皮肤、黏膜、排泄物及周围环境、光学仪器、金属锐器及某些塑料制品的消毒。化学消毒灭菌法能使微生物的蛋白凝固变性、酶蛋白失去活性或能抑制微生物的代谢、生长和繁殖。能杀灭传播媒介上的微生物使其达到消毒或灭菌要求的化学制剂称为化学消毒剂。

1. **化学消毒剂的种类** 各种化学消毒剂按其消毒效力可分为 4 类。

(1)灭菌剂:能杀灭一切微生物(包括细菌芽孢),并达到灭菌要求的化学制剂,如戊二醛、环氧乙烷等。

(2)高效消毒剂:能杀灭一切细菌繁殖体(包括分枝杆菌)、病毒、真菌及其孢子等,对细菌芽孢也有一定杀灭作用的化学制剂,如过氧乙酸、过氧化氢、部分含氯消毒剂等。

(3)中效消毒剂:能杀灭分枝杆菌、真菌、病毒及细菌繁殖体等微生物的化学制剂,如醇类、碘类、部分含氯消毒剂等。

(4)低效消毒剂:能杀灭细菌繁殖体和亲脂病毒的化学制剂,如酚类、胍类、季铵盐类消毒剂等。

(5) 化学消毒剂的使用原则

①合理使用,能不用时则不用,必须用时尽量少用;

②根据物品的性能和各种微生物的特性选择合适的消毒剂;

③严格掌握消毒剂的有效浓度、消毒时间及使用方法;

④消毒剂应定期更换,易挥发的要加盖,并定期检测,调整浓度;

⑤待消毒的物品必须先清洗、擦干;

⑥消毒剂中不能放置纱布、棉花等物,以防降低消毒效力;

⑦消毒后的物品在使用前须用无菌水冲净,以避免消毒剂刺激人体组织;

⑧熟悉消毒剂的毒副作用,做好工作人员的防护。

2. **化学消毒剂的使用方法**

(1)浸泡法:将被消毒的物品清洗、擦干后浸泡在规定浓度的消毒液内一定时间的消毒方法。浸泡前要打开物品的轴节或套盖,管腔内要灌满消毒液。浸泡法适用于大多数物品。

(2)擦拭法:蘸取规定浓度的化学消毒剂擦拭被污染物品的表面或皮肤、黏膜的消毒方法。一般选用易溶于水、穿透力强、无显著刺激性的消毒剂。

(3)喷雾法:在规定时间内用喷雾器将一定浓度的化学消毒剂均匀地喷洒于空间或物品表面进行消毒的方法。常用于地面、墙壁、空气、物品表面的消毒。

(4)熏蒸法:在密闭空间内将一定浓度的消毒剂加热或加入氧化剂,使其产生气体在规定的时间内进行消毒灭菌的方法,如手术室、换药室、病室的空气消毒及精密贵重仪器、不能蒸煮、浸泡物品的消毒。

二、医院清洁、消毒、灭菌工作

清洁、消毒、灭菌工作贯穿于医院日常的诊疗护理活动和卫生处理工作中。根据工作内容,分为以下几类。

1. 医院环境清洁、消毒。医院环境常被患者、隐性感染者或带菌者排出的病原微生物所污染,成为感染的媒介,其清洁与消毒是控制医院感染的基础。医院环境要清洁,及时清除垃圾,做到无低洼积水、无蚊蝇滋生地、无灰尘、无蛛网、无蚊蝇、窗明几净。医院环境表面日常清洁消毒遵循先清洁再消毒的原则;发生感染暴发或者环境表面检出多重耐药菌,须实施强化清洁与消毒。

2. 被服类清洁、消毒。包括全院患者衣服和床上用品、医务人员的工作服、帽和值班被服的清洗消毒,主要在洗衣房进行。间接接触患者的被芯、枕芯、被褥、床垫、病床围帘等,应定期清洗与消毒;遇污染应及时更换、清洗与消毒。直接接触患者的衣服和床单、被套、枕套等,应一人一更换,住院时间长者每周更换,遇污染及时更换。更换后的用品应及时清洗与消毒,消毒方法合法、有效。

3. 饮水茶具、餐具和卫生洁具等清洁、消毒。

4. 皮肤和黏膜消毒。皮肤和黏膜是人体的防御屏障,其表面有一定数量的微生物,其中有一些是致病性微生物或条件致病菌。

5. 器械物品的清洁、消毒、灭菌。医疗器械及其他物品是导致医院感染的重要途径之一,必须严格执行医疗器械、器具的消毒技术规范,并遵循消毒、灭菌方法的选择原则。

6. 医院污物、污水的处理。

第三节　手卫生

在临床实践中,各种诊疗、护理工作都离不开医务人员的双手,如不加强手卫生就会直接或间接地导致医院感染的发生。目前,手卫生已成为国际公认的控制医院感染和耐药菌感染最简单、最有效、最方便、最经济的措施,是标准预防的重要措施之一。

为保障患者安全、提高医疗质量,防止交叉感染,医院应加强手卫生的规范化管理,提高手卫生的依从性。《医务人员手卫生规范》(WS/T 313－2009)是医疗机构在医疗活动中管理和规范医务人员手卫生的行动指南。

(一)基础概念

1. 手卫生(hand hygiene)　是医务人员洗手、卫生手消毒和外科手消毒的总称。

2. 洗手(hand washing)　指医务人员用肥皂(或皂液)和流动水洗手,去除手部皮肤污垢、碎屑和部分致病菌的过程。

3. 卫生手消毒(antiseptic handrubbing)　指医务人员用速干手消毒剂揉搓双手,以减少手部暂居菌的过程。

4. 外科手消毒(surgical hand antisepsis)　指外科手术前医务人员用肥皂(或皂液)和流动水洗手,再用手消毒剂清除或者杀灭手部暂居菌和减少常居菌的过程。使用的手消毒剂可具有持续抗菌活性。

(二)操作步骤

卫生手消毒法操作步骤见表 3-2。

表 3-2　卫生手消毒法操作步骤

步　骤	要点与说明
1. 洗手:按洗手步骤洗手并保持手的干燥	符合洗手的要求与要点
2. 涂剂:取速干手消毒剂于掌心,均匀涂抹至整个手掌、手背、手指和指缝,必要时增加至手腕及腕上 10cm	消毒剂要求:作用速度快、不损伤皮肤、不引起过敏反应
3. 揉搓:按照揉搓洗手的步骤揉搓双手,直至手部干燥	保证消毒剂完全覆盖手部皮肤,揉搓时间至少 15 秒
4. 干手:自然干燥	

(三)注意事项

1. **先洗手再干燥**　卫生手消毒前先洗手并保持手部干燥,遵循洗手的注意事项。

2. **涂剂揉搓全覆盖**　速干手消毒剂揉搓双手时方法正确,注意手的各个部位都需揉搓到。

3. **牢记卫生手消毒时机**　下列情况下应先洗手,然后进行卫生手消毒:①接触患者的血液、体液和分泌物后;②接触被传染性致病微生物污染的物品后;③直接为传染病患者进行检查、治疗、护理后;④处理传染患者污物之后。

第四节　无　菌　技　术

无菌技术是预防医院感染的一项基本而重要的技术,其基本操作方法根据科学原则制定,每个医务人员都必须熟练掌握并严格遵守,任何一个环节都不能违反,以保证患者的安全。

(一)相关概念

1. **无菌技术(aseptic technique)**　指在医疗、护理操作过程中,防止一切微生物侵入人体和防止无菌物品、无菌区域被污染的技术。

2. **无菌区(aseptic area)**　指经灭菌处理且未被污染的区域。

3. **非无菌区(non-aseptic area)**　指未经灭菌处理,或虽经灭菌处理但又被污染的区域。

4. **无菌物品(aseptic supplies)**　指通过灭菌处理后保持无菌状态的物品。

5. **非无菌物品(non-aseptic supplies)**　指未经灭菌处理,或虽经灭菌处理后又被污染的物品。

(二)无菌技术操作原则

1. **操作环境**　清洁且宽敞:①操作室应清洁、宽敞、定期消毒,无菌操作前半小时停止清扫、减少走动,避免尘埃飞扬;②操作台清洁、干燥、平坦,物品布局合理。

2. **工作人员仪表符合要求**　无菌操作前,工作人员应着装整洁、修剪指甲、洗手、戴口罩,必要时穿无菌衣、戴无菌手套。

3. **无菌物品管理有序规范**

(1)存放环境:适宜的室内环境要求温度低于 24℃,相对湿度<70%,机械通风换气 4~10 次/小时;无菌物品应存放于无菌包或无菌容器内,并置于高出地面 20cm、距离天花板超过

50cm、离墙远于 5cm 处的物品存放柜或架上,以减少来自地面、屋顶和墙壁的污染。

(2)标识清楚:无菌包或无菌容器外需标明物品名称、灭菌日期;无菌物品必须与非无菌物品分开放置,并且有明显标志。

(3)使用有序:无菌物品通常按失效期先后顺序摆放取用;必须在有效期内使用,可疑污染、污染或过期应重新灭菌。

(4)储存有效期:使用纺织品材料包装的无菌物品如存放环境符合要求,有效期宜为 14 天,否则一般为 7 天;医用一次性纸袋包装的无菌物品,有效期宜为 30 天;使用一次性医用皱纹纸、一次性纸塑袋、医用无纺布或硬质密封容器包装的无菌物品,有效期宜为 180 天;由医疗器械生产厂家提供的一次性使用无菌物品遵循包装上标识的有效期。

4. 操作过程中加强无菌观念　进行无菌操作时,应培养并加强无菌观念:①明确无菌区、非无菌区、无菌物品、非无菌物品,非无菌物品应远离无菌区;②操作者身体应与无菌区保持一定距离;③取、放无菌物品时,应面向无菌区;④取用无菌物品时应使用无菌持物钳;⑤无菌物品一经取出,即使未用,也不可放回无菌容器内;⑥手臂应保持在腰部或治疗台面以上,不可跨越无菌区,手不可接触无菌物品;⑦避免面对无菌区谈笑、咳嗽、打喷嚏;⑧如无菌物品疑有污染或已被污染,即不可使用,应予以更换;⑨一套无菌物品供一位患者使用。

第五节　隔离技术

隔离(isolation)是指采用各种方法、技术,防止病原体从患者及携带者传播给他人的措施。通过隔离可以切断感染链,将传染源、高度易感人群安置在指定地点,暂时避免和周围人群接触,防止病原微生物在患者、工作人员及媒介物中扩散。由中华人民共和国卫生部发布、2009 年 12 月 1 日起实施的《医院隔离技术规范》是当前医院隔离工作的指南。

一、概述

隔离是预防医院感染的重要措施之一,在隔离工作中护理人员应自觉遵守隔离制度,严格遵循隔离原则,认真执行隔离技术,同时应加强隔离知识教育,使出入医院的所有人员理解隔离的意义并能主动配合隔离工作。

(一)区域划分

1. 清洁区　清洁区(cleaning area)指进行传染病诊治的病区中不易受到患者血液、体液和病原微生物等物质污染及传染病患者不应进入的区域,包括医务人员的值班室、卫生间、男女更衣室、浴室及储物间、配餐间等。

2. 潜在污染区　潜在污染区(potentially contaminated area)也称半污染区,指进行传染病诊治的病区中位于清洁区与污染区之间、有可能被患者血液、体液和病原微生物等物质污染的区域,包括医务人员的办公室、治疗室、护士站、患者用后的物品、医疗器械等的处理室、内走廊等。

3. 污染区　污染区(contaminated area)指进行传染病诊治的病区中传染病患者和疑似传染病患者接受诊疗的区域,包括被其血液、体液、分泌物、排泄物污染物品暂存和处理的场所,如病室、处置室、污物间及患者入院、出院处理室等。

4. 两通道　两通道(two passages)指进行传染病诊治的病区中的医务人员通道和患者通道。医务人员通道、出入口设在清洁区一端,患者通道、出入口设在污染区一端。

5. 缓冲间　缓冲间(buffer room)指进行传染病诊治的病区中清洁区与潜在污染区之间、潜在污染区与污染区之间设立的两侧均有门的小室,为医务人员的准备间。

6. 标准预防　标准预防(standard precaution)是基于患者的血液、体液、分泌物(不包括汗液)、非完整皮肤和黏膜均可能含有感染性因子的原则,针对医院所有患者和医务人员采取的一组预防感染措施。

二、隔离种类及措施

目前,隔离预防主要是在标准预防的基础上,实施两大类隔离:一是基于传染源特点切断疾病传播途径的隔离,二是基于保护易感人群的隔离。

(一)基于切断传播途径的隔离预防

确认的感染性病原微生物的传播途径主要有3种:接触传播、空气传播和飞沫传播。一种疾病可能有多种传播途径时,应在标准预防的基础上采取相应传播途径的隔离与预防。

1. 接触传播的隔离与预防　接触传播的隔离与预防是对确诊或可疑感染了经接触传播疾病如肠道感染、多重耐药菌感染、埃博拉出血热、皮肤感染等采取的隔离与预防。在标准预防的基础上,隔离措施还有以下几项。

(1)隔离标志:隔离病室使用蓝色隔离标志。

(2)患者的隔离:①根据感染疾病类型确定入住单人隔离室,还是同病种感染者同室隔离;②限制患者的活动范围,减少不必要的转运,如需要转运时,应采取有效措施,减少对其他患者、医务人员和环境表面的污染;③患者接触过的一切物品,如被单、衣物、换药器械等均应先灭菌,然后再进行清洁、消毒、灭菌。被患者污染的敷料应装袋标记后送焚烧处理。

(3)医务人员的防护:①进入隔离室前必须戴好口罩、帽子,从事可能污染工作服的操作时,应穿隔离衣;离开病室前,脱下隔离衣,按要求悬挂,每天更换清洗与消毒,或使用一次性隔离衣,用后按医疗废物管理要求进行处置。接触甲类传染病应按要求穿脱、处置防护服;②接触患者的血液、体液、分泌物、排泄物等物质时,应戴手套;离开隔离病室前、接触污染物品后应摘除手套,洗手和(或)手消毒。手上有伤口时应戴双层手套。

2. 空气传播的隔离与预防　空气传播的隔离与预防是对经空气传播的呼吸道传染疾病如肺结核、水痘等采取的隔离与预防。在标准预防的基础上,隔离措施还有以下几项。

(1)隔离标志:隔离病室使用黄色隔离标志。

(2)患者的隔离:①安置单间病室,无条件时相同病原体感染患者可同居一室,关闭通向走廊的门窗,尽量使隔离病室远离其他病室或使用负压病房,无条件收治时尽快转送至有条件收治呼吸道传染病的医疗机构,并注意转运过程中医务人员的防护;②当患者病情允许时,应戴外科口罩,定期更换,并限制其活动范围;③患者口鼻分泌物须经严格消毒后再倾倒,患者的专用痰杯要定期消毒,被患者污染的敷料应装袋标记后焚烧或做消毒-清洁-消毒处理;④严格空气消毒。

(3)医务人员的防护:①应严格按照区域流程,在不同的区域,穿戴不同的防护用品,离开时按要求摘脱,并正确处理使用后物品;②进入确诊或可疑传染病患者房间时,应戴帽子、医用防护口罩;进行可能产生喷溅的诊疗操作时,应戴防护目镜或防护面罩,穿防护服,当接触患者及其血液、体液、分泌物、排泄物等物质时应戴手套。

3. 飞沫传播的隔离与预防　飞沫传播的隔离与预防是对经飞沫传播的疾病如百日咳、流行性感冒、病毒性腮腺炎及急性传染性非典型肺炎(SARS)等特殊急性呼吸道传染性疾病采取的隔离与预防。在标准预防的基础上,隔离措施还有以下几项。

(1)隔离标志:隔离病室使用粉色隔离标志。

(2)患者的隔离:①同空气传播的患者隔离措施①②③;②加强通风或进行空气的消毒;③患者之间、患者与探视者之间应相距1m以上,探视者应戴外科口罩。

(3)医务人员的防护:①医务人员严格按照区域流程,在不同的区域,穿戴不同的防护用品,离开时按要求摘脱,并正确处理使用后物品;②与患者近距离(1m以内)接触时,应戴帽子、医用防护口罩;进行可能产生喷溅的诊疗操作时,应戴护目镜或防护面罩,穿防护服;当接触患者及其血液、体液、分泌物、排泄物等物质时应戴手套。

4. 其他传播途径疾病的隔离与预防　对经生物媒介传播的疾病如鼠、蚤引起的鼠疫等,应根据疾病的特性,采取相应的隔离与防护措施。

(二)基于保护易感人群的隔离预防

保护性隔离(protective isolation)是指以保护易感人群作为制订措施的主要依据而采取的隔离,也称反向隔离,适用于抵抗力低下或极易感染的患者,如严重烧伤、早产儿、白血病、脏器移植及免疫缺陷等患者。应在标准预防的基础上,采取下列主要的隔离措施。

1. 设专用隔离室　患者应住单间病室隔离,室外悬挂明显的隔离标志。病室内空气应保持正压通风,定时换气;地面、家具等均应每天严格消毒。

2. 进出隔离室要求　凡进入病室人员应穿戴灭菌后的隔离衣、帽子、口罩、手套及拖鞋;未经消毒处理的物品不可带入隔离区域;接触患者前、后及护理另一位患者前均应洗手。

3. 污物处理　患者的引流物、排泄物、被其血液及体液污染的物品,应及时分装密闭,标记后送指定地点。

4. 探视及陪护要求　凡患呼吸道疾病者或咽部带菌者,包括工作人员均应避免接触患者;原则上不予探视及陪护,探视及陪护者需要进入隔离室时应采取相应的隔离措施。

三、隔离技术基本操作方法

为保护医务人员和患者,避免感染和交叉感染,应加强手卫生,根据情况使用帽子、口罩、手套、鞋套、护目镜、防护面罩、防水围裙、隔离衣、防护服等防护用品。

(一)帽子、口罩的使用

帽子可防止工作人员的头屑飘落、头发散落或被污染,分为一次性帽子和布制帽子。

口罩能阻止对人体有害的可见或不可见的物质吸入呼吸道,也能防止飞沫污染无菌物品或清洁物品。

1. 目的　保护工作人员和患者,防止感染和交叉感染。

2. 操作前准备

(1)环境清洁、宽敞。

（2）护士着装整洁，洗手。

（3）用物根据需要配备合适的帽子、口罩。

3. 操作步骤

不同口罩佩戴法操作步骤见表3-3。

表3-3 不同口罩佩戴法操作步骤

步 骤	要点与说明
·洗手	·按揉搓洗手的步骤洗手
·戴帽子：将帽子遮住全部头发，戴妥	·帽子大小合适，能遮护全部头发
·戴口罩	·根据用途及佩戴者脸型大小选择口罩，口罩要求干燥、无破损、无污渍
▲外科口罩的戴法	
将口罩罩住鼻、口及下巴，口罩下方带系于颈后，上方带系于头顶中部	
▲外科口罩的戴法	
（1）将口罩罩住鼻、口及下巴，口罩下方带系于颈后，上方带系于头顶中部	·如系带是耳套式，分别将系带于左右耳后
（2）将双手指尖放在鼻夹上，从中间位置开始，用手指向内按压，并逐步向两侧移动，根据鼻梁形状塑造鼻夹	·不应一只手按压鼻夹
（3）调整系带的松紧度，检查闭合性	·确保不漏气
▲医用防护口罩的戴法	
（1）一手托住口罩，有鼻夹的一面背向外	
（2）将口罩罩住鼻、口及下巴，鼻夹部位向上紧贴面部	
（3）用另一手将下方系带拉过头顶，放在颈后双耳下	
（4）将上方系带拉过头顶中部	
（5）将双手指尖放在金属鼻夹上，从中间位置开始，用手指向内按鼻夹，并分别向两侧移动和按压，根据鼻梁的形状塑造鼻夹	·不应一只手按压鼻夹
（6）检查：将双手完全盖住口罩，快速呼气，检查密合性，如有漏气应调整鼻夹位置	·应调整到不漏气为止
▲脱口罩洗手后，先解开下面的系带，再解开上面的系带，用手指捏住系带将口罩取下丢入医疗垃圾袋内	·不要接触口罩外侧面（污染面） ·如是一次性帽子、口罩，脱下后放入污物袋；如是布制帽子或纱布口罩，每日更换，清洗消毒
▲脱帽子洗手后取下帽子	

4. 注意事项

（1）使用帽子的注意事项：①进入污染区和洁净环境前、进行无菌操作等应戴帽子；②帽子要大小合适,能遮住全部头发;③被患者血液、体液污染后应及时更换;④一次性帽子应一次性使用后,放入医疗垃圾袋集中处理;⑤布制帽子保持清洁干燥,每次或每天更换与清洁。

(2)使用口罩的注意事项:①应根据不同的操作要求选用不同种类的口罩。一般诊疗活动,可佩戴纱布口罩或外科口罩;手术室工作或护理免疫功能低下患者、进行体腔穿刺等操作时应戴外科口罩;接触经空气传播或近距离接触经飞沫传播的呼吸道传染病患者时,应戴医用防护口罩。②始终保持口罩的清洁、干燥;口罩潮湿后、受到患者血液或体液污染后,应及时更换。③纱布口罩应每天更换、清洁与消毒,遇污染时及时更换;医用外科口罩只能一次性使用。④正确佩戴口罩,不应只用一只手捏鼻夹;戴上口罩后,不可悬于胸前,更不能用污染的手触摸口罩;每次佩戴医用防护口罩进入工作区域前,应进行密合性检查。⑤脱口罩前后应洗手,使用后的一次性口罩应放入医疗垃圾袋内,以便集中处理。

(二)护目镜、防护面罩的使用

护目镜能防止患者的血液、体液等具有感染性物质溅入人体眼部;防护面罩能防止患者的血液、体液等具有感染性物质溅到人体面部。下列情况应使用护目镜或防护面罩:①在进行诊疗、护理操作,可能发生患者血液、体液、分泌物等喷溅时;②近距离接触经飞沫传播的传染病患者时;③为呼吸道传染病患者进行气管切开、气管插管等近距离操作,可能发生患者血液、体液、分泌物喷溅时,应使用全面型防护面罩。

戴护目镜、防护面罩前应检查有无破损,佩戴装置有无松脱;佩戴后应调节舒适度。摘护目镜、防护面罩时应捏住靠头或耳朵的一边摘掉,放入医疗垃圾袋内;如需重复使用,放入回收容器内,以便清洁、消毒。

(三)穿、脱隔离衣

隔离衣是用于保护医务人员避免受到血液、体液和其他感染性物质污染,或用于保护患者避免感染的防护用品,分为一次性隔离衣和布制隔离衣。一次性隔离衣通常用无纺布制作,由帽子、上衣和裤子组成,可分为连身式、分身式两种。通常根据患者的病情、目前隔离种类和隔离措施,确定是否穿隔离衣,并选择其型号。下列情况应穿隔离衣:①接触经接触传播的感染性疾病患者如传染病患者、多重耐药菌感染患者等时;②对患者实行保护性隔离时,如大面积烧伤、骨髓移植等患者的诊疗、护理时;③可能受到患者血液、体液、分泌物、排泄物喷溅时。

第4章 患者的安全与护士的职业防护

患者安全是护理质量中基本和重要的部分,目前国际上患者安全的教育实践发展迅速,世界卫生组织更是将改善患者安全作为全球目标,加强患者安全培训成为医疗卫生行业改善患者安全的发展趋势。加强针对医务人员、患者安全培训的研究工作成为当前医疗卫生行业的重要内容。随着现代医学的迅速发展和对医院感染的认识,护理人员自我防护问题越来越受到关注,实施防护措施,降低职业危害,不仅为了自身不感染医源性疾病,而且还关系到所接触的其他人员的健康。

第一节 患者的安全

一、影响患者安全的因素

(一)人员因素

医务人员是患者诊治和护理的直接实施者,医务人员对患者安全的认知和态度直接影响其能否为患者提供安全的医疗护理行为。医务人员和其他行业一样,在工作中不可避免地会出现各式各样的差错。例如:护士在治疗前严格地执行三查七对,核查患者身份有利于避免错误的发生。除此之外,医护人员的身心状态也会影响到患者的安全,如负性心理、病痛、疲乏等均有可能对患者安全造成不良影响。因此,严格执行诊疗规范,医护人员保持良好的身心状态以确保患者安全。

(二)环境因素

医院环境设置是保障患者安全的基础。医院采用防滑地板、走廊扶手、卫生间防滑垫等可预防患者跌倒等意外发生。医院供应室的合理设置保证了医疗用品循环使用的安全。又例如各医院为了保障医疗安全,一般采用双路供电,备有应急电源。

(三)设备因素

医院为保障医药卫生产品的安全质量,严格实施医药卫生产品相关管理制度。

(四)患者自身因素

患者个体因素影响患者对安全的认知、态度和行为,继而影响患者的安全。如患者在院期间擅自离开医院,在院外突发疾病或意外,或患者患有精神疾病和癌症患者有自杀倾向也可造成自身安全隐患。

二、医院常见的不安全因素及防范

医院常见的导致患者不安全的因素包括物理性、化学性、生物性、心理性和医源性5类。

（一）物理性损伤（physical harms）

指由于不同的物理性因素导致患者不同的损伤。①机械性损伤：跌倒和坠床是医院最常见的机械性损伤。②温度性损伤：包括烫伤、烧伤、灼伤和冻伤等。如：使用热水袋所致烫伤；医院中易燃易爆物品（如氧气、乙醇等）所致的烧伤；各种电器（如烤灯、高频电刀等）所致的灼伤；应用冰袋所致的冻伤等。③压力性损伤：是指在医疗护理过程中受到压力性因素所致患者全身或局部的损伤。其主要包括：骨突处长期受压所致的压疮；使用石膏或夹板固定过紧，形成局部压疮；高压氧舱治疗不当所致气压伤；输液不当所致肺水肿、液体外渗等。④辐射性损伤：包括电离辐射和核辐射损伤。如：紫外线灯消毒时直接照射可引起皮肤、黏膜损伤；各种放射性治疗如深部X线等疗法的不当使用。

（二）化学性损伤（chemical harms）

各种内服药、外用药、注射药等在应用于治疗疾病时，可产生非预期或过度强烈的反应，即药物的不良反应。因特定药物而造成的患者事故性损伤，称为药物不良事件（adverse drug event，ADE），主要包括：混淆药名，已知药物过敏反应或其他不良反应，不正确的给药浓度、剂量、方法、途径、时间、速度，漏忘给药等，都会给患者造成不同程度的化学性损伤。

（三）生物性损伤（biological harms）

生物性损伤包括微生物及昆虫等损害。前者系微生物引起各类医院感染，如切口感染、呼吸道感染、肠道感染等。昆虫损害多见于卫生条件不佳的医院，如蚊、蝇、虱、蚤、蟑螂等。昆虫叮咬，不仅搅扰睡眠，严重影响患者休息，还可导致过敏性伤害，更重要的是传播疾病。护士应采取有力措施消灭医院内各种昆虫并加强防范。

（四）心理损伤（psychological harms）

心理损伤是由神经系统受到损害或精神受到打击，遇到不愉快而引起的。影响患者心理反应的因素有患者对疾病的认识和态度、患者与周围人的情感交流、医护人员对患者的行为和态度等。护士应重视对患者的心理护理，注意自己的言行，防止不准确的信息传递，造成患者对疾病治疗等方面的误解而引起情绪波动；应以高质量的护理取得患者的信任，提高患者的治疗信心，为患者解除生理和心理痛苦。尤其对精神失常、病情危重失去自信心的患者，应加强戒备，防止发生各种意外。

（五）医源性损伤（Iatrogenic harms）

无论是物理性、化学性、生物性还是心理性损伤，如果是由于医护人员言谈及行为上的不慎或操作上的不当、失误而造成患者心理或生理上的损害，均为医源性损害。例如，有些医务人员对患者缺乏耐心，语言欠妥当，使患者心理上难以承受而造成痛苦。还有个别医务人员因工作疏忽，导致医疗事故、差错的发生，轻者使病情加重，重者甚至危及生命。

第二节　护士的职业防护

一、职业防护的相关概念及意义

(一)职业防护的概念

职业防护是指在护理工作中采取多种有效措施,保护护士免受职业损伤因素的侵袭,或将其所受伤害降到最低程度。

(二)职业防护的意义

1. 科学规避护理职业风险,营造轻松和谐的工作氛围　护理人员应自觉严格遵守护理操作规程,规范职业行为,掌握护理防护知识和技能,科学、有效地规避职业风险;良好安全的护理职业环境能增加工作安全感和职业满意度,愉悦身心,提高工作效率。

2. 保证护理人员的健康和安全,提高护理职业的生命质量　有效的护理职业防护,可以减轻职业危险因素对护理人员造成伤害,最大限度地维护护理人员的健康和安全,提高护理职业的生命质量。

3. 为患者提供优质服务,促进和谐社会发展　有效的护理职业防护可以解除护理人员的后顾之忧,为患者、社会提供优质、高效的护理服务,促进社会发展。

二、职业损伤的有害因素

(一)物理性因素

1. 锐器伤　在临床护理工作中,护理人员经常接触到诸如注射针头、手术刀片、针剂安瓿、碎玻璃等各种锐器,特别是抢救危重患者而在匆忙中进行护理操作时,极易受到锐器损伤;而不规范的操作行为,如加药过程粗心、徒手分离针头、操作后重新回套针帽、拔针时处理不当等,也可导致针刺伤的发生,尤其是掰安瓿极易发生锐器伤,而处理使用过的针头时也易发生刺伤。

2. 电器意外伤害　各种辅助检查,可因多次少量接触各种放射线而受到电离辐射的危害,产生致癌、致畸的危险及对血液系统造成慢性损伤。

3. 其他　紫外线等消毒设施使用不当可引起紫外线眼炎或皮炎,吸入过多臭氧可引起胸闷、气短、肺水肿等。

(二)化学性因素

医院环境的消毒、仪器设备的消毒、保养及垃圾的清理等,需要使用各种化学消毒剂,而化学消毒剂的挥发,对人体的皮肤、黏膜、呼吸道、神经系统等均可产生不良影响,能够引起变态反应疾病、哮喘,甚至导致流产。

(三)生物性因素

1. 与空气接触导致的生物性危害　医院内患者多且流动量较大、病种复杂,病原体可在空气中形成气溶胶污染空气,且难以控制,暴露在空气中的手、眼睛、鼻腔、皮肤等部位因不易保护而容易被损伤,尤其是呼吸道感染的概率较高。

2. 与患者接触导致的生物性危害　护理人员在为患者行气管插管、吸痰、洗胃、包扎止血、抽取血标本、静脉穿刺等情况下经常不可避免地接触患者血液、体液、分泌物和排泄物等，增加了感染各种传染性疾病的机会。

(四)心理因素

护理工作中突发事件多，护士长期处于应激状态，精神紧张、情绪压抑若得不到适当宣泄，极易致身心疲劳、抵抗力下降，出现头痛、周身乏力、胃肠不适、睡眠障碍、抑郁、血压升高、心悸等症状。急诊患者及其家属常因情绪不稳定而对护理人员的言行易产生误解，护理人员也可因工作忙或在抢救工作中没有过多的解释时间而引发争端，导致护理人员遭到辱骂甚至殴打，人身安全受到威胁，进而导致恐惧、焦虑等严重心理创伤。

三、常见护理职业损伤及预防措施

(一)物理性因素

1. 锐器伤的防护　护理人员在护理操作时，应严格遵守操作规程，专心致志，小心谨慎；在抢救过程中，要忙而不乱以防止被各种锐器伤害；按规定戴手套；严格按要求处理医疗废弃物；被带血针头刺伤，应立即对伤口进行处理，必要时注射乙肝、丙肝疫苗，并随诊3～6个月。

2. 电器意外伤害的防护　应严格按照操作规程使用电器，同时制订安全管理措施，掌握一定的用电常识，电器发生故障及时维修以保证设备完好；工作中应选择性能好且噪声小的电器设备，并尽可能把声音降到最低限度。

3. 电离辐射伤害的防护　协助患者进行放射类检查应遵循正当化与最优化原则，即合理应用并保持尽可能低水平的照射，并做到有效防护，重点是做好固有防护如屏蔽防护。

4. 其他物理性伤害的防护　进行紫外线消毒及紫外线强度监测，应戴防护眼镜、帽子和口罩，避免眼睛、皮肤、黏膜直接暴露在紫外线灯光下。

(二)化学性因素

1. 定时开窗通风换气以加强空气流通。

2. 在配制和使用消毒液时，可使用手套、口罩和防目镜等防护用品，以尽量避免消毒液对眼睛、皮肤和黏膜的直接刺激。

3. 挥发性消毒液要加盖密封保存。

(三)生物性因素

1. 了解各种传染病的传播途径。

2. 对有潜在接触血液和(或)体液的操作必须采取戴手套和穿隔离衣等措施；同时严格按照七步洗手法洗手。

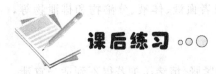

课后练习 ○○○

单选题

1. 跌倒和坠床属于下列哪种损伤（　）
   A. 机械性损伤　　　　　B. 温度性损伤　　　　　C. 压力性损伤
   D. 放射性损伤　　　　　E. 生物性损伤

2. 因吸氧不当所致的肺水肿属于下列哪种损伤（　）
   A. 机械性损伤　　　　　B. 温度性损伤　　　　　C. 压力性损伤
   D. 放射性损伤　　　　　E. 生物性损伤

3. 由于药物使用不当所引起的损伤属于（　）
   A. 物理性损伤　　　　　B. 化学性损伤　　　　　C. 心理性损伤
   D. 生物性损伤　　　　　E. 机械性损伤

4. 下列哪种属于压力性损伤（　）
   A. 跌倒，撞伤
   B. 冰袋、制冷袋所致的冻伤
   C. 因导尿不慎所致的尿道黏膜损伤
   D. 因石膏、夹板固定过紧所形成的局部压疮
   E. 因医务人员言谈或行为的不慎导致患者情绪波动，病情加重

5. 以下化学性损伤的防范措施不妥的是（　）
   A. 熟悉各种药物应用知识
   B. 严格执行药物管理制度和药疗原则
   C. 进行药疗时，严格执行"三查七对"
   D. 注意药物的配伍禁忌，及时观察患者用药后的反应
   E. 为避免患者擅自用药，严禁向患者及家属讲解用药的有关知识

6. 放射性损伤防范措施中不妥的是（　）
   A. 防止接受放射部位皮肤破损
   B. 禁忌用力擦拭、搔抓、摩擦、曝晒、紫外线照射等
   C. 为保持接受放射部位皮肤的清洁，应经常使用肥皂擦洗
   D. 正确掌握照射剂量和时间
   E. 尽量减少患者不必要的身体暴露，保持照射区域的标记

7. 在标准预防中，应采取防护措施的情况是（　）
   A. 接触患者的血液　　　　B. 接触患者的体液　　　　C. 接触患者的分泌物
   D. 接触患者的污染物　　　E. 以上全是

8. 使用约束带时，应重点观察患者（　）
   A. 神志是否清楚　　　　　B. 体位是否舒适　　　　　C. 衬垫是否合适
   D. 约束带是否牢固　　　　E. 局部皮肤颜色与温度

9. 无菌操作中发现手套破裂应（　　）

　　A. 用无菌纱布将破裂处包好　　　B. 用胶布将破裂处粘好　　　C. 立即更换

　　D. 再加套一副手套　　　E. 不戴手套

10. 在诊疗、护理操作过程中,有可能发生艾滋病人的血液、体液飞溅到医务人员的面部时,医务人员以下哪种做法是错误的（　　）

　　A. 戴手套　　　　B. 戴具有防渗透性能的口罩　　　　C. 戴防护眼镜

　　D. 不用戴手套　　　E. 戴两层手套

11. 为防针刺伤,错误的做法是（　　）

　　A. 使用后的锐器直接放入耐刺、防渗漏的利器盒

　　B. 利用针头处理设备进行安全处置

　　C. 使用具有安全性能的注射器、输液器等医用锐器,以防刺伤

　　D. 将针套套回针头,以防扎伤别人

　　E. 以上都不对

12. 下列哪类疾病不是职业防护的传染病类型（　　）

　　A. 甲肝　　　B. 乙肝　　　C. 丙肝　　　D. 艾滋病　　　E. 手足口病

13. 手消毒效果应达到的要求:卫生手消毒监测的细菌数应（　　）

　　A≤10cfu/cm² 　　　　B. ≤5cfu/cm² 　　　　C.≤15cfu/cm²

　　D. ≤8cfu/cm² 　　　　E. ≤9cfu/cm²

14. 进行诊疗护理操作时,可能发生血液、分泌物喷溅时执行标准预防措施包括哪些防护用品的使用（　　）

　　A. 口罩、帽子　　　　　　　　B. 口罩、帽子、手套

　　C. 口罩、帽子、手套、防护面罩　　　　D. 口罩、帽子、手套、防护面罩、隔离衣

　　E. 口罩、手套、防护面罩

15. 医务人员职业暴露主要有以下方面（　　）

　　A. 物理危害的暴露　　　　B. 化学危害的暴露　　　　C. 生物危害的暴露

　　D. 社会暴力危害的暴露　　　E. 以上均是

第5章 患者的清洁卫生

第一节 口腔护理

一、评估

(一)口腔卫生及清洁状况
口腔卫生状况的评估包括:口唇、口腔黏膜、牙龈、牙齿、舌、腭、唾液及口腔气味,以及患者口腔清洁情况和日常习惯。

(二)自理能力
评估患者口腔清洁过程中的自理程度。

(三)对口腔卫生保健知识的了解程度
评估患者对保持口腔卫生重要性的认识程度及预防口腔疾病等相关知识的了解程度。

(四)口腔特殊问题
评估患者是否存在特殊口腔问题。如有无义齿,有无进行口腔手术及有无特殊细菌感染等。

二、口腔的清洁护理

(一)口腔卫生指导
与患者讨论口腔卫生的重要性,定时检查患者口腔卫生情况,指导患者养成良好的口腔卫生习惯,提高口腔健康水平并做好以下指导:
1. 正确选择和使用口腔清洁用具;
2. 采用正确的刷牙方式;
3. 正确使用牙线。

(二)义齿的清洁护理
牙齿缺失者通过佩戴义齿可促进食物咀嚼,便于交谈,维持良好的口腔外形和个人外观。义齿容易积有食物残渣和碎屑,故应每日用冷开水浸泡清洁,避免牙龈感染。

(三)特殊口腔护理
对于高热、昏迷、危重、禁食、鼻饲、口腔疾病、术后及生活不能自理的患者,护士应遵医嘱给予特殊口腔护理,一般每日2～3次。同时根据病情正确选择漱口液。

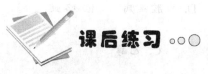

课后练习

一、单选题

1. 口腔护理的目的不妥的是（ ）
   A. 保持口腔清洁　　　　B. 消除口臭、口垢　　　　C. 清除口腔内一切细菌
   D. 观察口腔黏膜和舌苔　　E. 预防口腔感染

2. 口腔 pH 低时易发生（ ）
   A. 真菌感染　　　　　　B. 绿脓杆菌感染　　　　　C. 病毒感染
   D. 溃疡　　　　　　　　E. 出血

3. 口臭患者应选用的漱口液是（ ）
   A.1％～4％碳酸氢钠　　B.0.1％乙酸　　　　　　C. 等渗盐水
   D.2％呋喃西林　　　　　E. 朵贝尔溶液

4. 为昏迷患者进行口腔护理时，不需准备的用物是（ ）
   A. 棉球　　　B. 血管钳　　　C. 张口器　　　D. 吸水管　　　E. 手电筒

5. 口腔有绿脓杆菌感染的患者应选用的漱口液是（ ）
   A.0.02％呋喃西林溶液　　B.1％～3％过氧化氢溶液　　C.2％～3％硼酸溶液
   D.0.1％醋酸溶液　　　　　E.1％～4％碳酸氢钠溶液

6. 为昏迷患者做口腔护理哪项是正确的（ ）
   A. 患者取仰卧位　　　　B. 用血管钳夹紧棉球擦拭　　C. 多蘸漱口水
   D. 擦洗后漱口　　　　　E. 不必取下活动义齿

7. 患者的活动义齿取下后,应浸泡在（ ）
   A. 清水　　　　　　　　B. 生理盐水　　　　　　　C. 碘伏
   D. 热水　　　　　　　　E.75％乙醇

8. 对长期应用抗生素的患者,观察口腔特别注意（ ）
   A. 有无牙结石　　　　　B. 有无真菌感染　　　　　C. 口唇是否干裂
   D. 有无口臭　　　　　　E. 牙龈有无肿胀出血

9. 昏迷患者需用张口器时,应从（ ）
   A. 门齿放入　　　　　　B. 舌底　　　　　　　　　C. 尖牙处放入
   D. 白齿处放入　　　　　E. 以上都不是

10. 血小板减少性紫癜患者做口腔护理应特别注意（ ）
    A. 涂甲紫　　　　　　B. 棉球不可过湿　　　　　C. 取下假牙
    D. 动作轻稳勿伤黏膜　　E. 擦拭时勿触及咽部

二、多选题

1. 口腔护理的评估内容包括（ ）
   A. 唇　　　B. 黏膜　　　C. 牙龈　　　D. 牙齿　　　E. 舌

2. 口腔护理的对象包括(　)
　　A. 高热昏迷　　　B. 危重　　　　　C. 禁食　　　　　D. 口腔疾病　　　E. 咯血

3. 口腔护理的常用溶液有(　)
　　A. 呋喃西林溶液　　　　　B. 碳酸氢钠溶液　　　　　C. 乙醇
　　D. 过氧化氢溶液　　　　　E. 冷开水

4. 用过氧化氢溶液漱口的作用是(　)
　　A. 防腐防臭　　　　　　　B. 预防感染　　　　　　　C. 真菌感染
　　D. 广谱抗菌　　　　　　　E. 适用于口腔感染有溃烂、坏死

5. 常用口腔外用药(　)
　　A. 口腔膏　　　　　　　　B. 西瓜霜　　　　　　　　C. 红霉素软膏
　　D. 甲硝唑溶液　　　　　　E. 维生素 B_2 粉末

第二节　头发护理

一、评估

(一)头发与头皮状况

观察头发的分布、浓密程度、长度、颜色、韧性与脆性及清洁状况,注意观察头发有无光泽、发质是否粗糙及尾端有无分叉;观察头皮有无头皮屑抓痕、擦伤及皮疹等情况,并询问患者头皮有无瘙痒。

(二)头发护理知识及自理能力

评估患者及家属对头发清洁护理相关知识的了解程度,患者的自理能力等。

(三)评估影响因素

评估是否存在因患病或治疗妨碍患者头发清洁的因素。

二、头发的清洁护理

多数患者可自行完成头发的清洁护理,但患病或身体衰弱会妨碍个体进行日常的头发清洁,导致头发清洁度降低。

(一)头发清洁护理的意义

保持清洁,保证舒适。

(二)头发清洁护理的目的

1. 去除头皮屑和污秽,保持头发清洁和整齐,减少感染机会。

2. 按摩头皮,促进头部血液循环,促进头发的生长和代谢。

3. 维护患者自尊,增加患者自信,建立良好的护患关系。

(三)健康教育

1. 指导患者了解经常梳理头发的重要性及掌握正确梳理头发的方法,促进头部血液循环和头发生长代谢,保持头发整齐和清洁。

2.维持良好的个人外观,改善心理状态,保持乐观心情。

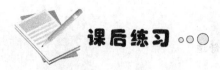 课后练习 °°○

单选题

1.头发护理的体位( )

　　A.俯卧位　　　　B.截石位　　　　C.膝胸位　　　　D.平卧位　　　　E.半卧位

2.卧床多日造成长发打结且粘结成团,欲帮其湿润梳通头发宜选用( )

　　A.清水　　　　B.油剂　　　　C.百部酊　　　　D.生理盐水　　　E.30%乙醇

3.为长期卧床患者进行床上洗头时,患者突然感到胸痛、心悸出冷汗。护士应立即采取的措施是( )

　　A.加快动作完成洗发　　　　　　　　B.请家属协助洗发

　　C.边洗发边通知医生　　　　　　　　D.劝说患者再坚持片刻

　　E.终止洗发,让患者平卧吸氧

4.为瘫痪患者进行梳发,错误的操作是( )

　　A.协助患者抬头,将治疗巾铺于枕头上　　B.将头发分为两股,分股梳理

　　C.梳发时由发梢一端梳向发根　　　　　　D.脱落的头发置于纸袋中

　　E.打结的头发用甘油湿润后慢慢梳理

5.为卧床患者进行床上洗头时适宜的水温是( )℃

　　A.20~24　　　　B.28~32　　　　C.40~45　　　　D.45~50　　　　E.50~60

6.为下肢骨折卧床患者进行床上洗发过程中,患者突然感到心慌、气促、面色苍白、出冷汗,护士应立即( )

　　A.请患者深呼吸　　　　B.给予镇静药　　　　　C.尽快完成洗发

　　D.通知医生　　　　　　E.停止洗头,让患者平卧

7.关于灭头虱液的成分,正确的一组是( )

　　A.10g百部,30%乙醇60mL　　　　　　B.20g百部,40%乙醇80mL

　　C.30g百部,50%乙醇100mL　　　　　　D.40g百部,60%乙醇120mL

　　E.50g百部,30%乙醇140mL

8.常用的灭虱药液为( )

　　A.50%乙醇　　　　　　B.50%含酸百部酊　　　　C.30%含酸百部酊

　　D.30%乙醇　　　　　　E.甘油

9.下列哪种患者不宜在床上洗头( )

　　A.腹部手术后恢复期　　　B.下肢活动不利　　　C.颅内出血

　　D.头部长虱　　　　　　　E.老年患者

10.实施床上洗头的操作方法正确的是( )

　　A.必须先征得老年人同意方可进行　　　B.协助老年人直角侧卧头置于床头

　　C.松开老年人衣领向外折叠　　　　　　D.用湿棉球堵塞双耳

　　E. 协助老年人取侧卧位

二、多选题

1. 床上洗头的目的包括(　　)

　　A. 可按摩头皮,促进头皮血液循环

　　B. 除去污秽和脱落的头屑,保持头发清洁,使患者舒适

　　C. 维护患者自尊、自信

　　D. 预防和灭除虱蚋,防止疾病传播

　　E. 方便医生查体

2. 床上梳头的目的是(　　)

　　A. 按摩头皮,促进头皮血液循环　　　　　B. 除去头发污秽

　　C. 使患者整洁、舒适、美观　　　　　　　D. 促进患者头发增生

　　E. 维护患者自尊、自信

3. 床上洗头的注意事项包括(　　)

　　A. 注意观察患者面色、呼吸、脉搏有无异常　　B. 调节室温在24℃

　　C. 调节水温在40~45℃　　　　　　　　　　D. 身体极度虚弱的患者不宜床上洗头

　　E. 洗头时间宜长,以保证患者头发更清洁

4. 床上洗头的方法包括(　　)

　　A. 马蹄形垫床上洗头法　　B. 扣杯式床上洗头法　　C. 侧卧位床上洗头法

　　D. 洗头车床上洗头法　　　　E. 仰卧位床上洗头法

5. 在给一留有长发的卧床女患者进行头发护理时护士应(　　)

　　A. 让患者仰卧头转向一侧　　　　　　　　B. 将头发从中间分两股

　　C. 左手紧握一股头发　　　　　　　　　　D. 右手持梳由发梢逐段梳至发根

　　E. 若头发纠结可用50%乙醇湿润后再梳

第三节　皮肤护理

一、评估

(一)评估皮肤的颜色

是否存在苍白、发绀、发红、黄染、色素沉着等现象。

(二)评估皮肤的温度

评估皮肤温度,判断有无感染和循环障碍。

(三)评估皮肤的柔软性和厚度

(四)评估皮肤是否有弹性

(五)评估皮肤的完整性是否完好

检查皮肤有无破损、斑点、丘疹、水疱或硬结等。

(六)评估皮肤的感觉

有无感觉障碍或感觉迟钝。

(七)评估皮肤的清洁度

通过嗅患者体味和观察患者皮肤的湿润、污垢及皮脂情况来评估皮肤清洁度。

二、皮肤的清洁护理

(一)皮肤清洁卫生指导

1. 采用合理的清洁方法。

2. 正确选择清洁用品。

(二)淋浴和盆浴

1. 目的

(1)去除皮肤污垢,保持皮肤清洁,促进身心舒适,增进健康。

(2)促进皮肤血液循环,增强皮肤排泄功能,预防感染和压疮等并发症发生。

(3)促进患者身体放松,增加患者活动机会。

(4)为护士提供观察患者并与其建立良好护患关系的机会。

2. 温度控制　控制室温至 22℃以上,水温保持在 41~46℃,也可按患者习惯调节。

3. 注意事项

(1)沐浴应在进食 1 小时后进行,以免影响消化功能。

(2)向患者说明呼叫器的使用方法,嘱患者如在沐浴过程中感到虚弱无力、眩晕,应立即呼叫帮助。

(3)若遇患者发生晕厥,应立即将患者抬出、平卧并保暖,通知医生并配合处理。

4. 健康教育

(1)指导患者经常检查皮肤卫生情况,确定沐浴的次数和方法。

(2)正确选择洗浴用品和护肤用品。

(3)指导患者沐浴时预防意外跌倒和晕厥的方法。

(三)床上擦浴

1. 目的

(1)去除皮肤污垢,保持皮肤清洁,促进身心舒适,增进健康。

(2)促进皮肤血液循环,增强皮肤排泄功能,预防感染和压疮等并发症发生。

(3)促进患者身体放松,增加患者活动机会。

(4)为护士提供观察患者并与其建立良好护患关系的机会。

(5)观察患者一般情况,活动肢体,防止肌肉挛缩和关节僵硬等并发症发生。

2. 擦浴顺序　面部和颈部→上肢和手→胸、腹部→背部→会阴、下肢及足部。

3. 注意事项

(1)擦浴时应注意患者保暖,室温控制在 22℃以上,水温保持在 41~46℃。

(2)操作时动作敏捷、轻柔,尽量减少翻动次数。通常于 15~30 分钟内完成擦浴。

(3)擦浴过程中应注意观察患者病情变化及皮肤情况,如出现寒战、面色苍白、脉速等征象,应立即停止擦浴,并给予适当处理。

(4)擦浴时注意保护患者隐私,尽可能减少暴露。

(5)擦浴过程中,注意遵循节力原则。

(6)擦浴过程中,注意保护伤口和管路,避免伤口受压、管路打折或扭曲。

4. 健康教育

(1)向患者及家属讲解皮肤护理的意义、方法及进行床上擦浴时的注意事项。

(2)教育并指导患者经常观察皮肤,预防感染和压疮等并发症发生。

三、压疮的预防与护理

(一)压疮发生的原因

压疮形成是个复杂的病理过程,是局部和全身因素综合作用所引起的皮肤组织的变性和坏死。

(1)力学因素:垂直压力、摩擦力、剪切力。

(2)局部潮湿或排泄物刺激。

(3)营养状况。

(4)年龄。

(5)体温升高。

(6)矫形器械使用不当。

(7)机体活动和感觉障碍。

(8)急性应激因素。

(二)压疮的预防

做到六勤:勤观察、勤翻身(2 小时 1 次)、勤按摩、勤擦洗、勤整理、勤更换。

(三)压疮的治疗及护理

1. 全身治疗 积极治疗原发病,补充营养和进行全身抗感染治疗等。

2. 局部护理

(1)淤血红润期:此期护理的重点是去除致病原因,防止压疮造成局部继续发展。

(2)炎性浸润期:此期护理的重点是保护皮肤,预防感染。

(3)浅度溃疡期:此期护理的重点为清洁伤口,清除坏死组织,处理伤口渗出液,促进肉芽组织生长,并预防和控制感染。

(4)坏死溃疡期:此期除继续加强浅度溃疡期的治疗和护理措施外,采取清创术清除焦痂和腐肉,处理伤口潜行和窦道以减少无效腔,并保护暴露的骨骼和肌肉。同时加强营养补给。

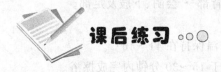

课后练习

一、单选题

1. 护士于 6 时 40 分为患者翻身,检查见全身皮肤状况良好。该患者下一次翻身时间是( )

A. 8 时 40 分　　　　　B. 9 时 40 分　　　　　C. 10 时 40 分

D. 9时10分　　　　　　E. 10时10分

2. 患者为左肱骨干骨折后行切开复位内固术后,患者穿上衣的步骤是( )
　 A. 先脱左侧,后穿右侧　　B. 先脱左侧,不穿右侧　　C. 先脱左侧,后穿左侧
　 D. 先脱右侧,后穿右侧　　E. 先脱右侧,后穿左侧

3. 皮肤按摩可选用( )
　 A. 20%～30%乙醇　　　B. 30%乙醇　　　　　　C. 50%乙醇
　 D. 70%乙醇　　　　　　E. 95%乙醇

4. 护士对老年患者进行皮肤状况的评估时,下列哪项表明患者皮肤存在潜在问题( )
　 A. 皮肤表面干枯粗　　　B. 皮肤存在硬结　　　　C. 皮肤色素沉着增多
　 D. 皮肤弹性减弱　　　　E. 皮肤皱纹增多

5. 仰卧位时,压疮最常发生的部位是( )
　 A. 髋部　　　B. 背部　　　C. 腹部　　　D. 头部　　　E. 骶尾部

6. 为大小便失禁、偏瘫患者翻身后,在身体空隙处垫软枕,其作用是( )
　 A. 促进局部血液循环　　　　　B. 降低局部组织所承受的压力
　 C. 降低空隙处所受压强　　　　D. 减少皮肤的摩擦刺激
　 E. 防止排泄物对局部的直接刺激

7. 属于仰卧位时压疮好发部位是( )
　 A. 坐骨结节处　　B. 髂前上棘　　C. 耳郭　　D. 肩胛　　E. 内外踝

8. 属于俯卧位时压疮好发部位是( )
　 A. 坐骨结节处　　B. 髂前上棘　　C. 耳郭　　D. 肩胛　　E. 内外踝

9. 如翻身时发现骶尾部皮肤呈紫红色,触之有硬结。属于压疮的( )
　 A. 炎性浸润期　　　　B. 淤血红润期　　　　C. 浅度溃疡期
　 D. 深度溃疡期　　　　E. 局部皮肤感染

10. 如昏迷患者骶尾部皮肤发红,大小为3cm×3cm,未破损。患者的压疮处于( )
　　A. 淤血红润期　　　　B. 炎性浸润期　　　　C. 浅度溃疡期
　　D. 深度溃疡期　　　　E. 坏死溃疡期

二、多选题

1. 下列哪些属于压疮炎性浸润期的临床表现( )
　 A. 皮肤表面出现呈紫红色　　B. 皮下产生硬结　　　C. 表皮有水疱
　 D. 患者感觉疼痛　　　　　　E. 浅层组织有脓液流出

2. 压疮发生的原因包括( )
　 A. 局部组织长期受压　　　B. 使用石膏绷带衬垫不当　　C. 全身营养缺乏
　 D. 局部皮肤经常受排泄物刺激　　E. 肌肉软弱萎缩

3. 为卧床患者进行床上擦浴时,正确的操作是( )
　 A. 依次擦洗眼额、面颊、鼻翼、人中、耳后、下颌直至颈部
　 B. 遮挡患者,保护患者隐私
　 C. 将热水倒入脸盆约2/3满
　 D. 为外伤患者脱衣时先脱患侧后脱健侧
　 E. 擦浴后骨突处用50%乙醇做按摩

4. 关于压疮炎性浸润期的护理措施正确的是(　)

    A. 增加翻身次数

    B. 保护皮肤,避免感染

    C. 未破的小水疱可用无菌纱布包扎

    D. 大水疱直接用注射器抽出水疱内液体

    E. 破溃的水疱应消毒创面及其周围皮肤,然后用无菌敷料包扎

5. 下列患者适合进行盆浴的是(　)

    A. 小儿　　　　　　　　　B. 老年患者　　　　　　　　　C. 传染病患者

    D. 妊娠7个月以上的孕妇　　E. 精神病患者

第四节　会阴部护理

一、评估

(一)病情

评估患者有无二便失禁、留置尿管、泌尿生殖系统炎症或手术等情况。

(二)自理能力

根据患者自理能力情况给予一定协助。

(三)会阴部卫生状况

观察患者会阴部有无感染症状、有无破损,有无异味及分泌物情况。

(四)会阴部卫生知识的了解程度及技能

评估患者对会阴部清洁卫生重要性的了解程度,会阴部清洁方式是否正确。

二、会阴部的清洁护理

(一)便器使用法

1. 目的　满足患者排便需要,促进患者舒适。

2. 注意事项

(1)尊重并保护患者隐私。

(2)便盆应清洁,且不可使用破损便盆,防止皮肤损伤。

(3)金属便盆使用前需倒入少量热水加温,尤其是气候寒冷时,避免太凉而引起患者不适。

3. 健康教育　指导患者及家属正确使用便盆,切忌硬塞或硬拉便器,以免损伤骶尾部皮肤。

(二)会阴部清洁护理

1. 目的

(1)去除会阴部异味,预防和减少感染。

(2)防止皮肤破损,促进伤口愈合。

(3)增进舒适,指导患者清洁的原则。

2. 清洁顺序

男性：大腿上部→ 阴茎头→阴茎体部→阴囊部→肛门→涂软膏

女性：大腿上部→ 阴唇部位尿道口和阴道口部位→肛门→涂软膏

3. 注意事项

(1)进行会阴部擦洗时每擦洗一处需变换毛巾部位。如用棉球擦洗,每擦洗一处应更换一个棉球。

(2)护士在操作时,应符合人体力学原则,保持良好的身体姿势,注意节时省力。

(3)如果患者有会阴部或直肠手术,应使用无菌棉球擦净手术部位及会阴部周围。

(4)操作中减少暴露,注意保暖,并保护患者隐私。

(5)留置导尿管者由尿道口处向远端依次用消毒棉球擦洗。

(6)女性患者月经期宜采用会阴冲洗。

4. 健康教育

(1)教育患者经常检查会阴部卫生情况,及时做好清洁卫生,预防感染。

(2)指导患者掌握会阴部清洁方法。

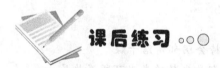

课后练习

一、单选题

1. 为患者进行会阴护理措施中,维护其自尊的是(　　)

 A. 教育其养成良好的排尿习惯   B. 耐心解释并提供隐蔽的排尿环境

 C. 调整体位以协助排尿   D. 按摩其下腹部,使尿液排出

 E. 温水冲洗会阴以诱导排尿

2. 会阴护理的目的不包括(　　)

 A. 去除会阴部异味   B. 预防和减少感染

 C. 防止皮肤破损,促进伤口愈合   D. 增进舒适,指导患者清洁的原则

 E. 去除病灶,缓解疼痛

3. 进行妇科手术之前,护士为患者留置尿管。插管时,消毒尿道外口及小阴唇的顺序是(　　)

 A. 由上向下,由内向外   B. 由上向下,由外向内   C. 由下向上,由内向外

 D. 由下向上,由外向内   E. 由右向左,由外向内

4. 临床常用会阴擦拭溶液(　　)

 A. 0.05%氯己定溶液   B. 30%乙醇   C. 500mg含氯消毒剂

 D. 75%乙醇   E. 0.2%～0.5%碘伏溶液

5. 女性导尿患者的会阴护理第一次擦拭顺序正确的是(　　)

 A. 阴阜-大阴唇-小阴唇-尿道口-尿管-阴道口-会阴联合至肛门

 B. 阴阜-小阴唇-尿道口-尿管-大阴唇-阴道口-会阴联合至肛门

 C. 大阴唇-阴阜-小阴唇-尿管-尿道口-阴道口-会阴联合至肛门

D. 小阴唇-大阴唇-尿道-尿道口-阴道口-阴阜-会阴联合至肛门

E. 小阴唇-尿道-大阴唇-阴道口-尿道口-阴阜-会阴至联合肛门

6. 女性导尿患者的会阴护理第二次擦拭顺序正确的是（ ）

A. 阴阜-小阴唇-尿道口-尿管-大阴唇-阴道口-会阴联合至肛门

B. 尿道口-尿管-阴道口-小阴唇-大阴唇-阴阜-会阴联合至肛门

C. 大阴唇-阴阜-小阴唇-尿管-尿道口-阴道口-会阴联合至肛门

D. 小阴唇-大阴唇-尿管-尿道口-阴道口-阴阜-会阴联合至肛门

E. 大阴唇-小阴唇-尿道-阴道-尿道口-阴阜-会阴联合至肛门

7. 患者因外伤瘫痪导致尿失禁,给予留置导尿,护士巡视时发现患者尿液混浊、色黄,护士应给予的措施是（ ）

A. 经常清洗尿道口　　　　B. 进行膀胱冲洗　　　　C. 及时更换导尿管

D. 观察尿量并记录　　　　E. 促进膀胱功能恢复

8. 会阴护理时下列说法不正确的是（ ）

A. 核对患者,并做好解释工作　　　　B. 安慰患者,消除紧张心理

C. 患者取屈膝仰卧位　　　　　　　　D. 注意保护患者隐私

E. 不用保暖

9. 关于尿失禁患者的护理措施,错误的是（ ）

A. 理解与尊重患者　　　　　　　　B. 保持会阴部清洁干燥

C. 控制饮水,减少尿量　　　　　　　D. 长期尿失禁的患者可留置导尿

E. 指导患者锻炼盆底部肌肉

10. 留置导尿的患者,尿管更换的时间为（ ）

A.1次/天　　B.1次/2天　　C.1次/3天　　D.1次/1周　　E.1次/2周

二、多选题

1. 会阴擦洗的目的有（ ）

A. 清除会阴部分分泌物,保持会阴及肛门部清洁

B. 促进舒适和会阴伤口愈合

C. 去除病灶,缓解疼痛

D. 杀灭会阴部细菌

E. 增进患者舒适度,指导患者清洁的原则

2. 会阴擦洗常用溶液（ ）

A. 0.9%生理盐水　　B. 0.2%～0.5%碘伏溶液　　C. 2%～4%碳酸氢钠溶液

D. 75%乙醇　　E. 温无菌浓肥皂水

3. 会阴擦洗的适用对象（ ）

A. 长期卧床患者　　B. 妇产科手术后留置导尿管　　C. 会阴及阴道手术后患者

D. 急性外阴炎患者　　E. 长期阴道流血患者

4. 会阴水肿湿热敷（ ）

A. 50%硫酸镁　　B. 凡士林　　C. 热水袋　　D. 红花酒精　　E. 95%乙醇

5. 会阴擦洗基本原则（ ）

A. 标准预防,消毒隔离

 B. 评估患者会阴部有无伤口、有无尿失禁、留置尿管

 C. 月经期者仍可执行

 D. 有分泌物时可不做处理

 E. 会阴擦洗时注意保护患者隐私,水温适宜

第五节　晨晚间护理

一、晨间护理

(一)晨间护理的意义

促进患者身心舒适,预防并发症。

(二)晨间护理的目的

1. 促进患者清洁、舒适及预防压疮、肺炎等并发症的发生。

2. 观察和了解病情,为诊断、治疗及调整护理计划提供依据。

3. 进行心理和卫生指导,满足患者心理需求,促进护患沟通。

4. 保持病室和床单位的整洁美观。

(三)晨间护理内容

1. 采用湿式扫床法清洁并整理床单位,必要时更换被服。

2. 根据患者病情和自理能力,协助患者排便、洗漱及进食等。

3. 根据患者病情合理摆放体位,如腹部手术患者采取半卧位。检查全身皮肤有无受压变红,进行背部及受压骨隆突处皮肤的按摩。

4. 根据需要给予患者叩背、协助排痰,必要时给予吸痰,指导有效咳嗽。

5. 检查各种管道引流是否通畅,固定是否良好及治疗完成情况。

6. 与患者进行晨间交流,询问夜间睡眠、疼痛及呼吸情况,肠功能恢复情况,以及活动能力等。

7. 酌情开窗通风,保持病室内空气新鲜。

二、晚间护理

(一)晚间护理的意义

促进患者清洁、舒适地入睡。

(二)晚间护理的目的

1. 确保病室安静、清洁,为患者创造良好的夜间睡眠条件,促进患者入睡。

2. 观察和了解病情变化,满足患者身心需要,促进护患沟通。

3. 预防压力性损伤的发生。

(三)晚间护理内容

1. 整理床单位,必要时予以更换。

2. 根据患者病情和自理能力,协助患者排便、洗漱等,女性患者会阴冲洗。

3. 协助患者取舒适卧位,并检查患者全身皮肤受压情况,观察有无早期压疮迹象,按摩背部及骨隆突部位。

4. 进行管道护理,检查导管有无打折、扭曲或受压,妥善固定并保持导管通畅。

5. 为疼痛患者遵医嘱给予镇痛治疗。

6. 保持病室安静,督促家属离院。夜间巡视时,护士要注意做到"四轻"(走路轻、说话轻、操作轻及关门轻)。

7. 保持病室光线适宜,危重病室保留廊灯,便于观察患者夜间病情变化。

8. 保持病室空气流通,调节室温,根据情况增减盖被。

9. 经常巡视病室,了解患者睡眠情况,对于失眠的患者应给予相应的护理,同时观察病情变化,并酌情处理。

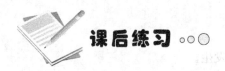

课后练习

一、单选题

1. 护士进行晨间护理的内容不包括( )

　　A. 协助患者进行口腔护理　　B. 整理床单位　　　C. 必要时更换衣服

　　D. 发放口服药　　　　　　　E. 必要时给予吸痰

2. 护士晚间护理的内容不包括( )

　　A. 协助患者生活护理　　　　B. 增进护患感情　　　C. 经常巡视病房

　　D. 了解睡眠情况　　　　　　E. 创造良好的环境帮助患者入睡

3. 晨间护理时为患者擦洗背部后,用( )按摩骨隆突处

　　A. 50％乙醇　　　B. 生理盐水　　C. 75％乙醇　　D. 温开水　　E.95％乙醇

4. 晨间护理一般在什么时候完成( )

　　A. 交班前　　　　　　　　　B. 清晨诊疗工作前完成　　C. 医生查房前

　　D. 医生查房后　　　　　　　E. 患者起床后

5. 晚间护理应安排在( )

　　A. 晚饭后　　B. 晚饭前　　C. 下午4时后　　D. 晚上10时后　　E. 临睡前

6. 实习护士为新生儿进行晨间护理,护士长提醒她应特别注意清洁( )

　　A. 头面部　　B. 前胸　　C. 后背　　　　D. 腋下　　　E. 足部

7. 晨间护理的内容不包括( )

　　A. 饮食护理　　B. 口腔护理　　C. 观察病情　　D. 心理护理　　E. 卫生宣教

8. 对重症患者进行晨间护理时应特别注意( )

　　A. 床单是否清洁干燥　　　　B. 体位是否舒适　　　　C. 局部皮肤受压情况

　　D. 面和手是否清洁　　　　　E. 衣服是否清洁

9. 早产儿进行晨间护理时室内温度应保持在( )℃

　　A. 20～22　　　B. 22～24　　　C. 24～26　　　D. 27～28　　　E. 29～30

二、多选题

1. 晨间护理的目的包括( )

    A. 使患者清洁舒适,预防压疮及肺炎等并发症

    B. 保持病室及病床的整洁、舒适、美观

    C. 观察和了解病情

    D. 进行心理护理及卫生宣传

    E. 增强患者信心

2. 晨间护理的内容( )

    A. 问候患者

    B. 协助患者排便,留取标本,更换引流瓶

    C. 注意观察病情

    D. 放平床上支架,协助患者进行口腔护理洗脸

    E. 整理床单位,酌情更换床单被罩、枕套及衣裤

3. 晚间护理的目的( )

    A. 保持病室安静   B. 病床整洁   C. 注意观察病情

    D. 了解患者心理需求   E. 做好身心护理

4. 晚间护理的内容( )

    A. 协助患者进行口腔护理,洗脸、洗手

    B. 帮助患者梳头、热水泡脚

    C. 整理床单位,需要时更换床单、被罩、枕套及衣裤

    D. 创造良好的睡眠环境

    E. 经常巡视病房,了解患者睡眠情况,注意观察病情

5. 急性胆囊炎患者术后第二天,其晨间护理的内容包括( )

    A. 漱口   B. 洗脸   C. 梳头

    D. 检查局部伤口   E. 观察睡眠情况

第6章 休息与活动

第一节　休息与睡眠

一、休息

休息(rest)是指在一段时间内通过减少活动量或改变活动方式,使身心处于一种没有紧张和焦虑的放松状态。休息包括身体和心理两方面的放松。

(一)休息的意义

休息是人类的基本需要之一,充足的休息是维持机体身心健康的必要条件;休息对维护健康具有重要的意义:

1. 可减轻或消除疲劳,缓解精神紧张和压力。

2. 可维持机体生理调节的规律性。

3. 可促进机体正常的生长发育。

4. 可减少能量的消耗。

5. 可促进组织及蛋白质的合成。

(二)休息的条件

1. 身体方面　身体舒适是保证有效休息的重要条件,各组织器官功能良好、正常;皮肤完整;关节肌肉活动正常;身体各部位清洁、无异味、无疼痛、无感觉异常,卧位舒适。

2. 心理方面　个体患病时通常会伴有情绪、行为及日常生活形态方面的变化,因疾病会出现害怕、抑郁、沮丧、依赖等情绪变化和精神压力。

3. 环境方面　环境中的空间、温度、湿度、光线、色彩、空气、声音等都会对患者的休息、康复造成不同程度的影响。

4. 睡眠方面　睡眠的时间和质量是影响休息的重要因素,无论患者属于原发性睡眠障碍或继发性睡眠障碍,都可影响患者的休息和身体康复。

(三)协助患者休息的措施

1. 增加身体的舒适　及时评估并减轻身体的不适,包括疼痛、恶心、呕吐、口渴、姿势与体位、个人卫生等,是保证患者休息的基础。

2. 促进心理的放松　精神放松、心情愉悦是保证休息质量的关键。积极帮助患者排解压抑情绪,指导患者以积极的心态正确面对疾病。

3. 保证环境的和谐　为保证患者得到良好的休息,病室环境应保持舒适、安全、安静、光线适宜、必要的遮挡。

4. 选择适当的休息方式　根据患者的病情和习惯,选择适宜的休息方式。

5. 保证足够的睡眠　护士在协助患者休息的过程中,要全面评估影响患者睡眠质量的因素,制订促进睡眠的有效措施,保证患者睡眠的时间和质量。

二、睡眠

睡眠(sleep)是指周期性发生的知觉的特殊状态,由不同时相组成,对周围环境可相对地不做出反应。睡眠是一种重要的生活方式。

(一)睡眠的生理

1. 睡眠的发生机制　睡眠是一个主动的过程,睡眠中枢位于脑干尾端,与睡眠有非常密切的关系,脑干尾端各种刺激性病变均可引起过度睡眠,而破坏性病变可引起睡眠减少。

2. 睡眠的生理特点　睡眠活动呈周期性、循环性,每天一周期。

3. 睡眠的时相(sleep phase)　根据睡眠发展过程中脑电波变化和机体活动功能变化分为快、慢波睡眠。

(1)慢波睡眠,即正相睡眠,分为 4 个时期:①入睡期;②浅睡期;③中度睡眠期;④深度睡眠期。

(2)快波睡眠,即异相睡眠。

4. 睡眠周期(sleep cycle)　在正常状况下,睡眠是一个由慢波睡眠与快波睡眠周期性交替的过程。

(二)睡眠的需要量

每个人对睡眠的需要不一样,主要受年龄的影响。新生儿 24 小时中大多处于睡眠状态,1周以后为 16～20 小时;婴儿为 14～15 小时;幼儿为 12～14 小时;学龄儿童 10～12 小时;青少年为 8～9 小时;成人一般为 7～8 小时;50 岁以上平均 7 小时。

(三)睡眠的评估

1. 影响睡眠的因素

(1)年龄因素:通常睡眠时间与年龄成反比,即随着年龄的增长,个体的睡眠时间逐渐减少。

(2)生理因素:睡眠是一种周期性现象,一般发生在昼夜性节律的最低期,与人的生物钟保持一致。相当于一个人的生物时钟,每天 24 小时周期规律运转。

(3)病理因素:几乎所有的疾病都会影响原有的睡眠型态。患病的人需要更多的睡眠时间,然而,因躯体疾病造成的不适、疼痛、心悸、呼吸困难、瘙痒、恶心、发热、尿频等症状均会影响正常的睡眠。

(4)环境因素:环境的改变直接影响人的睡眠状况,大多数人在陌生的环境下难以入睡。患者睡眠时的体位、各种管道,以及所处环境中的光线、声音、温度、湿度、空气质量等均会影响睡眠质量。

(5)药物因素:有些药物对睡眠有一定的影响,如神经系统用药、抗组胺药、平喘药、镇痛药、镇静药、激素等。

(6)其他因素:如饮食、运动、个人生活习惯等。

2.睡眠障碍　睡眠障碍(sleep disorder)是指睡眠量及质的异常,或者在睡眠中或睡眠觉醒转换时出现某些临床症状。也包括影响入睡或保持正常睡眠能力的障碍,如睡眠减少或睡眠过多。临床上常见的有失眠、睡眠呼吸暂停、发作性睡病、睡眠过度、睡行症、梦魇、睡惊症、夜间遗尿症等。

3.住院患者睡眠状况的评估　协助患者获得最佳的休息与睡眠,以达到康复的目的。

(1)评估的重点:①睡眠时间和质量的个体化需要;②症状、类型、持续时间;③原因。

(2)评估的方法:①问诊;②观察;③量表测量;④辅助检查。

(3)评估的内容:①入睡潜伏期;②午休情况;③总睡眠时间;④睡眠深度;⑤入睡持续时间;⑥睡眠中有无异常症状;⑦是否服用睡眠药物。

(四)住院患者的睡眠特点

住院患者因疾病的影响,身心状态较健康时发生了不同程度的变化,因此,患者原有的睡眠形态会受到影响,主要表现为以下两点。

1.睡眠节律改变　是指患者正常的昼夜性节律受到破坏,睡眠与昼夜性节律不协调。

2.睡眠质量改变　睡眠质量改变是各睡眠时相持续的时间、睡眠深度及睡眠效果的改变。

(五)促进睡眠的护理措施

1.满足患者身体舒适的需要　医护人员应积极采取措施,从根本上消除影响患者身体舒适和睡眠的因素。

2.舒缓患者的心理压力　患者愉悦的心情可促进睡眠,焦虑、不安等情绪会影响睡眠。注意观察患者,及时发现和了解患者情绪变化,及时解决患者的睡眠问题。

3.创造良好的睡眠环境　保持病室的温湿度适宜、空气新鲜、光线柔和,轻开、关门等,尽量减少外界环境对患者的不良刺激。

4.建立良好的睡眠习惯　①规律作息时间;②合理安排日间活动;③避免熬夜。

第二节　活　动

一、活动受限的原因及对机体的影响

(一)活动受限的原因

1.疼痛　因手术后、切口等引起的疼痛,使患者的活动受限。

2.运动、神经系统结构改变或功能受阻　可造成暂时的或永久的运动功能障碍,如脑血管意外、重症肌无力、肢体先天畸形或残疾。

3.患者营养状态改变　由于疾病造成严重营养不良、缺氧、乏力等症状而限制了活动。

4.损伤　肌肉、骨骼、关节的器质性损伤,如扭伤、骨折等。

5.精神心理因素　极度忧郁或精神疾病患者。

6.医疗护理措施的实施　如约束带、牵引术、石膏绷带、绝对卧床患者。

(二)活动受限对机体的影响

1.对皮肤的影响　活动受限或长期卧床患者,易造成压疮。

2. 对运动系统的影响

(1)肌张力减弱、肌肉萎缩:导致活动减少。

(2)骨质疏松、骨骼变形:当机体活动完全受限,造骨细胞缺乏刺激,停止造骨活动,但破骨细胞仍然继续其功能,造骨和破骨功能失衡,骨质内的钙磷流失,导致骨质疏松,造成病理性骨折等。

(3)关节僵硬、挛缩、变形:卧床时,为了舒适往往采取屈曲位,长期活动受限使关节僵硬、挛缩、变形,出现垂足、垂腕、髋关节外旋及关节活动范围缩小等情况。

3. 对心血管系统的影响

(1)直立性低血压:是指患者从卧位到坐位或站立位、长时间站立位时出现血压突然下降,并伴有头昏、视力模糊、乏力、恶心等。

(2)深静脉血栓形成:是指血液在深静脉内形成血栓,引起的静脉回流障碍性疾病,多发生于下肢。

4. 对呼吸系统的影响

(1)限制有效通气:活动减少使机体代谢需求降低,尤其是平卧时腹腔脏器增加横膈的压力,使胸腔变小,肺部扩张受限,导致呼吸浅表。

(2)影响呼吸道分泌物的排出:长期卧床患者大多体质虚弱,呼吸肌运动能力减弱,胸廓与横膈运动受限,无力进行有效的深呼吸,加之患者无力咳嗽,不能将痰液咳出,致使呼吸道内分泌物排出困难。对长期卧床的患者要定时翻身、拍背,保持呼吸道通畅和肺正常的通气功能,避免坠积性肺炎的发生。

5. 对消化系统的影响

(1)食欲下降:患者出现食欲下降,摄入的营养物质减少,胃肠消化吸收功能减退,导致营养不良。

(2)便秘:长期卧床或活动减少,加之患者摄入的水分和纤维素减少,导致便秘。便秘可因腹肌和提肛肌无力而进一步加重,使排便更加困难,加重便秘。

6. 对泌尿系统的影响

(1)排尿困难、尿潴留:正常情况下,当处于站姿或坐姿时,会阴部肌肉放松,利于排尿;平卧时,由于排尿姿势的改变,患者可能出现排尿困难;若长期存在,膀胱膨胀造成逼尿肌伸展,机体对膀胱胀满的感觉性变差,形成尿潴留。

(2)泌尿系结石和感染:由于机体活动量减少,尿液中的钙磷浓度增加,因同时伴有尿潴留,容易形成泌尿道结石。

7. 对心理状态的影响 持续的活动受限,常使患者出现焦虑、抑郁、愤怒、挫折感等不良情绪,有些制动患者容易出现情绪波动。

二、患者活动的评估

患者适度的活动,对促进疾病康复、减少长期卧床出现的并发症是非常重要的,在患者活动前评估患者的实际情况,制订相应的活动计划。

1. 一般情况 包括患者的年龄、性别、文化程度、职业等。在活动的选择上,首先考虑年龄,年龄是决定机体对活动的需要及耐受程度的重要因素之一。老年人身体逐渐衰老,宜选择节奏缓慢的活动,如太极拳、散步等。由于生长发育及体力的差异,男性和女性运动方式及运动强度有一定区别。文化程度和职业可以帮助护士分析和预测患者对活动的兴趣。护士在制订活动计划时应全面考虑以上因素,选择适合患者的活动方式。

2. 心肺功能状态　活动会增加机体对氧的需要量,使机体出现心率及呼吸加快,给呼吸和循环系统带来压力和负担,当患者有循环系统或呼吸系统疾病时,活动会加重原有疾病,甚至会引发心搏骤停。因此,活动前应评估患者的血压、心率、呼吸,心肺功能,确定活动量及活动方式。

3. 骨骼肌肉状态　机体活动需要具有健康的骨骼组织和良好的肌力。

4. 关节功能状态　机体若要正常活动,还须具有良好的关节功能。在评估关节的状况时,通过主动运动(患者自己移动关节)和被动运动(护士协助患者移动关节),观察是否有肿胀、僵硬、变形,关节活动范围有无受限,活动时关节有无声响或疼痛、不适等症状。

5. 机体活动能力　通过对患者日常活动情况的评估来判断其活动能力,如观察患者的穿衣、梳头、洗漱、如厕等动作,对其完成情况进行综合评价。

6. 目前的患者情况　疾病的性质和严重程度可限制机体的活动,评估疾病的性质和严重程度,如骨折、截瘫、昏迷情况,合理安排患者的活动量及活动方式,同时也有利于患者的康复。病情轻者对活动的影响较小,护士应鼓励患者坚持进行主动运动。此外,在评估患者疾病的同时,护士还应考虑到疾病治疗方案对活动的特殊要求,正确处理肢体活动与制动的关系,制订合理的护理计划。

7. 社会心理状况　患者的心理状况会影响其对活动的积极性。如果患者情绪低落、焦虑,对活动缺乏热情,不愿配合活动时,会严重影响活动的进行。因此,帮助患者保持愉快的情绪、保持对治疗的信心及对活动的兴趣,有助于活动的进行。此外,患者家属的态度和行为也会影响患者的心理状态。因此,护士还应告知家属给予患者充分的理解和支持,帮助患者建立广泛的社会支持系统,提高参与活动的积极性,共同完成护理计划。

三、协助患者活动

根据病人的不同年龄身心发育特点和疾病情况选择适宜的活动方式是促进康复的重要环节,尽量活动对大多数人来说都有益于健康,但如果缺乏科学的依据和正确的方法则对健康不利,甚至会对身体造成伤害。

1. 协助患者采取正确的卧位　长期卧床的患者,由于缺乏活动,或长时间采取不适当的被动体位或强迫体位,会影响脊柱、关节及肌肉组织的功能,患者可能出现局部疼痛、肌肉僵硬等症状。因此,卧床患者若病情允许,应经常变换体位,同时保持身体各关节处于最佳功能位置,防止关节变形、挛缩,保持肌肉和关节的功能。

2. 协助患者进行关节活动度练习　关节活动范围(range of motion, ROM)是指关节运动时所通过的运动弧,常以度数表示,亦称关节活动度。关节活动度练习(range of motion execises, ROM又称为 ROM 练习,是指根据每一特定关节可活动的范围,通过应用主动或被动的练习方法,对此关节进行屈曲和伸展的运动,以维持关节正常的活动范围,恢复和改善关节功能的锻炼方法。

3. 指导和协助患者进行肌力训练　目的是增强肌力及肌肉耐力,防止肌肉废用性萎缩,增强关节周围肌力以提高关节稳定性。

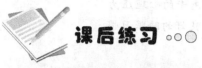

课后练习

一、单选题

1. 最重要最自然的休息方式是（ ）
   A. 散步　　　B. 听音乐　　　C. 坐下　　　D. 睡眠　　　E. 跑步

2. 随着年龄的增长，下列关于睡眠特点措施正确的是（ ）
   A. 总的睡眠时间增加　　　　　B. 个体睡眠时间逐步减少
   C. 睡觉过程中醒来次数减少　　D. 慢波睡觉时间增加
   E. 夜晚睡眠时间增加

3. 睡眠中枢位于（ ）
   A. 大脑皮质　　　　　B. 脑干尾端　　　　　C. 上行抑制系统
   D. 第三脑室　　　　　E. 左侧脑室

4. 成人睡眠时间（ ）小时
   A. 7～8　　　B. 5～6　　　C. 8～10　　　D. 3～6　　　E. 9～10

5. 活动受限时机体最常出现的并发症是（ ）
   A. 压疮　　　B. 肺不张　　　C. 高血压　　　D. 营养不良　　　E. 低血压

6. 活动减少对运动系统的影响（ ）
   A. 骨关节炎　　　　　B. 骨坏死　　　　　C. 肌张力增加
   D. 关节僵硬　　　　　E. 深静脉血栓

7. 获得休息最基本的重要条件是（ ）
   A. 身体舒适　　　　　B. 良好的物理环境　　　C. 生理上的舒适
   D. 无疼痛　　　　　　E. 疼痛

8. 长期不活动对心血管系统产生影响,下列哪项除外（ ）
   A. 眩晕　　　　　　　B. 直立性低血压　　　　C. 肺栓塞
   D. 深静脉血栓　　　　E. 高血压

9. 活动的评估不包括（ ）
   A. 关节功能　　　B. 信仰　　　C. 疾病史　　　D. 年龄　　　E. 性别

10. 下列哪项不是患者活动前评估的项目（ ）
    A. 血压　　　B. 心率　　　C. 呼吸　　　D. 体重　　　E. 心肺功能

二、多选题

1. 如何建立良好的睡眠习惯（ ）
   A. 规律作息时间　　　B. 合理安排日间活动　　　C. 避免熬夜
   D. 喝浓茶　　　　　　E. 喝咖啡

2. 活动受限可致泌尿系统发生（ ）
   A. 尿失禁　　　　　　B. 尿潴留　　　　　C. 排尿困难
   D. 泌尿道感染　　　　E. 尿路结石

3. 促进睡眠的护理措施（　　）

  A. 满足患者身体舒适的需要   B. 减轻患者的心理压力

  C. 创造良好的睡眠环境   D. 建立良好的睡眠习惯

  E. 改变体位

4. 休息的意义包括（　　）

  A. 可减轻或消除疲劳,缓解精神紧张和压力

  B. 可维持机体生理调节的规律性

  C. 可促进机体正常的生长发育

  D. 可减少能量的消耗

  E. 可促进蛋白质的合成及组织修复

5. 患者活动的评估包括（　　）

  A. 患者对日常生活活动、健康运动的个体化需要

  B. 生活自理能力

  C. 活动耐力

  D. 主要影响因素

  E. 因活动受限对患者的主要影响

第7章 生命体征的评估与护理

生命体征(vital signs)是体温(body temperature)、脉搏(pulse)、呼吸(respiration)及血压(blood pressure)的总称,缩写为 T、P、R、BP。生命体征受大脑皮质控制,是机体内在活动的一种客观反映,是衡量机体身心状况的可靠指标。正常人生命体征在一定范围内相对稳定,变化很小且相互之间存在内在联系。而在病理情况下,其变化极其敏感。护士通过认真仔细地观察生命体征,可以获得患者生理状态的基本资料,了解机体重要脏器的功能活动情况,了解疾病的发生、发展及转归,为预防、诊断、治疗及护理提供依据。因此,对生命体征的评估与护理是临床护理中极为重要的内容之一,是护士必须掌握的基本技能和护理措施。

第一节 体温的评估与护理

体温(body temperature),指身体内部胸腔、腹腔和中枢神经的温度,也称体核温度(core temperature)。体核温度是机体在新陈代谢和骨骼肌运动等过程中不断产生热能的结果,具有相对稳定且较体表温度高的特点。体表温度(shell temperature)又称皮肤温度,指皮肤表面的温度,可受外部环境因素的影响而发生变化,且低于体核温度。医学上所说的体温是指机体深部的平均温度,体温的相对恒定是机体新陈代谢和生命活动正常进行的必要条件。

一、正常体温及生理变化

(一)体温的形成

体温是由三大营养物质糖、脂肪、蛋白质氧化分解而产生。三大营养物质在体内氧化时释放能量,其总能量的 50% 以上迅速转化为热能,以维持体温,并不断地散发到体外;其余不足50% 的能量贮存于三磷酸腺苷(ATP)内,供机体利用,最终仍转化为热能散发到体外。

(二)产热与散热

1. **机体的产热**　机体的热量主要来源于新陈代谢活动的产物,依靠化学方式产热。人体产热的器官主要是肝脏和骨骼肌。安静状态下,机体的热量主要来源于内脏器官;活动时主要的产热器官是骨骼肌,占总热量的 90%。体液因素和神经因素参与产热调节过程。

2. **机体的散热**　机体的散热依靠物理方式,主要散热部位是皮肤,其次是呼吸和排泄。散热主要是物理方式有辐射、传导、对流和蒸发四种。

（1）辐射（radiation）：是指热量由一个物体表面通过电磁波的形式传到另一个与它不接触的物体表面的散热方式。辐射是人体在安静状态下处于低温环境时的主要散热方式。

（2）传导（conduction）：是指物体的热量传给同它直接接触的温度较低物体的一种散热方式。在发热时使用冰袋冷敷等情况下，机体可采取传导方式散热。

（3）对流（convection）：是指通过气体或液体的流动交换热量的散热方式。人体可通过血液循环的对流方式将热量传导到体表。生活中人们也可以通过空调等设备采用空气对流方式调节室内温度。

（4）蒸发（evaporation）：是指由液态转变为气态的过程中带走大量热的一种散热方式。蒸发散热的形式包括发汗（显性蒸发）和不发汗（不显性蒸发）两种，人体的呼吸道、口腔黏膜及皮肤随时都在进行着蒸发散热。给发热患者采取乙醇擦浴等措施时，也是很好地利用了蒸发散热来降低体温。

（三）体温的调节

人体的体温是相对恒定的，维持体温相对恒定依赖于自主性（生理性）体温调节和行为性体温调节两种方式。前者是在下丘脑体温调节中枢控制下，机体受内、外环境温度刺激，通过一系列生理反应，调节机体的产热和散热，使体温保持相对恒定的体温调节方式。后者是人类有意识的行为活动，通过机体在不同环境中姿势和行为改变而达到调节体温的目的。因此，行为性体温调节是以自主性体温调节为基础，是对自主性体温调节的补充。

（四）体温的生理变化

1. 正常体温　正常体温的范围：测量体温常选用的部位有口腔、腋下和直肠，其中直肠温度最接近于体核温度，而腋下温度则属于较为稳定的体表温度。正常体温值是分别以口腔、直肠、腋下的平均温度作为衡量不同测量部位体温水平的参照标准。所以，体温的正常值不是一个绝对值，而是在一定范围内波动的相对数值。健康成人不同部位的体温正常范围及平均值见表7-1。

表 7-1　健康成人不同部位的体温正常范围及平均值

部位	正常范围（℃）	平均值（℃）
腋温	36.0～37.0	36.5
口温	36.3～37.2	37.0
肛温	36.5～37.7	37.5

体温的单位：

体温通常可用摄氏度（℃）和华氏温度（℉）表示，换算公式为：℃＝（℉-32）＊5/9；℉＝℃＊9/5＋32。

2. 影响体温的生理因素　体温可随多种生理因素的变化而在正常范围内出现生理性的波动，诸如昼夜、年龄、性别、环境、活动、饮食、药物等均会产生影响。但其变化范围很小，一般不超过 0.5～1.0℃。

（1）昼夜：体温在 24 小时内呈现周期性变化。一般清晨 2：00－6：00 体温最低，下午2：00－8：00 体温最高，入夜后体温逐渐降低，波动范围＜1℃，这种昼夜的节律性波动与下丘脑的生物钟功能有关。

（2）年龄：由于年龄不同而基础代谢水平的差异，从而体温也不尽相同。新生儿尤其是早产儿，因体温调节中枢尚未发育完善，调节体温的能力较差，容易受环境温度的影响而发生改变；儿童新陈代谢旺盛，体温略高于成人；老年人由于代谢减缓，体温较低。各年龄段的生命体征变化见表7-2。

表7-2 各年龄段的生命体征变化

年龄段	体温(℃)	脉搏(次/分)	呼吸(次/分)	血压(mmHg)
新生儿	36.8(腋温)	80～180	30～80	73/55
1～3岁	37.7(肛温)	80～140	20～40	90/55
6～8岁	37.0(口温)	75～120	15～25	95/75
10岁	37.0(口温)	75～110	15～25	102/62
青少年	37.0(口温)	60～100	15～20	102/80
成年人	37.0(口温)	60～100	12～20	120/80
年龄＞70岁	36.0(口温)	60～100	15～20	120/80

(3)性别:成年女性的体温略高于男性0.3℃。由于女性受黄体酮(孕激素)的影响,体温有升高的变化,并且女性相对于男性的皮下脂肪较厚,维持热量的能力较强。

(4)环境:在寒冷或炎热的环境中,机体的散热受到明显的加强或抑制,体温可暂时性的降低或升高,体温调节中枢会相应地做出调控反应。

(5)活动:任何需要消耗体力的活动,都会促进骨骼肌运动,从而产生大量的热量,体温可由此升高。同时,运动过程中交感神经兴奋,代谢水平升高、产热增加,也会促进体温的增高。

(6)饮食:进食后,由于食物的特殊动力作用,可使体温暂时性的升高。饥饿、禁食时,体温会有所降低。

(7)药物:麻醉药物可抑制体温调节中枢或影响传入路径的活动并能扩张血管,增加散热,降低机体对寒冷环境的适应能力。因此,对手术患者术中、术后应注意保暖。

二、异常体温的评估及护理

(一)体温过高

1. **定义** 体温过高,又称发热(fever,pyrexia),是指由于外伤或疾病影响导致机体体温高于正常的水平。通常以体温上升值超过正常水平0.5℃,或者一昼夜体温波动＞1.0℃时,界定为体温过高。

2. **原因** 发热又称为调节性体温升高,是机体在致热源的作用下,使体温调节中枢的调定点上移引起的产热增多、散热减少,导致体温升高超过正常水平的状态。发热的原因可分为由病原体引发的感染性发热和病原体以外物质造成的非感染性发热两大类。临床以细菌或病毒引发的感染性发热为多见,非感染性发热可由颅脑损伤、心肌梗死、肺栓塞、肿瘤等引起。

3. **发热过程及表现** 典型的发热过程分为体温上升期、高热持续期和退热期3个阶段。

(1)体温上升期:其特点为体温中枢调定点上移,产热大于散热。表现为畏寒、皮肤苍白、干燥无汗,由于皮肤血管收缩,皮肤温度下降,部分患者可伴有寒战。体温上升的方式可有骤升和渐升。骤升指体温在数小时内升至高峰,如肺炎球菌性肺炎;渐升指体温逐渐上升,数日内达到高峰,如伤寒。

(2)高热持续期:其特点为产热较正常时增加,散热也相应增加,体温维持在较高水平。表现为颜面潮红、皮肤灼热、呼吸加深加快、食欲缺乏、口干、少尿、心率加快,伴有头痛、头晕,甚至惊厥、谵妄、昏迷等。

（3）退热期：其特点为机体产热趋于正常，散热进一步增加，体温下降至正常水平表现为大量出汗和皮肤温度降低，偶有脱水现象和电解质紊乱现象。年老体弱、婴幼儿或有心血管疾病者易出现血压下降、脉搏细速、四肢厥冷等循环衰竭的症状。体温下降有骤退和渐退两种。骤退指体温在数小时内降至正常，如大叶性肺炎、疟疾等；渐退指体温在数日内降至正常，如伤寒、风湿热等。

4. 发热的等级　以正常口腔温度为标准，根据体温升高的程度，将发热分为 4 个等级。①低热：37.3～38.0℃；②中度热：38.1～39.0℃；③高热：39.1～41.0℃；④超高热：＞41.0℃。

5. 热型　热型是发热时将多次测得的体温数值绘制在体温单上而形成相互连接的曲线形态。临床上某些发热性疾病具有独特的热型，通过分析曲线形态的变化，对判断病情、评价疗效和预后均有重要的参考价值，常见热型有以下 4 种（图 7-1）。

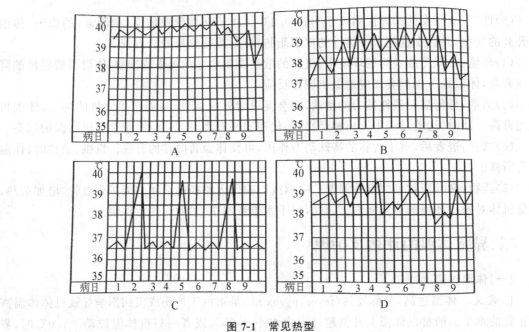

图 7-1　常见热型
A. 稽留热；B. 弛张热；C. 间歇热；D. 不规则热

（1）稽留热（continued fever）：体温高达 39.0～40.0℃，持续数日或数周，24 小时内波动范围＜1℃，多见于大叶性肺炎、流行性脑脊膜炎、伤寒等。

（2）弛张热（remittent fever）：体温持续高于正常，24 小时内波动范围＞1℃ 以上，最低时的体温仍高于正常，多见于败血症、重症肺结核、化脓性炎症等。

（3）间歇热（intermittent fever）：体温突然上升至 39.0℃ 以上，持续一段时间后，下降至正常或正常以下，经过一个间歇，又反复发作，即高热期与无热期有规律地、反复交替出现。常见于疟疾。

（4）不规则热（irregular fever）：发热无一定规律，持续时间不定。多见于流行性感冒、癌性发热等。

6.护理措施

(1)评估:密切观察病情的动态变化,每日测体温4次,高热患者每4小时测量1次,待体温恢复正常3日后,改为每日测1~2次。同时注意观察脉搏、呼吸、血压、意识的变化,以及发热的程度、热型、伴随症状及治疗效果等,及时做出护理诊断与护理计划。

(2)降温措施:遵照医嘱给予物理或化学降温措施,如冷疗法或给药。体温39.0℃,可用冰袋冷敷头部,体温>39.5℃时,可用乙醇擦浴、温水擦浴或大动脉冷敷。采用降温措施30分钟后复测体温,评价效果,并做好记录与交班。

(3)饮食护理:发热患者因摄入不足、消耗增加,常出现营养失衡和体液不足等现象,应根据病情、出入液量和体重变化等,合理调整饮食结构和饮水量。鼓励患者少量多餐,进食高能量、高维生素、易消化的清淡流质或半流质饮食。若无禁忌证者,每天应补充水分2 500~3 000mL,对于不能经口进食者,应遵照医嘱经静脉或鼻饲管补充水、电解质。

(4)生活护理:①环境适宜。调节室温、合理通风,体温上升期患者如有寒战应注意保温。保持环境安静舒适,利于患者卧床休息。②口腔护理。发热患者因食欲缺乏、抵抗力下降,口腔容易出现口唇干裂、溃疡等问题,应在清晨、餐后、临睡前协助患者清洁口腔,并注意观察口腔内情况,如出现疾病时,应遵照医嘱合理给药。③皮肤护理。发热患者在退热期会大量出汗,护士应及时帮患者擦干汗液,病情许可下适当进行沐浴或擦浴,及时更换衣服和被单,保持床单位清洁、干燥。卧床患者应帮助定时更换体位,保持舒适卧位,预防压疮的发生。

(5)安全护理:患者发热期间应注意卧床休息,减少能量消耗,若因高热出现躁动不安、谵妄时,应及时报告医生,采取适当约束保护,防止摔倒或坠床。

(6)心理护理:观察了解发热各期患者的心理反应,对体温的变化、伴随的症状给予合理的解释,经常关心体贴患者,满足患者的需要,以缓解其紧张情绪,消除躯体不适。

(7)健康教育:教会患者及家属正确测量体温的方法、简易的物理降温方法,并告知患者及家属休息、营养、饮水、清洁的重要性。

(二)体温过低

1.定义 体温过低又称体温不升,是指因各种原因引起的机体中心温度(直肠温度)低于35℃的一种严重的临床综合征。常见于早产儿、全身衰竭的患者。体温过低对人体危害极大,病死率高达60%~80%。

2.原因 体温过低是由机体产热过少和散热过多引起的体温负平衡状态,多见于以下原因。

(1)体温调节中枢发育未成熟或受损,如早产儿、脑外伤、重症疾病等。

(2)产热减少,见于重度营养不良、极度衰竭患者。

(3)散热过多,如长期暴露在极低温环境中。

(4)药物中毒。

3.低温等级 ①轻度低温:32.1~35.0℃;②中度低温:30.0~32.0℃;③重度低温:<30.0℃;④致死温度:23.0~25.0℃。

4.护理措施

(1)评估:每小时监测生命体征和病情变化,直至体温恢复正常稳定。如患者出现寒战应立即通知医生,并积极配合治疗抢救。

(2)复温措施:当体温低于34.0℃时,应根据病因选择性的实施复温。可提高室温、加盖毛毯或棉被,使用热水袋,减少皮肤暴露,使用加温毯、温水浴、短波透热等方法,病情严重者可配合医生实施呼吸道加温法、体腔灌流复温法等。

(3)配合抢救:随时做好抢救准备工作。

(4)其他:加强患者的生活护理与心理干预

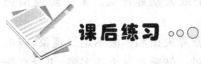 **课后练习** ○○○

一、单选题

1. 机体散热的方式不包括( )
    A. 辐射　　　　B. 传导　　　　C. 对流　　　　D. 转化　　　　E. 蒸发

2. 测量体温常选的部位不正确的是( )
    A. 口腔　　　　B. 直肠　　　　C. 腋窝　　　　D. 肛门　　　　E. 耳后

3. 稽留热的特点是体温持续在( )℃,达到数日或数周,24小时波动范围不超过1℃
    A. 37~38　　B. 38~39　　C. 39~40　　D. 37.5~38　　E. 38.5~40

4. 弛张热体温持续高于正常,24小时内波动范围为( )℃
    A. >1　　　　B. <1　　　　C. >2　　　　D. <2　　　　E. =1

5. 以发热程度不同,临床上常将发热分为四类,不正确的是( )
    A. 极低热　　B. 低热　　　C. 中等热　　D. 高热　　　E. 超高热

6. 体温过低是指体温低于( )℃
    A. 37　　　　B. 35　　　　C. 36　　　　D. 36.5　　　E. 35.5

7. 高热患者护理措施:鼓励患者多饮水,以每日( )mL为宜。
    A. 2 000　　B. 2 500　　C. 3 200　　D. 3 500　　E. 4 000

8. 关于体温生理性变化的错误叙述是( )
    A. 一昼夜中体温一般清晨2-6时最低,下午2-8时最高
    B. 女性月经前期和妊娠早期体温略降低
    C. 老年人体温为正常范围低值
    D. 小儿体温略高于成人
    E. 进食、运动后体温一过性增高

9. 体温的调节中枢位于( )
    A. 延髓上部　　B. 丘脑下部　　C. 小脑蚓部　　D. 大脑枕叶　　E. 脊髓颈段

10. 物理降温30分钟后测体温的绘制符号是( )
    A. 红虚线红点　　　　　B. 红虚线红圈　　　　　C. 蓝虚线蓝点
    D. 蓝虚线蓝圈　　　　　E. 红虚线蓝圈

二、多选题

1. 一般发热过程包括哪三个时期( )
    A. 体温上升期　　　　　B. 持续高热期　　　　　C. 体温下降期
    D. 持续退热期　　　　　E. 退热期

2. 不宜在直肠测温的患者是( )

    A. 昏迷   B. 灌肠后 15 分钟   C. 婴幼儿

    D. 痔术后   E. 溃疡性结肠炎

3. 浸泡体温计常用的消毒溶液是( )

    A.1％消毒灵   B.40％甲醛   C.75％乙醇

    D.1％过氧乙酸   E.20％碘伏

4. 为高热患者降温,正确的方法是( )

    A. 中暑患者用冷盐水灌肠

    B. 白血病患者用冰袋置于前额部冷敷

    C. 麻疹病儿用温水擦拭头面部和胸腹部

    D. 产褥热患者用温水擦浴

    E. 输液反应引起高热寒战,用乙醇擦浴

5. 体温过低的原因有( )

    A. 散热过多   B. 产热减少   C. 颅脑外伤

    D. 药物中毒   E. 大出血

第二节　脉搏的评估与护理

脉搏(pulse)指在心动周期中随着心脏节律性的收缩与舒张,动脉内的压力和容积相应地出现周期性的节律搏动。脉搏产生后,向全身动脉传播,如波浪式推进,在人体皮肤表面可触及浅表动脉的搏动。通过测量脉搏可以了解循环系统的功能,如心率、心律、心室收缩力、外周阻力及动脉弹性等,因此,测量脉搏是观察患者病情的一个重要环节。

一、正常脉搏及生理变化

(一)脉搏的产生

心脏窦房结的自律细胞发生兴奋冲动,传自心脏各部,使心脏收缩,左心室将血液射入主动脉,动脉管壁随之弹性扩张;当心脏舒张时,相应的动脉管壁弹性回缩。这种动脉管壁的起伏搏动形成动脉脉搏。

(二)脉搏的生理变化

1. 脉率　脉率(pluse rate)是指每分钟脉搏搏动的次数。正常成人在安静状态下的脉率为 60~100 次/分。正常情况下,脉率与心率相一致,是心率的指标。脉率可随多种生理性因素而发生一定范围的波动。

(1)年龄:脉率随着年龄增长而减慢,新生儿、幼儿的脉率较成人快。

(2)性别:同龄女性脉率较男性略快。

(3)活动、情绪:运动、兴奋、恐惧、愤怒、焦虑使脉率加快,安静、休息和睡眠则使其减慢。

(4)饮食、药物:进食时可使脉率暂时增快,禁食、镇静剂、洋地黄类药物使脉率减慢。

(5)体型:瘦高者较矮胖者的脉率稍慢。

2. 脉律 脉律(pulse rhythm)是指脉搏的节律性。正常脉搏的节律规则、均匀,间隔时间相等,在一定程度上反映心脏的功能。

3. 脉搏的强弱 它是触诊时血液流经血管的一种感觉。正常情况下每搏强弱相同。脉搏的强弱取决于动脉充盈度和周围血管的阻力,既与心搏量和脉压大小有关,也与动脉壁的弹性有关。

4. 动脉壁的情况 触诊时可感觉到的动脉壁性质。正常动脉管壁光滑、柔软、富有弹性。

二、异常脉搏的评估及护理

(一)异常脉搏的评估

1. 脉率异常

(1)速脉(tachycardia):又称心动过速,在安静状态下,成人脉率>100 次/分。常见于高热、甲状腺功能亢进、贫血、大出血前期、休克等患者。一般体温每升高 1℃,成人脉率约增加 10 次/分,儿童增加 15 次/分。

(2)缓脉(bradycardia):又称心动过缓,在安静状态下,成人脉率<60 次/分。常见于颅内压增高、甲状腺功能减退、房室传导阻滞等患者。

2. 节律异常

(1)间歇脉:是指在一系列正常规则的脉搏中,出现一次提前而较弱的脉搏,其后有较正常延长的间歇(即代偿性间歇),又称过早搏动或期前收缩。多见于各种心脏病或洋地黄中毒的患者,正常人在过度疲劳、情绪激动、体位改变时也可偶发。

(2)二联律与三联律:每隔一个正常搏动后即出现一次期前收缩称为二联律,每隔两个正常搏动后出现一次期前收缩称为三联律。常见于器质性心脏病或洋地黄中毒的患者。

(3)脉搏短绌:是指在同一单位时间内,脉率少于心率,又称绌脉。发生绌脉是由于心肌收缩力强弱不等,有些心输出量减少的心脏收缩只产生心音,而不能引起周围血管的搏动,导致脉率低于心率。触诊外周动脉时脉搏细数、脉律极不规则,听诊心脏时心率快慢不一,心律完全不规则,心音强弱不等。常见于心房颤动的患者。

3. 强弱异常

(1)洪脉:是指心输出量增加,血管充盈度和脉压较大时,搏动强大有力的脉。常见于高热、甲状腺功能亢进、主动脉瓣关闭不全等患者。

(2)丝脉:又称细脉,是指心输出量减少,血管充盈度和脉压较小时,搏动细弱无力或难以触及的脉搏。常见于大出血、休克、主动脉狭窄等患者。

(3)水冲脉:是指收缩压增高、舒张压降低,脉压增大所致,形成起落、急促有力的脉。常见于主动脉瓣关闭不全、先天性动脉导管未闭、动静脉瘘、甲状腺功能亢进、严重贫血等患者。

(4)交替脉:是指节律正常而强弱交替出现的脉搏,多与左心室收缩力强弱交替有关,提示左心室心肌损伤与心力衰竭。常见于高血压心脏病、冠心病、心肌梗死的患者。

(5)奇脉:是指吸气时明显减弱,甚至消失的脉搏,主要与吸气时左心室搏出量减少有关。常见于心包积液、缩窄性心包炎、心包填塞的患者。

4. 动脉壁异常 随着年龄的增长,血管弹力纤维的减少、胶原纤维增多,动脉管壁的弹性下降,触诊时管壁弹性降低,呈条索状,甚至有迂曲,呈结节状,如按琴弦。常见于动脉硬化的患者。

(二)异常脉的护理

1. 病情观察 观察患者脉的频率、节律、强弱及动脉管壁弹性等变化,以及其他相关症状。

2. 用药护理 严格遵照医嘱给药,观察药物疗效及不良反应,做好用药指导,协助医生进行有关诊疗检查,备齐抢救物品和药物。

3. 心理护理 针对患者和家属的紧张、焦虑、恐惧等心理反应,及时有效地给予解释和安慰,尽量满足其认知和情感需求,缓解不良反应,消除顾虑。

4. 健康指导 为患者和家属提供安全用药知识与自我监测技能,提高自我应急处理的能力。指导患者合理调整饮食、戒烟限酒,维持健康生活形态。

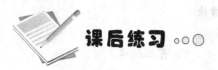

课后练习 ○○○

一、单选题

1. 正常成人在安静状态下脉率为( )

    A. 60~80 次/分   B. 60~100 次/分   C. 60~90 次/分

    D. 80~100 次/分   E. 70~80 次/分

2. 下列说法正确的是( )

    A. 脉率随年龄的增长而逐渐减低   B. 脉率随年龄的增长而逐渐增加

    C. 女性脉率比男性脉率稍慢   D. 矮壮者脉率比瘦高者脉率慢

    E. 饮浓茶可使心率变慢

3. 速脉是指成人脉率超过( )

    A. 80 次/分   B. 70 次/分   C. 100 次/分

    D. 60 次/分   E. 90 次/分

4. 缓脉是指成人脉率低于( )

    A. 80 次/分   B. 70 次/分   C. 100 次/分

    D. 60 次/分   E. 90 次/分

5. 一般体温每升高 1℃,成人脉率约增加( )

    A. 3 次/分   B. 5 次/分   C. 15 次/分

    D. 10 次/分   E. 20 次/分

6. 一般体温每升高 1℃,儿童脉率约增加( )

    A. 3 次/分   B. 5 次/分   C. 15 次/分

    D. 10 次/分   E. 20 次/分

7. 洪脉出现不包括的范围为( )

    A. 高热   B. 甲亢   C. 主动脉关闭不全

    D. 休克   E. 以上都不是

8. 细脉出现不包括的范围为( )

    A. 心功能不全   B. 甲亢   C. 大出血

D. 休克　　　　　　　　　　E. 主动脉瓣狭窄

9. 奇脉出现不包括的范围为（　　）

　　A. 心包积液　　　　　　　B. 缩窄性心包炎　　　　　　C. 心包填塞

　　D. 休克　　　　　　　　　E. 以上都不是

10. 异常脉搏的病情观察不包括（　　）

　　A. 脉率　　　　　　　　　B. 脉搏节律　　　　　　　　C. 脉搏强弱

　　D. 动脉管壁弹性　　　　　E. 瞳孔大小

二、多选题

1. 关于脉搏生理性变化错误的论述是（　　）

　　A. 幼儿比成人快　　　　　B. 男性比女性快　　　　　　C. 老年人比幼儿快

　　D. 站立较卧位快　　　　　E. 运动和情绪激动时增快

2. 高热患者的脉搏特点是（　　）

　　A. 脉率增快　　　　　　　B. 搏动强大有力　　　　　　C. 有三联律

　　D. 脉率少于心率　　　　　E. 吸气时明显减弱

3. 异常脉搏中包含哪些（　　）

　　A. 脉率异常　　　　　　　B. 节律异常　　　　　　　　C. 强弱异常

　　D. 动脉壁异常　　　　　　E. 吸气增快

4. 节律异常的脉搏包含（　　）

　　A. 间歇脉　　　　　　　　B. 脉搏短绌　　　　　　　　C. 缓脉

　　D. 细脉　　　　　　　　　E. 洪脉

5. 强弱异常的脉搏包含（　　）

　　A. 奇脉　　　　　　　　　B. 水冲脉　　　　　　　　　C. 交替脉

　　D. 细脉　　　　　　　　　E. 洪脉

第三节　血压的评估与护理

　　血压（blood pressure，BP），是指在血管内流动的血液对单位面积血管壁形成的侧压力（压强）。在不同血管内，血压被分别称为动脉血压、毛细血管压和静脉血压，而一般临床上所指的血压是动脉血压，常以肱动脉血压来表示。在心动周期中，当心室收缩时，推动血液向外流动，主动脉压急剧升高，血液对动脉管壁的侧压力达到最高值，此时称为收缩压；当心室舒张时，动脉管壁弹性回缩，主动脉压下降，至舒张末期时，血液对动脉管壁的侧压力降到最低值，此时称为舒张压。收缩压与舒张压之差称为脉压。

一、正常血压及生理变化

（一）血压的形成

　　心血管系统是一个封闭的管道系统，在这个系统中足够的血液充盈是形成血压的前提，心脏的泵血、外周阻力和动脉管壁的弹性也是形成血压的基本条件。血压的调节受神经系统和多种激素的调控,以维持相对稳定的血压,保证组织器官的灌流。

1. **血压的单位**　测量血压时,以血压和大气压作为比较,用血压高于大气压的数值表示血压水平的高度。临床上通常以毫米汞柱(mmHg)或千帕(kPa)作为计量单位。换算公式为 1mmHg＝0.133kPa,1kPa＝7.5mmHg。记录血压的数值以分数形式表示,常书写为:收缩压/舒张压 mmHg。

2. **正常血压的范围**　正常成年人在安静状态下,血压的范围是收缩压 90～139mmHg,舒张压 60～89mmHg,脉压 30～40mmHg。

(二)影响血压的因素

1. **每搏输出量**　主要影响收缩压的高低。在心率和外周阻力不变的情况下,每搏输出量增大,射入主动脉的血量增加,动脉管壁所受的张力也增加,则收缩压显著上升,舒张压升高不显著,脉压增大;反之,每搏输出量减少,则收缩压下降,脉压减小。

2. **心率**　主要影响舒张压的变化,在每搏输出量和外周阻力不变的情况下,心率快,心舒张期缩短,回流血液减少,在心舒张期末主动脉内存留血量增多,则舒张压明显上升;在心收缩期,由于动脉血压升高使外周血流速度增快,收缩压升高不如舒张压明显,故而脉压随之减少。

3. **外周阻力**　主要影响舒张压的高低。心输出量不变而外周阻力增大时,心舒张期血液流入静脉的速度减慢,存留在主动脉中的血量增多,则舒张压增高;心收缩期由于动脉血压升高使血液流速加快,故而收缩压增高不如舒张压显著,脉压减小,反之,外周阻力减小时,舒张压降低较收缩压更为明显,脉压增大。

4. **主动脉和大动脉管壁的弹性**　动脉管壁的弹性对血压搏动起到缓冲作用。当动脉血管发生硬化时,由于血管的顺应性降低,使收缩压升高、舒张压降低,脉压增大。

5. **循环血量和血管容积**　循环血量和血管容积相适应,才能使循环系统足够充盈,保证组织器官的正常灌注。当发生循环血量减少或血管容积扩大时,血压会下降,造成组织缺血缺氧等现象。

(三)血压的生理变化

1. **血压的单位**　测量血压时,以血压和大气压作为比较,用血压高于大气压的数值表示血压水平的高度。临床上通常以毫米汞柱(mmHg)或千帕(kPa)作为计量单位。换算公式为 1mmHg ＝0.133kPa,1kPa＝7.5mmHg。记录血压的数值以分数形式表示,常书写为:收缩压/舒张压 mmHg。

2. **正常血压的范围**　正常成年人在安静状态下,血压的范围是收缩压 90～139mmHg,舒张压 60～89mmHg,脉压 30～40mmHg。

3. **生理变化**

(1)年龄和性别:随着年龄的增长,血压增高,尤以收缩压升高更为明显,同龄女性血压略低于男性,在更年期后差别减小。

(2)昼夜和睡眠:一般清晨血压最低,至傍晚时为最高,夜间睡眠时血压降低,而过度劳累或睡眠不佳会使血压增高。

(3)环境温度:在寒冷环境中,由于末梢血管收缩而外周阻力增加,使血压增高;高温环境下,因皮肤血管扩张,血压下降。

(4)身体部位:因左右肱动脉解剖的差异(右侧动脉起始于主动脉弓第一分支头干,左侧动脉来源于主动脉第三分支左锁骨下动脉),一般右上肢血压高于左上肢,因股动脉的管径更粗,血流量多,故下肢血压比上肢高。

(5)体位变化:由于重力引起的代偿机制,使站立时的血压最高,坐位时次之,卧位时最低。

(6)情绪与心态:紧张、焦虑、恐惧、兴奋及疼痛刺激均可使血压升高。

(7)体重与体形:体重增加与体形增大,则血压相应增高。

(8)其他:运动、吸烟、饮酒、摄盐过多、药物等对血压也有影响。

二、异常血压的评估与护理

(一)异常血压的评估

1. 高血压　指未服抗高血压药情况下,成人收缩压≥140mmHg 和(或)舒张压≥90mmHg。

2. 低血压　成人血压<90/60mmHg,且伴有明显血容量不足的表现,如脉搏细速、心悸、头晕,称为低血压。持续的低血压常见于严重病症,如休克、大出血、急性心力衰竭的患者。

3. 脉压异常

(1)脉压增大:>40mmHg,多见于主动脉瓣关闭不全、主动脉硬化等患者。

(2)脉压减小:<30mmHg,多见于心包积液、缩窄性心包炎、主动脉狭窄等患者。

(二)异常血压的护理

1. 心理护理　测量发现血压异常时,应保持镇静,与患者的基础血压值相比较,给予合理的解释与安慰,减轻、消除患者的紧张情绪,并及时与医生联系处理。

2. 病情观察　根据医嘱与病情,监测血压的变化及用药后的反应,做到"四定",即定时间、定部位、定体位、定血压计。休息与制动患者血压过高时,应注意让其卧床休息,减少活动,保证充足的睡眠时间;血压过低时,应迅速安置平卧位,并立即报告医生采取措施。

3. 环境与饮食　保持病室安静、空气清新、温湿度适宜。根据血压变化调整饮食中的盐、脂肪、胆固醇的摄入,避免辛辣刺激的食物。

4. 健康教育　指导患者进行正确监测血压和有规律服药,合理饮食、适量运动、戒烟限酒、控制体重、稳定情绪、保持大便通畅。

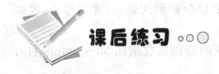

课后练习

一、单选题

1. 正常成人在安静状态下,血压的范围是(　　)

　　A. 收缩压 90～140mmHg　　　　　　舒张压 60～90mmHg

　　B. 收缩压 90～139mmHg　　　　　　舒张压 60～89mmHg

　　C. 收缩压 89～139mmHg　　　　　　舒张压 59～89mmHg

　　D. 收缩压 89～140mmHg　　　　　　舒张压 59～90mmHg

　　E. 收缩压 90～139mmHg　　　　　　舒张压 60～90mmHg

2. 下列说法正确的是(　　)

　　A. 每搏输出量影响收缩压　　　　　　B. 心率影响收缩压

C. 外周阻力影响收缩压　　　　　D. 矮壮者血压比瘦高者血压高

E. 饮浓茶可使舒张压增加

3. 影响血压的因素中错误的是(　　)

A. 每搏输出量　　B. 外周阻力　　C. 心率　　D. 循环血量　　E. 呼吸频率

4. 血压单位值换算正确的是(　　)

A. 1mmHg＝0.133kPa　　　　B. 1kPa＝7.6mmHg　　　　C. 1mmHg＝0.134kPa

D. 1kPa＝7.55mmHg　　　　E. 1mmHg＝0.1335kPa

5. 根据身体不同部位测量血压,正确的是(　　)

A. 右上肢低于左上肢　　　　　　B. 右上肢高于左上肢

C. 左侧比右侧高10~20mmHg　　　D. 下肢低于上肢10~20mmHg

E. 下肢低于上肢20~40mmHg

6. 高血压的界定范围为(　　)

A. 收缩压≥139mmHg 和(或)舒张压≥89mmHg

B. 收缩压＞139mmHg 和(或)舒张压＞89mmHg

C. 收缩压≥140mmHg 和(或)舒张压≥90mmHg

D. 收缩压＞140mmHg 和(或)舒张压＞90mmHg

E. 收缩压≥140mmHg 和(或)舒张压≤90mmHg

7. 下列不属于脉压增大的表现为(　　)

A. 主动脉硬化　　　　B. 主动脉瓣关闭不全　　　　C. 动静脉瘘

D. 休克　　　　E. 甲亢

8. 下列不属于脉压减小的表现为(　　)

A. 心包积液　　　　B. 缩窄性心包炎　　　　C. 末梢循环衰竭

D. 休克　　　　E. 以上都不是

9. 异常血压的护理包括哪些(　　)

A. 心理护理　　　　B. 病情观察　　　　C. 休息与活动

D. 健康教育　　　　E. 以上都是

10. 临床中血压的测量有"四定",不属于"四定"的是(　　)

A. 定人　　B. 定时间　　C. 定部位　　D. 定体位　　E. 定血压计

二、多选题

1. 正常成人在安静状态下,血压的范围错误的是(　　)

A. 收缩压 90~140mmHg　　　　　舒张压 60~90mmHg

B. 收缩压 90~139mmHg　　　　　舒张压 60~89mmHg

C. 收缩压 89~139mmHg　　　　　舒张压 59~89mmHg

D. 收缩压 89~140mmHg　　　　　舒张压 59~90mmHg

E. 收缩压 90~139mmHg　　　　　舒张压 60~90mmHg

2. 脉压减小常见于(　　)

A. 老年性动脉硬化　　　B. 主动脉瓣关闭不全　　　C. 心包积液

D. 心肌炎　　　E. 缩窄性心包炎

3. 使血压值偏低的因素是( )

    A. 袖带缠裹过紧   B. 袖带太宽   C. 汞柱量不足

    D. 反复多次测量   E. 被测量肢体高于心脏水平位置

4. 测量下肢血压的正确操作是( )

    A. 取仰卧位或俯卧位

    B. 袖带长约 135cm,比上肢袖带宽 2cm

    C. 袖带下缘距腘窝 3～5cm

    D. 将听诊器胸件置于腘动脉搏动处

    E. 测得的收缩压和舒张压均比上肢高 3～5kPa

5. 陈某,男,75 岁。因高血压引起脑血管意外,经抢救病情稳定,意识清楚,左侧瘫痪,护士为其选择右侧上肢测血压的主要原因是( )

    A. 患者能配合操作

    B. 为减轻患者的身心痛苦

    C. 左侧肢体肌张力减弱,不能真实反映血压情况

    D. 左侧循环不良,易致血压不准确

    E. 使操作顺利、迅速

第四节 呼吸的评估与护理

机体在新陈代谢过程中,需要不断地从外界吸取氧气,并将自身产生的二氧化碳排出体外,这种机体与环境之间的气体交换称为呼吸。呼吸是维持机体生命活动和内环境稳定的重要生理过程之一,是生命存在的重要基础。

一、正常呼吸与生理变化

(一)呼吸过程

呼吸的全过程由三个互相关联的环节组成(图 7-2)。

(二)呼吸运动的调节

1. 呼吸中枢   呼吸中枢是指中枢神经系统内产生呼吸节律和调节呼吸运动的神经细胞群,它们分布于脊髓、延髓、脑桥、间脑、大脑皮质等部位。

2. 呼吸的反射性调节

(1)肺牵张反射。

(2)呼吸肌本体感受性反射。

(3)防御性呼吸反射。

3. 呼吸的化学性调节

呼吸的化学性调节是指动脉血或脑脊液中 O_2、CO_2 和 H^+ 对呼吸的调节作用。

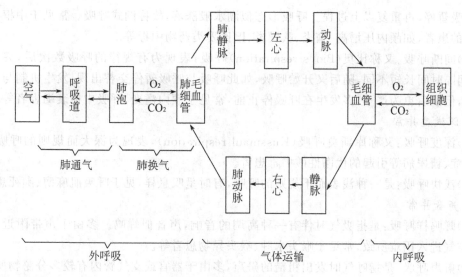

图 7-2 呼吸过程三环节

(三)呼吸的生理变化

1. **正常呼吸** 正常成人在安静状态下,呼吸频率为 16～20 次/分,表现为节律规则、均匀、无声且不费力。呼吸与脉搏的比例约为 1:4。女性以胸式呼吸为主,男性和儿童以腹式呼吸为主。

2. **生理变化**

(1)年龄:一般年龄越小,呼吸频率越快,老年人稍慢。

(2)性别:同龄女性的呼吸较男性稍快。

(3)情绪:剧烈的情绪变化,如惊恐、焦虑、愤怒、悲伤、紧张等会刺激呼吸中枢引起屏气或呼吸加快。

(4)活动:运动可使呼吸加深加快,休息睡眠时呼吸频率减慢。

(5)其他:体温上升或高空缺氧环境会使呼吸加快。呼吸的频率和深浅度均可受意识控制。

二、异常呼吸的评估与护理

(一)异常呼吸的评估

1. **频率异常**

(1)呼吸过速:又称气促或呼吸增快,是指在安静状态下,成人呼吸频率＞24 次/分。常见于高热、甲状腺功能亢进、贫血、缺氧、疼痛患者等。一般体温每升高 1℃,呼吸增加 3～4 次/分。

(2)呼吸过缓(bradypnea):在安静状态下,成人呼吸频率＜12 次/分,常见于颅内压增高、应用麻醉药或镇静剂过量等呼吸中枢受抑制的患者。

2. **节律异常**

(1)潮式呼吸:又称陈-施氏呼吸(Cheyne-Strokes respiration,CSR),是一种周期性的呼吸异常。表现为开始呼吸浅慢,逐渐加快、加深,达到高潮后,又逐渐变得浅慢,之后出现 5～20

秒的呼吸暂停,再重复以上过程。呼吸形态似潮水般涨落,故称潮式呼吸。常见于中枢神经系统疾病的患者,如颅内压增高、脑炎、脑膜炎、巴比妥类药物中毒等。

(2)间断呼吸:又称比奥(Biot's respiration)呼吸,表现为有规律的呼吸数次后,突然呼吸暂停,间隔时间长短不同,随后又开始呼吸,如此呼吸与呼吸暂停交替出现,发生机制与潮式呼吸相同,但预后更为严重,多发生在呼吸停止前,常见于颅内病变、呼吸中枢衰竭患者等。

3. 深浅度异常

(1)深度呼吸:又称库斯莫呼吸(Kussmaul respiration),表现为深大而规则的呼吸,常见于尿毒症、糖尿病等引起的代谢性酸中毒患者。

(2)浅快呼吸:是一种浅表而不规则的呼吸,有时呈叹息样,见于呼吸肌麻痹、濒死患者等。

4. 声音异常

(1)蝉鸣样呼吸:是指吸气时伴有一种高调的音响,声音似蝉鸣。多由于声带附近发生阻塞,使空气进入困难所致,常见于喉头水肿、喉头异物患者等。

(2)鼾声呼吸:是指呼气时发出粗糙的鼾声,多由于器官或支气管内有较多分泌物所致,常见于深昏迷患者。

5. 呼吸困难 是指患者感到空气不足,呼吸费力,出现用力呼吸、张口耸肩、鼻翼煽动、发绀,辅助呼吸肌也参与呼吸运动,在呼吸频率、节律、深浅度上出现异常改变,根据临床表现可分为以下几种类型。

(1)吸气性呼吸困难:由于上呼吸道出现部分梗阻,气流进入肺部不畅,呼吸肌收缩,胸内负压极度增高,使患者吸气费力,吸气时间明显长于呼气时间,出现三凹征(即胸骨上窝、锁骨上窝、肋间隙出现凹陷),常见于喉头水肿,喉头异物等患者。

(2)呼气性呼吸困难:由于下呼吸道出现部分梗阻,气体呼出部不畅,使患者呼气费力,呼气时间明显长于吸气时间,常见于支气管哮喘、阻塞性肺气肿的患者。

(3)混合性呼吸困难:由于广泛肺部病变,使患者呼气和吸气均感费力,呼吸加快且表浅。常见于重症肺炎、大量胸腔积液、气胸患者等。

(二)异常呼吸的护理

1. 病情观察 严密观察呼吸的频率、节律、性质、音响、深浅,呼吸运动的形式及对称性,以及其他伴随症状如咳嗽、咳痰、发绀等,注意其他生命体征的变化,观察药物疗效与不良反应。

2. 卧床休息 安置舒适体位,必要时取半坐卧位或端坐位,减少耗氧量,调节温度,保持空气清新。

3. 保持呼吸道通畅 及时清除呼吸道分泌物,痰多者协助排痰,进行叩背、雾化吸入或体位引流,必要时给予吸痰。

4. 氧气吸入 酌情给予氧气吸入,必要时可用呼吸机辅助呼吸。

5. 心理护理 根据患者和家属的心理反应,及时有效地给予解释和安慰,尽量满足其认知和情感需求,稳定患者情绪,消除顾虑,主动配合治疗护理。

6. 健康指导 指导患者进行有效咳嗽和呼吸训练,如深呼吸、缩唇呼吸、腹式呼吸等,改变生活方式,合理调整饮食活动,戒烟限酒,提高自我照顾与应急处理的能力。

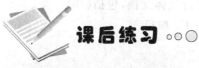**课后练习**

一、单选题

1. 正常成人在安静状态下,呼吸频率的范围是(　)
   A. 18~20 次/分　　　B. 16~20 次/分　　　C. 14~20 次/分
   D. 17~20 次/分　　　E. 16~21 次/分

2. 关于呼吸全过程的下列说法错误的是(　)
   A. 呼吸的全过程包括 3 个环节　　B. 外呼吸　　　C. 气体运输
   D. 内呼吸　　　　　　　　　　　　E. 呼吸中枢

3. 关于呼吸运动的调节错误的是(　)
   A. 呼吸中枢　　　　B. 呼吸急促　　　　C. 肺牵张反射
   D. 防御性呼吸反射　E. 化学调节

4. 呼吸过速的呼吸频率是指超过(　)
   A. 24 次/分　　　　B. 20 次/分　　　　C. 22 次/分
   D. 21 次/分　　　　E. 23 次/分

5. 呼吸过缓的呼吸频率是指低于(　)
   A. 16 次/分　　　　B. 15 次/分　　　　C. 14 次/分
   D. 12 次/分　　　　E. 13 次/分

6. 潮式呼吸常见于中枢神经系统疾病,错误的是(　)
   A. 脑炎　　　　　　B. 脑膜炎　　　　　C. 喉头水肿
   D. 颅内压增高　　　E. 巴比妥类药物中毒

7. 蝉鸣样呼吸常见于(　)
   A. 昏迷患者　　　　B. 气胸患者　　　　C. 脑膜炎患者
   D. 喉头水肿患者　　E. 支气管哮喘患者

8. 李某,男,72 岁。处于濒死期,呼吸浅表微弱,不易观察,测量呼吸的方法是(　)
   A. 测脉率乘以 1/4
   B. 细听呼吸声响
   C. 手置患者鼻孔前,感觉气流通过次数
   D. 手按胸腹部,观察胸腹壁起伏次数
   E. 用少许棉花置患者鼻孔前观察棉花纤维被吹动次数

9. 呼吸困难的分类下列说法错误的是(　)
   A. 吸气性呼吸困难　　B. 呼气性呼吸困难　　C. 混合性呼吸困难
   D. 以上都对　　　　　E. 以上都不是

10. 呼吸的生理变化与下列哪项无关(　)
    A. 年龄　　　B. 温度　　　C. 性别　　　D. 活动　　　E. 血压

二、多选题

1. 外呼吸即肺呼吸,是指外界环境与血液之间在肺部进行气体交换,包括( )

    A. 气体运输   B. 内呼吸   C. 肺通气

    D. 肺换气   E. 以上都是

2. 呼吸运动的调节包括( )

    A. 呼吸中枢   B. 呼吸的反射性调节   C. 潮式呼吸

    D. 呼吸的化学性调节   E. 呼吸增快

3. 影响呼吸生理变化的因素有( )

    A. 年龄   B. 性别   C. 活动   D. 情绪   E. 血压

4. 异常呼吸包括( )

    A. 频率异常   B. 节律异常   C. 深浅度异常

    D. 声音异常   E. 呼吸困难

5. 异常呼吸的护理包括( )

    A. 病情观察   B. 卧床休息   C. 保持呼吸道通畅

    D. 氧气吸入   E. 心理护理

第8章 冷、热疗法

第一节 概 述

一、冷、热疗法的概念

冷、热疗法是指利用低于或高于人体温度的物质作用于体表皮肤,通过神经传导引起皮肤和内脏器官血管的收缩或紧张,从而改变机体各系统体液循环和新陈代谢,达到治疗目的的方法。

人体皮肤分布着能产生各种感觉的多种感受器,如冷觉感受器、温觉感受器、痛觉感受器等。冷觉感受器位于真皮上层,温觉感受器位于真皮下层。痛觉感受器广泛分布于皮肤的表层。冷觉感受器比较集中于躯干上部和四肢,数量较温觉感受器多4～10倍。因此,机体对冷刺激的反应比热刺激敏感。当温觉感受器和冷觉感受器受到强烈刺激时,痛觉感受器也会兴奋,使机体产生疼痛。

当皮肤感受器感受温度或疼痛刺激后,神经末梢发出冲动。经过传入神经纤维传到大脑皮层感觉中枢,感觉中枢对冲动进行识别,再通过传出神经纤维发出指令,机体产生行动。当刺激强烈时,神经冲动可不经过大脑,只通过脊髓反射使整个反射过程更迅速,以免机体受损。

二、冷、热疗法的效应

冷、热疗法虽然作用于皮肤表面,但会使机体产生局部或全身的反应,包括生理效应和继发效应。

(一)生理效应

冷、热疗法的应用使机体产生不同的生理效应。

(二)继发效应

继发效应是指用冷或热超过一定时间,产生与生理效应相反作用的现象。如热疗可使血管扩张,但持续用热30～45分钟后,则血管收缩;同样持续用冷,30～60分钟后,则血管扩张,这是机体避免长时间用冷或用热对组织造成损伤而引起的防御反应。因此,冷、热治疗应有适当的时间,以20～30分钟为宜,如需反复使用,中间必须给予1小时的休息时间,让组织有一个复原过程,防止产生继发效应而抵消生理效应。

三、影响冷、热疗法效果的因素

(一)方式

冷、热应用方式不同效果也不同。冷、热疗法分为干法(干冷及干热)和湿法(湿冷及湿热)两大类。以热疗为例,将湿法和干法进行比较,湿热法具有穿透力强(因为水是一种良好的导体,其传导能力与渗透力比空气强)、不易使患者皮肤干燥、体液丢失较少,且患者的主观感觉较好等特点;而干热法具有保温时间较长,不会浸软皮肤、烫伤危险性较小及患者更易耐受等特点。因此,在同样的温度条件下,湿冷、湿热的效果优于干冷、干热。在临床应用中,应根据病变部位和病情特点选择冷热疗法方式,同时注意防止冻伤、烫伤。

(二)面积

冷、热疗法的效果与应用面积的大小有关。冷、热应用面积越大,冷、热疗法的效果就越强;反之,则越弱。但须注意使用面积越大,患者的耐受性越差,且会引起全身反应,如大面积热疗法,导致广泛性周围血管扩张,血压下降,若血压急剧下降,患者容易发生晕厥;而大面积冷疗法,导致血管收缩,并且周围皮肤的血液分流至内脏血管,使患者血压升高。

(三)时间

冷热应用的时间对治疗效果有直接影响。在一定时间内其效应随着时间的增加而增强,以达到最大化的治疗效果。如果使用的持续时间过长,会产生继发效应而抵消治疗效应,甚至还可引起不良反应,如疼痛、皮肤苍白、冻伤、烫伤等。

(四)温度

冷热疗法的温度与机体治疗前体表的温度相差越大,机体对冷热刺激的反应越强;反之,则越小。其次,环境温度也可影响冷热效应,如环境温度高于或等于身体温度时用热,传导散热被抑制,热效应会增强;而在干燥冷环境中用冷,散热会增加,冷效应会增强。

(五)部位

不同厚度的皮肤对冷、热反应的效果不同。皮肤较厚的区域,如足、手对冷、热的耐受性大,冷、热疗法效果比较差;而皮肤较薄的区域,如前臂内侧、颈部,对冷、热的敏感性强,冷、热疗法效果比较好。皮肤的不同层次对冷、热反应也不同,皮肤浅层,冷觉感受器较温觉感受器浅表且数量也多,故浅层皮肤对冷较敏感。血液循环也能影响冷、热疗法的效果,血液循环良好的部位,可增强冷、热应用的效果。因此,临床上为高热患者物理降温,将冰袋、冰囊放置在颈部、腋下、腹股沟等体表大血管流经处,以增加散热。

(六)个体差异

不同年龄、性别、身体状况、居住习惯、肤色的个体对冷、热疗法的反应不同。婴幼儿由于神经系统发育尚未成熟,对冷、热刺激的耐受性较低;老年人由于感觉功能减退,其对冷、热法刺激的敏感性降低,反应比较迟钝。女性比男性对冷、热刺激更为敏感。昏迷、血液循环障碍、血管硬化、感觉迟钝的患者,其对冷、热疗法的敏感性降低,尤其注意防止烫伤与冻伤。长期居住在热带地区者对热的耐受性较高,而长期居住寒冷地区者对冷的耐受性较高。浅肤色者比深肤色者对冷、热的反应更强烈,而深肤色者对冷热刺激更为耐受。

第二节 冷、热疗法的应用

冷热疗法是临床中常用的理疗技术,且有较多的方式方法,根据应用的面积及方式,冷热疗法可分为局部冷热疗法和全身冷热疗法。局部冷疗法包括冰袋、冰囊、冰帽、化学制冷袋的使用和冷湿敷法等;全身冷疗法包括温水擦浴、乙醇拭浴;局部热疗法包括热水袋、烤灯的使用及热湿敷、热水坐浴等。

在临床护理工作中,应了解各种冷、热疗法的特点,熟悉冷、热疗法的目的、方法、禁忌,确保安全有效地使用冷、热疗法。

一、冷疗法

(一)目的

1. 减轻局部充血或出血 冷疗可使局部血管收缩,毛细血管通透性降低,减轻局部充血;同时冷疗还可使血流减慢,血液的黏稠度增加,有利于血液凝固而控制出血,适用于局部软组织损伤的初期、扁桃体摘除术后、鼻出血患者等。

2. 减轻疼痛 冷疗可抑制细胞的活动,减慢神经冲动的传导,降低神经末梢的敏感性而减轻疼痛;同时冷疗使血管收缩,毛细血管的通透性降低,渗出减少,从而减轻由于组织肿胀压迫神经末梢所引起的疼痛,适用于急性损伤初期、牙痛、烫伤患者等。

3. 控制炎症扩散 冷疗可使局部血管收缩,血流减少,细胞的新陈代谢和细菌的活力降低,从而限制炎症的扩散,适用于炎症早期的患者。

4. 降低体温 冷直接与皮肤接触,通过传导与蒸发的物理作用,使体温降低,适用于高热、中暑患者等。

(二)禁忌

1. 血液循环障碍 常见于大面积组织受损、全身微循环障碍、休克、周围血管病变、动脉硬化、糖尿病、神经病变、水肿等患者,因循环不良,组织营养不足,若使用冷疗,进一步使血管收缩,加重血液循环障碍,导致局部组织缺血缺氧而变性坏死。

2. 慢性炎症或深部化脓病灶 因冷疗使局部血流减少,妨碍炎症的吸收。

3. 组织损伤、破裂或有开放性伤口处 因冷疗可降低血液循环,增加组织损伤,且影响伤口愈合,尤其是大范围组织损伤,应禁止用冷疗。

4. 对冷过敏 对冷过敏者使用冷疗可出现红斑、荨麻疹、关节疼痛、肌肉痉挛等过敏症状。

5. 慎用冷疗法的情况 如昏迷、感觉异常、年老体弱者、婴幼儿、关节疼痛、心脏病、哺乳期产妇胀奶等应慎用冷疗法。

6. 冷疗的禁忌部位

(1)枕后、耳郭、阴囊处:用冷疗易引起冻伤。

(2)心前区:用冷疗可导致反复性心率减慢、心房纤颤或心室纤颤及房室传导阻滞。

(3)腹部:用冷疗易引起腹泻。

(4)足底:用冷疗可导致反射性末梢血管收缩,影响散热或引起一过性冠状动脉收缩。

(三)方法

冰　袋

【目的】　降温、止血、镇痛、消炎。

【操作前准备】

1. 评估患者并解释

(1)评估:患者的年龄、病情、体温、治疗情况、局部皮肤状况、活动能力、合作程度及心理状态。

(2)解释:向患者及家属解释使用冰袋的目的、方法、注意事项及配合要点。

2. 患者准备

(1)了解冰袋使用的目的、方法、注意事项及配合要点。

(2)体位舒适、愿意合作。

3. 环境准备　室温适宜,酌情关闭门窗,避免对流风直吹患者。

4. 护士自身准备　衣帽整洁,修剪指甲,洗手,戴口罩。

5. 用物准备

(1)治疗车上层:治疗盘内备冰袋或冰囊、布套、毛巾;治疗盘外备冰块、帆布、木槌、脸盆及冷水、勺、手消毒液。

(2)治疗车下层:生活垃圾桶、医疗垃圾桶。

【注意事项】

1. 随时观察,检查冰袋有无漏水、是否夹紧。冰块融化后应及时更换,保持布袋干燥。

2. 观察用冷部位局部情况,皮肤色泽,防止冻伤,倾听患者主诉,有异常立即停止用冷。

3. 如为降温,冰袋使用后30分钟需测体温,当体温降至39℃以下,应取下冰袋,并在体温单上做好记录。

【健康教育】

1. 向患者及家属介绍使用冰袋的目的,作用及正确的使用方法。

2. 说明使用冰袋的注意事项及应达到的治疗效果。

冰　帽

冰帽和冰槽常常用于头部降温,但冰槽目前在临床上较少使用,而冰帽的使用是临床上最常用的物理降温方法之一。

【目的】　头部降温,预防脑水肿。

【注意事项】

1. 观察冰帽有无破损、漏水,冰帽内的冰块融化后,应及时更换或添加。

2. 用冷时间不超过30分钟,以防产生继发效应。

3. 加强观察,观察皮肤色泽,注意监测肛温,肛温不得低于30℃。

【健康教育】

1. 向患者及家属解释使用冰帽的目的、作用、方法。

2. 说明使用冰帽的注意事项及应达到的治疗效果。

冷湿敷

【目的】 止血、消肿、消炎、止痛。

【注意事项】

1. 注意观察局部皮肤情况及患者反应。

2. 敷布湿度得当,以不滴水为度。

3. 若为降温,则使用冷湿敷 30 分钟后应测量体温,并将体温记录在体温单上。

【健康教育】

1. 向患者及家属解释使用冷湿敷的目的、作用、方法。

2. 说明使用冷湿敷的注意事项及应达到的治疗效果。

温水拭浴或乙醇拭浴

【目的】 为高热患者降温。乙醇是一种挥发性的液体,拭浴时在皮肤上迅速蒸发,吸收和带走机体大量的热,而且乙醇又具有刺激皮肤使血管扩张的作用,因而散热能力较强。

【注意事项】

1. 擦浴过程中,注意观察局部皮肤情况及患者反应。

2. 因心前区用冷疗可导致反射性心率减慢,心房纤颤或心室纤颤及房室传导阻滞,腹部用冷疗易引起腹泻,足底用冷疗可导致反射性末梢血管收缩影响散热或引起一过性冠状动脉收缩,故心前区、腹部、后颈、足底为拭浴的禁忌部位。因婴幼儿用乙醇擦浴皮肤易造成中毒,甚至导致昏迷和死亡,血液病患者用乙醇擦浴易导致或加重出血,故婴幼儿及血液病高热患者禁用乙醇拭浴。

3. 拭浴时,以拍拭(轻拍)方式进行,避免用摩擦方式,因摩擦易生热。

【健康教育】

1. 向患者及家属解释全身降温的目的、作用、方法。

2. 说明全身降温应达到的治疗效果。

其他冷疗法

1. 化学制冷袋 可代替冰袋,维持时间 2 小时,具有方便、实用的特点。化学制冷袋有两种:一种是一次性的,它是将两种化学制剂分成两部分装在特制密封的聚乙烯塑料袋内,使用时将两种化学制剂充分混合后便可使用。在使用过程中,需观察有无破损、漏液现象,如有异常,需立即更换。以防损伤皮肤。另一种可反复使用,又称超级冷袋。它是内装凝胶或其他冰冻介质的冷袋,将其放入冰箱内 4 小时,其内容物由凝胶状态变为固态,使用时取出,在常温下吸热,又由固态变为凝胶状态(可逆过程),使用后,冷袋外壁用消毒液擦拭,置冰箱内,可再次使用。

2. 冰毯机 医用冰毯全身降温仪,简称冰毯机,分为单纯降温和亚低温治疗两种。前者用于高热患者降温,后者用于重型颅脑损伤患者。冰毯机是利用半导体制冷原理,将水箱内的蒸馏水冷却后通过主机与冰毯内的水进行循环交换,促进与毯面接触的皮肤进行散热,达到降温目的。使用时,在毯面上覆盖中单,帮助患者脱去上衣,整个背部贴于冰毯上。冰毯机连有肛温传感器,可设置肛温上、下限,根据肛温变化自动切换"制冷"开关,将肛温控制在设定范围。冰毯机使用过程中应注意监测肛温、传感器是否固定在肛门内、水槽内水量是否足够等。

3. 半导体降温帽 是利用半导体温差电制冷技术,造成帽内局部的低温环境,从而降低脑代谢率。多用于脑外伤、脑缺氧、脑水肿、颅内压增高等。该机由冰帽和整流电源两部分组成;帽内温度由整流电源输出电流调节,在环境温度不高于35℃时,帽内温度在0~25℃连续可调。与传统冰帽比较,具有降温时间持久、操作简便、能随意控制温度等特点。

二、热疗法

(一)目的

1. 促进炎症的消散和局限 热疗使局部血管扩张,血液循环速度加快,促进组织中毒素、废物的排出;同时血量增多,白细胞数量增多,吞噬能力增强和新陈代谢增加,使机体局部或全身的抵抗力和修复力增强。因而炎症早期用热疗法,可促进炎性渗出物吸收与消散,炎症后期用热疗法,可促进白细胞释放蛋白溶解酶,使炎症局限。适用于睑腺炎(麦粒肿)、乳腺炎等患者。

2. 减轻疼痛 热疗可降低痛觉神经兴奋性,又可改善血液循环,加速致痛物质排出和炎性渗出物吸收,解除对神经末梢的刺激和压迫,因而可减轻疼痛。同时,热疗可使肌肉松弛,增强结缔组织伸展性,增加关节的活动范围,减轻肌肉痉挛、僵硬,关节强直所致的疼痛。适用于腰肌劳损、肾绞痛、胃肠痉挛等患者。

3. 减轻深部组织充血 热疗使皮肤血管扩张,使平时大量呈闭锁状态的动静脉吻合支开放,皮肤血流量增多,由于全身循环血量的重新分布,减轻深部组织的充血。

4. 保暖与舒适 热疗可使局部血管扩张,促进血液循环,将热带至全身,使体温升高,并使患者感到舒适,适用于年老体弱、危重、末梢循环不良患者和早产儿。

(二)禁忌

1. 未明确诊断的急性腹痛 热疗虽能减轻疼痛,但易掩盖病情真相,贻误诊断和治疗,有引发腹膜炎的危险。

2. 面部危险三角区的感染 因该处血管丰富,面部静脉无静脉瓣,且与颅内海绵窦相通,热疗可使血管扩张,血流增多,导致细菌和毒素进入血液循环,促进炎症扩散,易造成颅内感染和败血症。

3. 各种脏器出血、出血性疾病 热疗可使局部血管扩张,增加脏器的血流量和血管通透性而加重出血。血液凝固障碍的患者,热疗会增加出血的倾向。

4. 软组织损伤或扭伤的初期(48小时内) 热疗可促进血液循环,加重皮下出血、肿胀、疼痛。

5. 其他

(1)心、肝、肾功能不全者:大面积热疗使皮肤血管扩张,减少对内脏器官的血液供应,加重病情。

（2）皮肤湿疹：热疗可加重皮肤受损，也使患者增加痒感而不适。

（3）急性炎症：如牙龈炎、中耳炎、结膜炎，热疗可使局部温度升高，使细菌繁殖及分泌物增多，加重病情。

（4）孕妇：热疗可影响胎儿的生长。

（5）金属移植物部位、人工关节：金属是热的良好导体，热疗易造成烫伤。

（6）恶性病变部位：热疗可使正常与异常细胞加速新陈代谢而加重病情，同时又促进血液循环而使肿瘤扩散、转移。

（7）睾丸：热疗会抑制精子发育并破坏精子。

（8）麻痹、感觉异常者、婴幼儿、老年人慎用热疗。

（三）方法

热水袋

【目的】　保暖、解痉、镇痛、舒适。

【操作前准备】

1. 评估患者并解释

（1）评估：患者的年龄、病情、体温、治疗情况、局部皮肤状况、活动能力、合作程度及心理状态。

（2）解释：向患者或家属解释使用热水袋的目的、方法、注意事项及配合要点。

2. 患者准备

（1）了解热水袋使用的目的、方法、注意事项及配合要点。

（2）体位舒适、愿意合作。

3. 环境准备　室温适宜，酌情关闭门窗，避免对流风直吹患者。

4. 护士自身准备　衣帽整洁，修剪指甲，洗手，戴口罩。

5. 用物准备

（1）治疗车上层：治疗盘内备热水袋或热囊、布套、毛巾；治疗盘外备：盛水容器、热水、手消毒液。

（2）治疗车下层：生活垃圾桶、医疗垃圾桶。

【注意事项】

1. 经常检查热水袋有无破损，热水袋与塞子是否配套，以防漏水。

2. 炎症部位热敷时，热水袋灌水三分之一满，以免压力过大，引起疼痛。

3. 特殊患者使用热水袋，应再包一块大毛巾或放于两层毯子之间，以防烫伤。

4. 加强巡视，定期检查局部皮肤情况，必要时床旁交班。

【健康教育】

1. 向患者及家属解释使用热水袋的目的、作用、方法。

2. 说明使用热水袋的注意事项及应达到的治疗效果。

红外线灯及烤灯

可由红外线灯或鹅颈型烤灯(普通灯泡)提供辐射热,用于婴幼儿红臀、会阴部伤口及植皮供皮区等的照射治疗。

【目的】 消炎、镇痛、解痉、促进创面干燥结痂,保护肉芽组织生长。

【注意事项】

1. 根据治疗部位选择不同功率灯泡,胸、腹、腰、背 500～1 000W,手足 250W(鹅颈灯40～60W)。

2. 由于眼内含有较多的液体,对红外线吸收较强,一定强度的红外线直接照射可引起白内障,因此,前胸、面颈照射时,应戴有色眼镜或用纱布遮盖。

3. 意识不清、局部感觉障碍、血液循环障碍、瘢痕者,治疗时应加大灯距,防止烫伤。

4. 红外线多次治疗后,治疗部位皮肤可出现网状红斑、色素沉着。

5. 使用时避免触摸灯泡或用布覆盖烤灯,以免发生烫伤及火灾。

热湿敷

【目的】 解痉、消炎、消肿、止痛。

【注意事项】

1. 若患者热敷部位不禁忌压力,可用热水袋放置在敷布上再盖以大毛巾,以维持温度。

2. 面部热敷者,应间隔 30 分钟后方可外出,以防感冒。

【健康教育】

1. 向患者及家属解释使用热水袋的目的、作用、方法。

2. 说明使用热湿敷的注意事项及应达到的治疗效果。

热水坐浴

【目的】 消炎、消肿、止痛,促进引流,用于会阴部、肛门疾病及手术后。

【注意事项】

1. 热水坐浴前先排尿、排便,因热水可刺激肛门、会阴部易引起排尿、排便反射。

2. 坐浴部位若有伤口,坐浴盆、溶液及用物必须无菌;坐浴后应用无菌技术处理伤口。

3. 女性患者经期、妊娠后期、产后 2 周内、阴道出血和盆腔急性炎症不宜坐浴,以免引起感染。

4. 坐浴过程中,注意观察患者的面色、脉搏、呼吸,倾听患者主诉,有异常时应停止坐浴,报告医生。

【健康教育】

1. 向患者及家属解释使用热水袋的目的、作用、方法。

2. 说明使用热水坐浴的注意事项及应达到的治疗效果。

温水浸泡

【目的】 消炎、镇痛、清洁、消毒创口,用于手、足、前臂、小腿部感染。

【注意事项】

1. 浸泡部位若有伤口,浸泡盆、药液及用物必须无菌;浸泡后应用无菌技术处理伤口。
2. 浸泡过程中,注意观察局部皮肤,倾听患者主诉,随时调节水温。

【健康教育】

1. 向患者及家属解释使用温水浸泡的目的、作用、方法。
2. 说明使用温水浸泡的注意事项及应达到的治疗效果。

其他热疗法

1. **化学加热袋** 化学加热袋是密封的塑料袋,内盛两种化学物质,使用时将化学物质充分混合,使袋内的两种化学物质发生反应而产热。化学物质反应初期热温不足,以后逐渐加热并有一高峰期,化学加热袋最高温度可达76℃,平均温度16℃,可持续使用2小时左右。化学加热袋使用方法与热水袋相同。一定要加布套或包裹后使用,必要时可加双层布包裹使用。

2. **透热法** 透热法是利用高频电流来提供组织深部的强热,主要用于类风湿性关节炎、变形性关节疾病、创伤、肌肉痉挛、筋膜炎等的物理治疗,应用时注意身体不可有金属物,尤其是金属移植物等,以免烫伤。

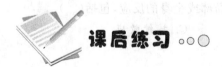 **课后练习**

一、单选题

1. 冷觉感受器数量较温觉感受器多( )

 A. 1～2倍 B. 2～3倍 C. 3～4倍 D. 4～10倍 E. 5～10倍

2. 温觉感受器集中部位,机体对( )敏感

 A. 冷刺激 B. 热刺激 C. 疼痛刺激 D. 视觉刺激 E. 听觉刺激

3. 热疗可使血管扩张,但持续热疗( )分钟后,则血管收缩

 A. 10～15 B. 20～30 C. 30～45 D. 30～60 E. 45～60

4. 冷疗持续( )分钟后,则血管扩张

 A. 10～15 B. 20～30 C. 30～45 D. 30～60 E. 45～60

5. 冷、热治疗应有适当的时间,以( )分钟为宜

 A. 10～15 B. 20～30 C. 30～45 D. 30～60 E. 45～60

6. 由于( )神经系统发育尚未成熟,对冷、热刺激的耐受性较低

 A. 老年人 B. 婴幼儿 C. 男性 D. 女性 E. 糖尿病患者

7. 以下( )患者,其对冷、热疗法的敏感性没有降低

    A. 感觉迟钝   B. 昏迷   C. 血液循环障碍

    D. 血管硬化   E. 门静脉高压

8. 冷热疗法的温度与机体治疗前体表的温度相差越( ),机体对冷热刺激的反应越强

    A. 小   B. 大   C. 低   D. 窄   E. 耐受

9. 在同样的温度条件下,( )效果好

    A. 湿冷、湿热   B. 干冷、干热   C. 湿冷、干热

    D. 干冷、湿冷   E. 干热、湿热

10. 临床上为高热患者物理降温,将冰袋、冰囊放置在颈部、腋下、腹股沟等( )处,以增加散热

    A. 凹陷皮肤   B. 血管丰富   C. 体表血管

    D. 体表大血管流经   E. 皮肤

二、多选题

1. 冷热疗法是利用低于或高于人体温度的物质作用于体表皮肤,通过神经传导引起皮肤和内脏器官血管的收缩或紧张,从而改变机体各系统( )和( ),达到治疗目的的方法

    A. 体液循环   B. 新陈代谢   C. 温度代谢

    D. 血液循环   E. 淋巴循环

2. 冷觉感受器比较集中于( )

    A. 躯干上部   B. 躯干下部   C. 上肢

    D. 下肢   E. 四肢

3. 冷、热疗法虽然作用于皮肤表面,但会使机体产生局部或全身的反应,包括( )

    A. 温度效应   B. 继发效应   C. 持续效应

    D. 感官效应   E. 生理效应

4. 影响冷、热疗法效果的个体差异包括( )

    A. 不同年龄   B. 性别   C. 身体状况

    D. 居住习惯   E. 肤色

5. 影响冷、热疗法效果的因素有方式和( )

    A. 面积   B. 时间   C. 温度   D. 部位   E. 个体差异

第9章 饮食与营养

第一节 概 述

一、人体对营养的需要

人类必需的营养素多达 40 余种,这些营养素必须通过食物摄入来满足人体需要。其中蛋白质、脂类和糖类不仅是构成机体的成分,还可以提供能量。

(一)热能

1. **热能单位** 国际通用热能单位焦耳,即"J"。焦耳和卡之间的换算关系是:$1J = 0.239cal$;$1cal = 4.184J$。

2. **热能来源** 能量来源于食物中的蛋白质、脂肪、糖类,因此,称蛋白质、脂肪、糖类是产热营养素。它们在体内氧化时,实际供给的热能分别是:蛋白质 $16.7kJ/g$、脂肪 $37.6kJ/g$、糖类 $16.7kJ/g$。

3. **热能供给量** 中国营养学会推荐标准是我国成年男性的热能供给量为 $10.0 \sim 17.5MJ/d$,成年女性的热能供给量是 $9.2 \sim 14.2MJ/d$。

蛋白质、脂肪、糖类三大营养素之间热能的适当比例,即所供热能占总热能的百分比是:蛋白质 $10\% \sim 14\%$、脂肪 $20\% \sim 25\%$、糖类 $60\% \sim 70\%$。

(二)营养素

1. **蛋白质**

(1)生理功能:①构成和修补人体细胞组织;②构成酶和激素的成分;③维持血浆胶体渗透压;④构成抗体;⑤供给热能。

(2)营养价值:构成蛋白质的 20 余种氨基酸可分为两类。一类是必需氨基酸,它在人体内不能合成或合成不足,必须从食物中获得,共 8 种,即亮氨酸、异亮氨酸、色氨酸、赖氨酸、蛋氨酸、苯丙氨酸、苏氨酸、缬氨酸;另一类是非必需氨基酸,它能在人体内合成,食物也可以供给一部分。

(3)来源与供给量

①蛋白质的食物来源:肉、水产品、蛋、奶及奶制品等来源于动物,它含有所有必需氨基酸,故称为完全蛋白质食物。豆类、种子植物及干果类多来源于植物,它只含有部分必需氨基酸,称为不完全蛋白质食物。其中黄豆的蛋白质营养价值较高,因此,将动物蛋白质与大豆蛋白质

111

称为优质蛋白质。谷类蛋白质含量居中,根茎、蔬菜类蛋白质含量较低。

②供给量:一般成年男性为 90g/d,女性为 80g/d。

2. 脂肪 脂肪富含热能,包括中性脂肪和类脂质。中性脂肪是由甘油和脂肪酸组成,又称三酰甘油。类脂是溶于脂肪或脂肪溶剂的物质。脂肪中的脂肪酸又分为饱和脂肪酸和不饱和脂肪酸。不饱和脂肪酸中的亚油酸、亚麻酸、花生四烯酸在体内不能合成,必须由食物供给,故称必需脂肪酸。

(1)生理功能

①供给和贮存热能。

②构成身体组织:类脂质如磷脂、胆固醇是构成组织细胞的必需成分。

③供给必需脂肪酸:必需脂肪酸有促进发育,维持皮肤和毛细血管健康,降低胆固醇及三酰甘油,防治冠心病的作用。

④促进脂溶性维生素吸收。

⑤保护脏器,维持体温。

⑥增加饱腹感。

(2)来源与供给量

①来源:烹调油、动物性食品和坚果类含脂肪量较高,如肉、蛋黄、乳类、花生、芝麻、核桃、豆类等。植物油所含的必需脂肪酸比动物油多,故植物油的营养价值较高。

②供给量:一般成人 40~50g/d。

3. 糖类

(1)生理功能

①供给热能:糖类是人们饮食中热量的主要来源。

②构成神经和细胞。

③保肝解毒:糖原贮备充足时,肝脏对化学毒物,如乙醇、砷等有较强的解毒能力。

④节省蛋白质:摄取充足糖类能避免蛋白质分解,让进入人体的蛋白质用于构造身体组织。

⑤抗生酮作用:缺乏糖类时脂肪氧化不完全形成酮体,体内酮体积聚过多可引起酮症酸中毒。

(2)来源与供给量

①来源:主要来源是谷类和根茎类食品,如粮食、薯类含有大量淀粉;其次是各种食糖,如蔗糖、麦芽糖等。蔬菜、水果中含有少量单糖,是果胶、纤维素的主要来源。

②供给量:80~120g/d。占总热能的 60%~70%。

4. 矿物质及微量元素 矿物质也称无机盐,约占成人体重的 40%。它包括除碳、氢、氧、氮以外的体内各种元素。人体矿物质一般分为两类。①常量元素:包括钙、镁、钾、钠、磷、氮、硫 7 种。②微量元囊:包括铁、碘、铜、锌、锰、镍、钴、锡、硒、钼、铬、硅、氟、钒等。

(1)钙

1)生理功能:①是构成骨骼和牙齿的重要成分;②调节心脏和神经的传导及肌肉的收缩;③参与凝血过程;④是多种酶的激活剂;⑤降低毛细血管和细胞膜的通透性。

2)来源与供给量:①来源,乳及乳制品、绿叶蔬菜、海带虾皮、骨粉、豆类等;②供给量,一般成人 800mg/d,孕妇、乳母 1 000~1 500mg/d。

（2）铁

1）生理功能：①是合成血红蛋白、肌红蛋白与细胞色素A的主要成分；②参与氧的运输；③促进生物氧化还原反应；④构成某些呼吸酶的重要成分；⑤参与组织呼吸。

2）来源与供给量：①来源，动物肝脏、黑木耳、紫菜、动物血、蛋黄、肉鱼禽类、绿叶蔬菜、豆类等；②供给量，成年男性12mg/d，成年女性18mg/d，孕妇、乳母28mg/d。

（3）磷

1）生理功能：①是构成骨骼、牙齿及软组织的重要成分；②参与多种酶和辅酶的合成；③调节能量释放；④调节酸碱平衡；⑤促进物质活化。

2）来源与供给量：①来源于动、植物食品；②成人供给量520～1 200mg/d。

（4）碘

1）生理功能：①是构成甲状腺素的主要成分；②参与体内热能代谢；③促进生长发育。

2）来源与供给量：①来源于海盐及海产品，如紫菜、海带、海虾、淡菜；②成人供给量，150μg/d，孕妇、乳母175μg/d。

（5）锌

1）生理功能：①促进生长发育和组织再生；②是许多金属酶的功能成分或活化剂；③促进食欲；④促进维生素的代谢和生理功能；⑤促进性器官及性功能的正常发育；⑥参与免疫过程。

2）来源与供给量：①来源于肉、海产品、黄豆、紫皮萝卜、茄子、扁豆、坚果类等；②供给量，成人15mg/d，孕妇、乳母20mg/d。

5. 维生素

（1）脂溶性维生素

1）维生素A

①生理功能：保护夜视功能，维持视紫红质合成速度，维护上皮细胞完整性，增强机体免疫力，促进生长。

②来源与供给量：来源于动物肝脏、鱼肝油、奶及奶制品、蛋黄、胡萝卜等有色蔬菜。WHO建议供给量：1～15岁为300～500μg/d；青春期、成人、孕妇为750μg/d；乳母为1 200μg/d。

2）维生素D

①生理功能：调节体内钙、磷代谢，促进钙磷吸收及骨骼钙化，有抗佝偻病作用。

②来源与供给量：来源于海鱼、鱼肝油、动物肝脏、奶类、蛋黄等。成人供给量为5μg/d；孕妇、乳母、60岁以上为10μg/d。

3）维生素E

①生理功能：是细胞的抗氧化剂，保护红细胞的完整性，参与DNA、辅酶Q的合成。

②来源与供给量：来源于植物油、大蒜、洋葱、谷类、坚果类等。成人供给量为10mg/d；孕妇、乳母、45岁以上适当增加2～3mg/d。

4）维生素K

①生理功能：合成凝血因子，促进血液凝固。

②来源与供给量：肠道细菌合成及绿色蔬菜、奶酪、动物肝脏、蛋黄、水果、大豆、谷类等食物中。成人供给量为20～100μg/d。

（2）水溶性维生素

1）维生素B$_1$

①生理功能：构成脱氢酶的辅酶，参加糖类代谢过程，调节神经系统功能。

②来源与供给量：来源于谷类、豆类、干酵母、坚果类、动物内脏及蛋类。成人供给量男性为 1.5mg/d；女性为 1.4mg/d。

2)维生素 B_2

①生理功能：有明显的氧化还原功能，是组成人体多种酶的辅酶成分，参加物质代谢过程的氢传递。

②来源与供给量：来源于动物内脏、禽蛋类、奶类、豆类、新鲜蔬菜、螃蟹等。成人供给量男性为 1.5mg/d；女性为 1.4mg/d。

3)维生素 PP

①生理功能：构成脱氢酶的辅酶，参与体内代谢过程，维持皮肤与神经的健康，促进消化系统功能，扩张小血管等。

②来源与供给量：来源于动物肝脏、禽蛋类、豆类、酵母、花生、谷类等。成人供给量男性为 12～17mg/d；女性为 11～16mg/d；孕妇为 18mg/d；乳母为 21mg/d。

4)维生素 B_6

①生理功能：是组成人体多种酶的辅酶成分，参与氨基酸的合成与分解代谢，参与合成某些神经递质，如 5-羟色胺、肾上腺素等。

②来源与供给量：来源于瘦肉、肝脏、蛋黄、鱼类、蔬菜、奶类、整粒谷类、豆类等，肠道细菌丛可以合成一部分。成人供给量男性为 2mg/d；女性为 1.7mg/d。

5)维生素 B_{12}

①生理功能：提高叶酸利用率，促进红细胞发育和成熟。

②来源与供给量：肠道细菌可以部分合成，食物来源于瘦肉、贝类、动物肝脏、禽类、蛋类、鱼类、发酵品、豆制品等。成人供给量为 3μg/d；孕妇、乳母为 4μg/d。

6)叶酸

①生理功能：促进红细胞生成。

②来源与供给量：叶酸含量最高的食物来源是动物肝脏，其次是深绿叶蔬菜、整粒谷类、豆类、酵母及肾脏等。成人供给量为 3.1μg/kg。

7)维生素 C

①生理功能：参与体内羟化反应，是胶原和细胞间质组成所必需，促进类固醇激素、肾上腺素等合成，促进伤口愈合，有助于铁在胃肠道内吸收。

②来源与供给量：来源于柑橘类、番茄、草莓、猕猴桃、山楂、辣椒、甜菜等蔬菜和水果中。成人供给量为 60mg/d；孕妇为 80mg/d；乳母为 100mg/d。

6. 水

(1)生理功能

1)构成人体组织：水是构成人体组织的重要成分，维持人体细胞生理活动。成年男性体内水约占体重的 70%，婴幼儿体内水占体重的 70%～80%。

2)运输营养物质及代谢产物：血液运送氧气等依赖水，体内排泄代谢产物尿酸、尿素等废物也靠血液运送到肾脏，随尿液排出体外。

3)调节体温：高热时多饮水，既可冲淡细菌、毒素和体内的代谢产物，又可增加尿量，促进细菌、毒素和体内代谢产物的排泄；同时，使血流量增加，通过出汗使体温下降。

4)溶解营养素和代谢产物。

5)维持消化吸收功能:消化液中约 90% 是水。

(2)来源与供给量:主要来源于饮用水、饮料、主食、水果等。每天饮水量因为季节、气候、劳动强度和饮食情况而不同,一般成人为 2～3L/d。

二、饮食营养与健康的关系

食物是人类赖以生存的物质基础,合理的饮食及平衡的营养是维持健康的基本条件之一,不合理的饮食不利于健康。

(一)合理饮食与健康

合理的饮食对于维持及促进机体健康有非常重要的作用。

1. 促进生长发育　营养素是维持生命活动的重要物质基础,对人体的发育起着决定性作用。某些营养素的缺乏可影响人的身心生长发育。

2. 构成机体组织　蛋白质是构成机体的重要成分;糖类参与构成神经组织;脂类参与构成细胞膜;维生素参与合成酶和辅酶;钙、磷是构成骨骼的主要成分。

3. 提供能量　糖类、蛋白质、脂肪在体内氧化可提供能量,供给机体进行各种生命活动。

4. 调节机体功能　神经系统、内分泌系统及各种酶类共同调解人体的活动,这些调节系统也是由各种营养素构成的。另外,适量的蛋白质及矿物质中的各种离子对维持机体内环境的稳定也具有重要的调节作用。

(二)不合理饮食与健康

某些营养素过多、过少或饮食不当都可能损害健康,并影响某些疾病的发生与发展。

1. 营养不足　食物单调或短缺可造成营养缺乏性疾病,如缺铁性贫血、佝偻病等。

2. 营养过剩　营养过剩可造成某些营养失调性疾病,如肥胖、心脑血管疾病、恶性肿瘤等。

3. 饮食不当　多种因素,如食品处理不当、食品搁置过久、生熟食品交叉污染、暴饮暴食等均可引起一些食源性疾病,如胃肠炎。不卫生的饮食或食入有毒食物可引起食物中毒。某些人对特定食物还可发生过敏反应。

(三)合理日常膳食

人们可通过平衡膳食、合理摄入营养物质来减少与膳食有关的疾病。在日常生活中应做到:食物要多样,饥饱要适当,油脂要适量,粗细要搭配,食盐要限量,甜食少吃,饮酒要节制,三餐要合理,活动与饮食要平衡。

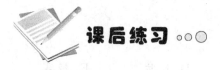

课后练习

一、单选题

1. 含有优质蛋白质的食物是(　　)

　　A. 馒头　　　　B. 豆腐　　　　C. 土豆　　　　D. 苹果　　　　E. 南瓜

2. 除水以外人体构成的主要成分是（　　）

    A. 糖类　　　　　B. 脂肪　　　　　C. 蛋白质　　　　D. 电解质　　　　E. 维生素

3. 属于脂溶性维生素的是（　　）

    A. 维生素K　　　B. 维生素C　　　C. 维生素B_1　　D. 维生素PP　　E. 维生素B_6

4. 属于水溶性维生素的是（　　）

    A. 维生素K　　　B. 维生素A　　　C. 叶酸　　　　　D. 维生素D　　　E. 维生素E

5. 人体所需的三大营养物质是（　　）

    A. 糖类、维生素、矿物质　　　　B. 糖类、脂肪、蛋白质　　　　C. 脂肪、糖类、维生素

    D. 蛋白质、脂肪、维生素　　　　E. 蛋白质、糖类、微量元素

6. 人体的重要热量来源（　　）

    A. 蛋白质　　　　　　　　B. 脂肪　　　　　　　　C. 糖类

    D. 维生素　　　　　　　　E. 水

7. 下列哪种元素以化合物的形式出现（　　）

    A. 碳、氢、氧、氮　　　　B. 钾、钠、铁　　　　　C. 钙、镁、磷

    D. 铁、锌、铜　　　　　　E. 钙、钾、铁

8. 钾、钠、钙、镁的作用是（　　）

    A. 构成机体重要材料　　　B. 维持肌肉、神经细胞兴奋性　　　C. 促进生长发育

    D. 酶系统的激活剂　　　　E. 促进细胞修复

9. 促进红细胞生成的是（　　）

    A. 叶酸　　　　　　　　　B. 维生素E　　　　　　C. 维生素B_6

    D. 维生素PP　　　　　　　E. 维生素K

10. 为增加组织修补能力应多给予（　　）

    A. 糖类　　　　　　　　　B. 蛋白质　　　　　　　C. 脂肪

    D. 维生素　　　　　　　　E. 水

二、多选题

1. 合理的饮食对于维持及促进机体健康的作用有哪些（　　）

    A. 促进生长发育　　　　　B. 构成机体组织　　　　C. 提供能量

    D. 合成凝血因子,促进血液凝固　　E. 调节机体功能

2. 生活中合理膳食应（　　）

    A. 食物要多样,饥饱要适当

    B. 油脂要适量,粗细要搭配

    C. 食盐要限量,甜食要少吃

    D. 饮酒要节制,三餐要合理,活动与饮食要平衡

    E. 随心所欲,顺其自然,饥不择食

3. 热能主要来源于食物中的（　　）

    A. 蛋白质　　　B. 水　　　C. 无机盐　　　D. 脂肪　　　E. 糖类

4. 蛋白质的生理功能（　　）

    A. 构成和修补人体细胞组织　　　　B. 构成酶和激素的成分

    C. 维持血浆胶体渗透压　　　　　　D. 构成抗体,供给热能

E. 是胶原和细胞间质组成所必需的

5. 关于维生素下列说法正确的是（　）

    A. 分为水溶性维生素和脂溶性维生素

    B. 维生素C可以促进伤口愈合，有助于铁在胃肠道吸收

    C. 叶酸最丰富的食物来源是动物肝脏

    D. 补充维生素只需要多吃水果、蔬菜就可以

    E. 维生素B_1有明显的氧化还原功能，是组成人体多种酶的辅酶成分

第二节　医院患者的饮食

医院患者的饮食包括基本饮食、治疗饮食和试验饮食三种。

(一)基本饮食

医院患者的基本饮食见表9-1。

表 9-1　医院患者的基本饮食

类　别	适用范围	饮食原则及用法
普通饮食	消化功能正常；无饮食限制；体温正常，病情较轻，或恢复期的患者	无刺激性的一般食物
软质饮食	消化吸收功能差，咀嚼不便者；低热；术后恢复期的患者	在普通饮食的基础上，以软、烂为主，如软饭、面条、切碎煮熟的菜、肉等
半流质饮食	口腔及消化道疾病；中等发热；体弱；手术后患者	少食多餐，食物要求无刺激，易于咀嚼、吞咽，如泥、沫、粥、面条、羹等
流质食物	口腔疾病、各种大手术后；急性消化道疾病；高热；病情危重、全身衰竭患者	食物呈液状，易吞咽、消化，如乳类、豆浆、米汤、稀藕粉、菜汁、果汁等，只能短期使用；通常辅以肠外营养补充热能和营养

(二)治疗饮食

1. **高热量饮食**　适用于热能消耗较高的患者，如甲状腺功能亢进、高热、大面积烧伤及产妇等。用法：在基本饮食的基础上加餐高热量食品两次，如在三餐之间进食牛奶、豆浆、蛋糕、鸡蛋等。

2. **高蛋白质饮食**　适用于高代谢性疾病，如结核、恶性肿瘤、严重贫血、大面积烧伤、大手术后及营养不良者。用法：在基本饮食的基础上增加富含优质蛋白的食物，如肉类、鱼类、蛋类等。蛋白质供应按体重计 $1.5\sim2g/(kg \cdot d)$，但总量不超过 $2\,500\sim3\,000kcal/d$。

3. **低蛋白质饮食**　适用于急性肾炎、尿毒症、肝性脑病等需限制蛋白质摄入者。用法：成人每日摄入量在40g以下。肝性脑病患者应以植物性蛋白为主。

4. **低脂肪饮食**　适用于高脂血症、动脉粥样硬化、冠心病、肥胖、腹泻，以及肝、胆、胰疾病者。用法：成人每日脂肪摄入量低于50g，肝、胆、胰病患者低于40g，尤其应限制动物脂肪的摄

人,如肥肉、蛋黄等。高脂血症及动脉硬化患者不必限制植物油。

5. 低盐饮食 适用于急慢性肾炎、心脏病、肝硬化腹水、重度高血压但水肿较轻的患者。用法:成人每日进食盐量不超过 2g(含钠 0.8g)。忌咸菜、咸肉、虾皮、香肠、皮蛋等腌制品。

6. 无盐低钠饮食 适用于基本同低盐饮食,并且水肿较重者。用法:在进食及输液等治疗中不含任何钠盐,此外还应禁用含钠多的食物,如挂面、汽水等,保证患者每日钠的摄入量低于 0.5g。

7. 少渣饮食 适用于腹泻、肠炎、痢疾、伤寒、食管胃底静脉曲张的患者。用法:选择含膳食纤维量少的食物,如粥类、蛋类、豆腐等,忌刺激性调味品和坚硬的食物。

8. 高膳食纤维饮食 适用于便秘、肥胖、高脂血症和糖尿病患者。用法:选择含膳食纤维量高的食物,如韭菜、芹菜、粗粮、香蕉等。

9. 低胆固醇饮食 适用于高胆固醇血症、动脉粥样硬化、冠心病患者等。用法:成人每日胆固醇摄入量低于 300mg,禁用或少用含胆固醇高的食物,如动物内脏、脑、蛋黄、鱼子、肥肉等。

10. 要素饮食 适用于低蛋白血症、严重烧伤、肠胃道瘘、大手术后胃肠功能紊乱、营养性不良、消化和吸收不良、急性胰腺炎、短肠综合征、晚期癌症患者等。用法:可口服、鼻饲或经胃肠造瘘口滴入。口服温度一般为 37℃ 左右,鼻饲及经造瘘口注入温度宜为 41～42℃,滴速为每分钟 40～60 滴,最快不宜超过 150mL/h。

(三)试验饮食

医院试验饮食见表9-2。

表 9-2 医院试验饮食

类 别	适用范围	方法及其饮食
隐血试验饮食	用于诊断消化道有无出血或原因不明的贫血	试验前 3 天禁食肉类、肝类、血类食品,含铁剂药物及大量绿色蔬菜等,以免产生假阳性反应
胆囊造影饮食	用于需要进行造影检查胆囊、胆管、肝胆管有无结石、慢性炎症	做胆囊造影检查前一日中午进食高脂肪餐,以刺激胆囊收缩和排空,有助于显影剂进入胆囊。前一日晚餐进无脂肪低蛋白高糖类饮食,晚餐后服造影剂,禁食、水、烟至次日上午。检查当日早晨禁食,第一次 X 线摄片后,胆囊显影良好可进高脂肪餐。餐后 30～60 分钟,第二次 X 线摄片观察胆囊收缩情况。检查完毕,当日应进低蛋白、低脂肪餐
肌酐试验饮食	用于协助检查、测定肾小球滤过功能	试验为期 3 天。前 2 天为预备期,第 3 天为试验期。试验期 3 天间禁食肉、禽、鱼类,忌饮咖啡及茶,全日主食供给＜300g,蛋白质供给＜40g,以排除外源性肌酐的影响。植物油、蔬菜、水果不限,热量不足时可提供甜点心、藕粉等。第 3 天测尿肌酐清除率及血肌酐含量
甲状腺摄[131]I测定饮食	用于协助检查甲状腺功能	试验期间忌用含碘高的食物,如海带、海蜇、海米、鱼虾、淡菜、紫菜、卷心菜、加碘食盐等。禁用含碘药物及对甲状腺功能测定有影响的药物,如禁止用碘做局部皮肤消毒。试验期为 2 周,2 周后做甲状腺摄[131]I功能测定

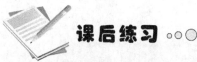

课后练习

一、单选题

1. 患者,男。患有胃溃疡出血,经治疗后出血停止,病情缓解,大便隐血试验阴性。大便隐血试验前3天嘱患者禁食( )
   A. 大白菜 　　　　　　 B. 土豆 　　　　　　 C. 菠菜和动物血
   D. 牛奶 　　　　　　　 E. 豆腐

2. 构成甲状腺素的主要成分是( )
   A. 磷 　　 B. 碘 　　 C. 锌 　　 D. 铁 　　 E. 钙

3. 不属于治疗膳食的是( )
   A. 忌碘膳食 　　　　　 B. 低盐膳食 　　　　 C. 无盐膳食
   D. 低脂膳食 　　　　　 E. 低蛋白质膳食

4. 甲状腺功能检查要求禁食海带、紫菜等含碘高的食物的试验周期是( )
   A. 1天 　　　 B. 3天 　　　 C. 7天 　　　 D. 1个月 　　 E. 14天

5. 高热患者宜给予( )
   A. 半流质饮食 　　　　 B. 软质饮食 　　　　 C. 低蛋白饮食
   D. 普食饮食 　　　　　 E. 流质饮食

6. 流质饮食要求( )
   A. 每日3～4次,每次300～500mL
   B. 每日4～5次,每次300～400mL
   C. 每日5～6次,每次200～250mL
   D. 每日6～7次,每次200～250mL
   E. 每日3～4次,每次400～500mL

7. 禁用高蛋白饮食的患者是( )
   A. 严重贫血患者 　　　 B. 肾病综合征患者 　　 C. 肝昏迷患者
   D. 大手术后患者 　　　 E. 体质瘦弱的患者

8. 低盐饮食是指每天限用食盐量为( )
   A. 1g 　　 B. 2g 　　 C. 3g 　　 D. 4g 　　 E. 5g

9. 要素饮食的描述不妥的是( )
   A. 天然合成的营养饮食
   B. 不需消化液也能吸收
   C. 适用于胃肠道瘘、急性胰腺炎患者等
   D. 可口服,鼻饲或造瘘管滴入
   E. 口服温度为37℃

10. 下列哪项不符合胆囊造影的饮食要求( )
    A. 造影前晚给低脂饮食

B. 当天早晨禁食

C. 摄片后立即服高脂肪饮食

D. 脂肪总量低于 50g

E. 检查完毕,当日应进低蛋白低脂肪餐

二、多选题

1. 患者,男,38 岁。患肝硬化门静脉高压症,行门-腔静脉分流术后 3 天,一般情况良好,肛门已排气,大便未解。对其饮食护理不正确的是( )

   A. 低脂、高蛋白、高热量普食　　　　　B. 高脂、高蛋白、高热量普食

   C. 高脂、低蛋白、高热量流质饮食　　　D. 低脂、低蛋白、高热量流质饮食

   E. 低脂、高蛋白、高热量流质饮食

2. 患者,女。原发性高血压经住院治疗血压已控制,健康宣教时护士应指导患者饮食,下列正确的是( )

   A. 低盐、低脂、低胆固醇　　　　　　　B. 适量蛋白质

   C. 多吃新鲜蔬菜水果　　　　　　　　　D. 低盐、高钾、高蛋白

   E. 高盐、低脂、低胆固醇

3. 患者,女,60 岁。拟择期行食管癌切除术。现患者能进食粥类的食物,护士建议的饮食错误的为( )

   A. 高热量、低蛋白、低脂肪流食　　　　B. 高热量、低蛋白、低脂肪半流食

   C. 高热量、高蛋白、高维生素半流食　　D. 高热量、低蛋白、高维生素半流食

   E. 高热量、高蛋白、高脂肪普食

4. 甲状腺^{131}I 功能测定前,可以食用的食物是( )

   A. 鸡蛋　　　　B. 牛奶　　　　C. 香蕉　　　　D. 紫菜　　　　E. 鸭肉

5. 患者,男,62 岁。诊断为肝硬化,诉乏力、食欲差。护理体检:神志清,消瘦,轻度黄疸,腹部移动性浊音(＋)。X 线钡剂检查提示胃底食管静脉曲张。护士为患者制订的饮食护理中正确的是( )

   A. 无渣温凉半流食　　　　　　　　　　B. 适量脂肪饮食

   C. 营养丰富、高热量饮食　　　　　　　D. 低盐饮食,并适当限水

   E. 多食粗纤维和粗粮以保持排便通畅

第三节　营养状况的评估

一、影响因素评估

(一)生理因素

1. 年龄不同,对食物的需求有所差异,如婴幼儿、青少年正处于生长发育期,需要摄入足够的蛋白质、各种维生素及微量元素;老年人的新陈代谢速度减慢,热能的需要量在逐渐减少,但是对钙的需要量却较成年人增加。

2. 活动量大的人所需热能和营养素的量一般高于活动量小的人。

3. 身材高大、魁梧的人,热能和营养素的需求量大。

4. 妊娠和哺乳期妇女对热能和营养素的需求量明显增加,饮食习惯也会改变。

(二)病理因素

1. **疾病** 如疾病本身即可引起食欲缺乏、消化吸收不良而影响食物摄取。疾病可以给患者带来焦虑、悲哀情绪,加之疼痛等因素均可以使患者食欲缺乏。某些高代谢疾病、消耗性疾病等,营养需求量也高于平时。

2. **食物过敏** 如食用虾、蟹等海产品后出现荨麻疹、腹痛、腹泻、哮喘等变态反应症状。

3. **不耐受** 通常是对特定食物的习惯性厌恶。

(三)心理、社会、文化因素

心情舒畅,会促进食欲。不良情绪,如焦虑、忧郁、悲哀可引起交感神经兴奋,抑制胃肠蠕动和消化液分泌,使人食欲缺乏,甚至畏食。

(四)药物

有些药物可对胃黏膜有刺激作用,从而影响食欲,如非肠溶性红霉素,有些药物可增加食欲,如盐酸赛庚啶。

二、身体状况的评估

(一)根据身高、体重、皮褶厚度,进行营养状况评估

1. **身高和体重** 身高和体重可综合反映蛋白质、热能、矿物质及微量元素的摄入、利用、贮存等情况。

我国常用的标准体重计算公式

男性:标准体重(kg)=身高(cm)-105

女性:标准体重(kg)=身高(cm)-105-2.5

实测体重与标准体重±10%以内为正常范围;增加10%~20%为超重;超过20%为肥胖;减少10%~20%为消瘦;低于20%以上为明显消瘦。

2. **皮褶厚度** 又称皮下脂肪厚度,简称皮脂厚度,常用测量部位为肱三头肌部,其标准值为:男性12.5mm,女性16.5mm。

(二)通过毛发、皮肤、指甲、骨骼和肌肉等方面评估护理对象的基本营养状况(表9-3)

表9-3 基本营养状况评估

项目	营养良好	营养不良
毛发	浓密、有光泽	缺乏自然光泽、干燥稀疏
皮肤	皮肤有光泽、弹性良好	无光泽、干燥、弹性差、肤色过淡或过深
指甲	粉色、坚实	粗糙、无光泽、易断裂
骨骼和肌肉	肌肉结实、皮下脂肪丰满、有弹性、骨骼无畸形	肌肉松弛无力、皮下脂肪菲薄、肋间隙、锁骨上窝凹陷,肩胛骨和髂骨突出

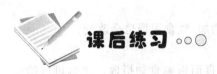

课后练习 ○○○

一、单选题

1. 我国常用的成人标准体重计算公式（ ）

    A. 男性：标准体重(kg)＝身高(cm)－105

    B. 女性：标准体重(kg)＝身高(cm)－105

    C. 女性：标准体重(kg)＝身高(cm)－105－5

    D. 男性：标准体重(kg)＝身高(cm)－106

    E. 男性：标准体重(kg)＝身高(cm)－105－5

2. 陈晓雨的身高为160cm，那么她的标准体重为（ ）kg

    A. 51.5   B. 52.5   C. 50.5   D. 55   E. 52

3. 皮褶厚度或皮脂厚度，常用测量部位为（ ）

    A. 腹部   B. 胸部   C. 面部   D. 肱三头肌部   E. 上肢前臂

4. 皮褶厚度标准值为（ ）

    A. 男性12.5mm、女性16.5mm   B. 男性12.5cm、女性16.5cm

    C. 男性12mm、女性16.5mm   D. 男性12.5mm、女性16mm

    E. 男性13.5mm、女性16.5mm

5. 下列说法错误的是（ ）

    A. 实测体重在标准体重±10％以内的为正常范围

    B. 增加10％～20％为超重

    C. 超过30％为肥胖

    D. 超过20％为肥胖

    E. 低于20％以上为明显消瘦

6. 根据体重公式计算。属于正常范围的体重（ ）

    A. ±10％   B. 10％～20％   C. 20％～30％   D. ＞10％   E. ＞20％

7. 李明的体重为172cm，那么他的标准体重为（ ）kg

    A. 62   B. 64.5   C. 67   D. 63.5   E. 66

8. 可综合反映蛋白质、热能、矿物质及微量元素的摄入、利用、贮存等情况的是（ ）

    A. 年龄   B. 皮褶厚度   C. 毛发   D. 面色   E. 身高和体重

9. 根据体重公式计算。属于肥胖的体重（ ）

    A. ±10％   B. 增加10％～20％   C. 减少10％

    D. 超过20％   E. 超过25％

10. 根据体重公式计算。属于明显消瘦的体重是（ ）

    A. 减少10％   B. 减少5％   C. 减少15％

    D. 低于20％以上   E. 增加20％

二、多选题

1. 下列说法正确的是( )

A. 老年人的新陈代谢速度减慢,钙的需要量在逐渐减少

B. 活动量大的人所需热能和营养素的量,一般高于活动量小的人

C. 身材高大、魁梧的人,热能和营养素的需求量大

D. 妊娠和哺乳期妇女对热能和营养素的需求量明显增加,饮食习惯也会改变

E. 随着年龄的增加,年龄越大对热量的需求也越大

2. 影响营养状况评估的病理因素为( )

A. 年龄不同,对食物的需求有所差异

B. 运动员的营养素需求量比普通人的大

C. 疾病可以给患者带来焦虑、悲哀情绪,加之疼痛等因素均可以使患者食欲缺乏

D. 某些高代谢疾病、消耗性疾病等,营养需求量也高于平时

E. 老年人对钙的需要量却较成年人增加

3. 营养状况的身体评估有哪些( )

A. 身高　　　B. 体重　　　C. 皮褶厚度　　　D. 毛发　　　E. 作息习惯

4. 李刚是一个北方人,今年刚考进一所南方的大学。入学后他发现自己对新环境的一切都很陌生,融入不了新环境新集体,营养状况也越来越差,原因是受哪些因素影响( )

A. 心理因素　　　　　　B. 社会环境因素　　　　　　C. 文化因素

D. 身体疾病　　　　　　E. 年龄增长

5. 营养状况评估的生理因素为( )

A. 婴幼儿、青少年正处于生长发育期,需要摄入足够的蛋白质、各种维生素

B. 老年人的新陈代谢速度减慢,热能的需要量在逐渐减少

C. 大多数北方人不喜欢吃折耳根

D. 李明从小对海鲜过敏

E. 李刚得了重感冒后对什么都没胃口

第四节　一般饮食与特殊饮食护理

一、病区的饮食管理

根据医嘱确定患者饮食种类,对患者说明此类饮食的意义和用法。

二、患者饮食护理

(一) 一般饮食

1. 进食前:①核对解释:对禁食或限量饮食的患者讲解原因,取得配合。②提供良好的进食环境:病室整洁、空气流通、无异味;去除高热、疼痛等不适因素;进食前暂停非紧急的治疗、检查和护理;必要时以屏风遮挡危重患者。③督促或协助患者洗手、漱口,必要时进行口腔护

理。④协助患者取舒适的进食姿势：病情允许者下床进食；不便下床者，取坐位或半坐位，床上进食；卧床患者取侧卧位，或仰卧位头偏向一侧。

2. 进食时：①督促和协助配餐员，将饭菜及时准确地送给患者；②对不能自行进食的患者，耐心喂食，流质饮食者可用吸管吸吮，注意温度适宜，防止烫伤；③对双目失明或双眼被遮蔽的患者，应告知食物名称，耐心喂食，也可将食物按时钟平放位置，告知患者方位，由患者自行进食；④观察患者进食情况，鼓励患者进食。

3. 进食后：①撤去餐具，协助患者洗手、漱口或做口腔护理；②做好护理记录；③对需禁食或限食的患者做好交班。

4. 做好饮食健康教育。

(二)特殊饮食

对于病情危重、消化道吸收功能障碍、不能经口或不愿正常摄食的患者，为保证其营养素的摄取与消化吸收，以维持并改善患者的营养状态，促进康复，根据患者的病情不同，临床多采用经肠营养饮食。

三、胃肠内营养

胃肠内营养是采用口服或管饲等方式经胃肠道提供能量及营养素的支持方式。根据所提供营养食品的不同，可以分为要素饮食、非要素饮食等。要素饮食主要用管饲的方法提供给患者。管饲是将导管插入胃肠道，给患者提供必需的食物、营养液、水及药物的方法，是临床中提供或补充营养的极为重要的方法之一。

(一)要素饮食

要素饮食是一种化学组成明确的精制食品，含有人体所必需的易于消化吸收的营养成分，与水混合后可以形成溶液或较为稳定的悬浮液。它的主要特点是无须经过消化过程即可直接被肠道吸收和利用，为人体提供热能及营养，适用于严重烧伤及创伤等超高代谢、消化道手术前后需营养支持、非感染性重度消化吸收不良、营养不良患者等。

1. **目的**　要素饮食在临床营养治疗中可保证危重患者的能量及氨基酸等营养素的摄入，促进伤口愈合，改善患者营养状况，以达到治疗及辅助治疗的目的。

2. **分类**　要素饮食根据治疗用途可分为营养治疗用和特殊治疗用两大类。营养治疗用要素饮食主要包含游离氨基酸、单糖、重要脂肪酸、维生素、无机盐类和微量元素等。特殊治疗用要素饮食主要针对不同疾病患者，增减相应营养素以达到治疗目的的一些特殊种类要素饮食，主要有适用于肝功能损害的高支链氨基酸低芳香族氨基酸要素饮食、适用于肾衰竭以必需氨基酸为主的要素饮食、适用于苯丙酮尿症的低苯丙氨酸要素饮食等。这里主要介绍营养治疗用要素饮食。

3. **用法**　根据患者的病情需要，将粉状要素饮食按比例添加水，配制成适宜浓度和剂量的要素饮食后，可通过口服、鼻饲、经胃或空肠造瘘口滴注的方法供给患者。因一般要素饮食口味欠佳，口服时患者不易耐受，故临床较少应用。也有一些要素饮食添加适量调味料以改善口感，用于口服。管饲滴注要素饮食时一般有以下三种方式。

(1)分次注入：将配制好的要素饮食或现成制品用注射器通过鼻胃管或造瘘管注入胃内，每日4～6次，每次250～400mL，主要用于非危重患者。其优点是操作方便，费用低廉。其缺点是较易引起恶心、呕吐、腹胀、腹泻等胃肠道症状。

(2)间歇滴注:将配制好的要素饮食或现成制品放入有盖吊瓶内,经输注管缓慢注入,每日4～6次,每次400～500mL,每次输注持续时间30～60分钟,多数患者可耐受。

(3)连续滴注:装置与间歇滴注同,在12～24小时内持续滴入要素饮食或用内营养泵保持恒定滴速,多用于经空肠喂养的危重患者。

4. **并发症** 在患者应用过程中,可因营养制剂选择不当、配制不合理、营养液污染或护理不当等因素引起各种并发症。

(1)机械性并发症:与营养管的硬度、插入位置等有关,主要有鼻咽部和食管黏膜损伤、管道阻塞。

(2)感染性并发症:若营养液误吸可导致吸入性肺炎,若肠道造瘘患者的营养管滑入腹腔可导致急性腹膜炎。

(3)胃肠道并发症:患者可发生恶心、呕吐、腹胀、腹痛、便秘、腹泻等并发症。

(4)代谢性并发症:有的患者可出现高血糖或水电解质代谢紊乱。

5. **注意事项**

(1)每一种要素饮食的具体营养成分、浓度、用量、滴入速度,应根据患者具体病情,由临床医师、责任护士和营养师共同商议而定。

(2)应用原则一般是由低、少、慢开始,逐渐增加,待患者耐受后,再确定配餐标准、用量和速度。

(3)配制要素饮食时,应严格执行无菌操作原则,所有配制用具均需消毒灭菌后使用。

(4)已配制好的溶液应放在4℃以下的冰箱内保存,防止被细菌污染。配制好的要素饮食应保证于24小时内用完,防止放置时间过长而变质。

(5)要素饮食不能用高温蒸煮,但可适当加温,其口服温度一般为37℃左右,鼻饲及经造瘘口注入时的温度宜为41～42℃。可置一热水袋于输液管远端,保持温度,防止发生腹泻、腹痛、腹胀。

(6)要素饮食滴注前后都需用温开水或生理盐水冲净管腔,以防食物积滞管腔而腐败变质。

(7)滴注过程中经常巡视患者,如出现恶心、呕吐、腹胀、腹泻等症状,应及时查明原因,按需要调整速度、温度;反应严重者可暂停滴入。

(8)应用要素饮食期间需定期记录体重,并观察尿量、大便次数及性状,检查血糖、尿糖、血尿素氮、电解质、肝功能等指标,做好营养评估。

(9)停用要素饮食时需逐渐减量,骤停易引起低血糖反应。

(10)临床护士要加强与医师和营养师的联系,及时调整饮食,处理不良反应或并发症。

(11)要素饮食不能用于幼小婴儿和消化道出血者;消化道瘘和短肠综合征患者宜先采用几天全胃肠外营养后逐渐过渡到要素饮食;糖尿病和胰腺疾病患者应慎用。

(二)非要素饮食

非要素饮食是以整蛋白或蛋白质游离物为氮源,渗透压接近等渗,口感较好,适于口服,亦可管饲。具有使用方便、耐受性强的优点。适用于胃肠道功能较好的患者。

1. **匀浆制剂** 匀浆制剂系采用天然食物经捣碎器捣碎并搅拌后制成。其成分需经肠道消化后才能被人体吸收和利用,且残渣量较大,故适用于肠道功能正常的患者。此类制剂一般包括商品匀浆制剂和自制匀浆制剂两类。前者系无菌的,即用的均质液体,其成分明确,可通过细孔径喂养管,应用较为方便;其缺点在于营养成分不易调整,价格较高。后者优点在于:①三大营养素及液体量明确;②可根据实际情况调整营养素成分;③价格较低;④制备方便、灵活。其缺点在于:①维生素和矿物质的含量不甚明确或差异较大;②固体成分易于沉降及黏度较高,不易通过细孔径喂养管。

2. **整蛋白为氮源的非要素制剂**

(1)含牛奶配方:该制剂的氮源为全奶、脱脂奶或酪蛋白,蛋白质生理价值高,口感较以分离大豆蛋白为氮源者为佳。但含有乳糖,不宜用于乳糖不耐受症患者。

(2)不含乳糖配方:对于乳糖不耐受症患者,可考虑采用不含乳糖的肠内营养用制剂。其氮源为可溶酪蛋白盐、大豆蛋白分离物或鸡蛋清固体。

(3)含膳食纤维配方:此类制剂包括添加水果、蔬菜的匀浆制剂和以大豆多糖纤维的形式添加膳食纤维的非要素制剂。此类制剂适用于葡萄糖不耐受、肾衰竭、结肠疾病、便秘或腹泻等患者。使用时应采用口径较大的输注管。

四、胃肠外营养

胃肠外营养是按照患者的需要,通过周围静脉或中心静脉输入患者所需的全部能量及营养素,包括氨基酸、脂肪、各种维生素、电解质和微量元素的一种营养支持方法。

(一)目的

用于各种原因引起的不能从胃肠道摄入营养、胃肠道需要充分休息、消化吸收障碍及存在超高代谢等的患者,保证热量及营养素的摄入,从而维持机体新陈代谢,促进患者康复。

(二)分类

根据补充营养的量,胃肠外营养可分为部分和全胃肠外营养两种。根据应用途径不同,胃肠外营养可分为周围静脉营养及中心静脉营养。短期、部分营养支持或中心静脉置管困难时,可采用周围静脉营养;长期、全量补充营养时宜采取中心静脉营养。

(三)用法

胃肠外营养的输注方法主要有全营养混合液输注与单瓶输注两种。

1. **全营养混合液输注** 即将每天所需的营养物质在无菌条件下按次序混合输入由聚合材料制成的输液袋或玻璃容器后再输注的方法。这种方法热氮比例平衡、多种营养素同时进入体内而增加节氮效果;同时简化输液过程,节省时间;另外可减少污染并降低代谢性并发症的发生。

2. **单瓶输注** 在无条件进行全营养混合液输注时,可单瓶输注。此方法由于各营养素非同步进入机体而造成营养素的浪费,另外易发生代谢性并发症。

(四)禁忌证

1. 胃肠道功能正常,能获得足够的营养。

2. 估计应用时间不超过 5 天。

3. 患者伴有严重水电解质紊乱、酸碱失衡、出凝血功能紊乱或休克时应暂缓使用,待内环境稳定后再考虑胃肠外营养。

4. 已进入临终期、不可逆昏迷患者等不宜应用胃肠外营养。

（五）并发症

在患者应用胃肠外营养的过程中，可能发生的并发症有以下几种。

1. 机械性并发症　在中心静脉置管时，可因患者体位不当、穿刺方向不正确等引起气胸、皮下气肿、血肿甚至神经损伤。若穿破静脉及胸膜，可发生血胸或液胸。输注过程中，若大量空气进入输注管道可发生空气栓塞，甚至死亡。

2. 感染性并发症　若置管时无菌操作不严格、营养液污染及导管长期留置可引起穿刺部位感染、导管性脓毒症等感染性并发症。长期胃肠外营养也可发生肠性感染。

3. 代谢性并发症　营养液浓度、输注速度不当或突然停用均可引起糖代谢紊乱、肝功能损害。长期胃肠外营养也可引起肠黏膜萎缩、胆汁淤积等并发症。

（六）注意事项

1. 加强配制营养液及静脉穿刺过程中的无菌操作。

2. 配制好的营养液储存于 4℃冰箱内备用，若存放超过 24 小时，则不宜使用。

3. 输液导管及输液袋每 12～24 小时更换 1 次；导管进入静脉处的敷料每 24 小时应更换 1 次。更换时严格无菌操作，注意观察局部皮肤有无异常征象。

4. 输液过程中加强巡视，注意输液是否通畅，开始时缓慢，逐渐增加滴速，保持输液速度均匀。一般成人首日输液速度 60mL/h，次日 80mL/h，第三日 100mL/h，输液浓度也应由较低浓度开始，逐渐增加。输液速度及浓度可根据患者年龄及耐受情况加以调节。

5. 输液过程中应防止液体中断或导管拔出，防止发生空气栓塞。

6. 静脉营养导管严禁输入其他液体、药物及血液，也不可在此处采集血标本或测中心静脉压。

7. 使用前及使用过程中要对患者进行严密的实验室监测，每日记录出入液量，观察血常规、电解质、血糖、氧分压、血浆蛋白、尿糖酮体及尿生化等情况，根据患者体内代谢的动态变化及时调整营养液配方。

8. 密切观察患者的临床表现，注意有无并发症的发生。若发现异常情况应及时与医师联系，配合处理。

9. 停用胃肠外营养时应在 2～3 天内逐渐减量。

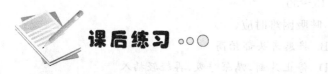

课后练习

一、单选题

1. 患者，男，28 岁。暴饮暴食后出现上腹正中刀割样剧痛，不能忍受，并伴有恶心、呕吐，急送至医院，诊断为急性胰腺炎。给予禁食、胃肠减压、胃肠外营养支持治疗。2 周后病情稳定，改为要素饮食，鼻饲提供营养。给该患者要素饮食过程中的正确做法是（　　）

A. 从高浓度、大剂量开始　　　　　　B. 溶液温度应保持在 35℃

C. 鼻饲过程中出现恶心立即停用　　　D. 若停用应逐渐减量

E. 长期使用时无须补充维生素

2. 患者要素饮食的特点不包括（　）

    A. 营养价值高　　　　　　B. 营养成分全面　　　　　　C. 含少量纤维素

    D. 不需经过消化　　　　　E. 肠道直接吸收

3. 协助患者进餐时，不妥的是（　）

    A. 将食物餐具放在方便取放的位置　　　　B. 鼓励卧床的患者自行进食

    C. 对视力障碍者事先告知食物的内容　　　D. 喂食的量及速度适中，温度适宜

    E. 要先喂液体食物，后喂固体食物

4. 患者，男，68岁。脑出血昏迷6个月。提供鼻饲营养时，护理操作不妥的是（　）

    A. 两次鼻饲间隔时间应在2小时以上

    B. 鼻饲饮食易滋生细菌，应注意保鲜

    C. 注入流食或药物前要确认胃管在胃内

    D. 鼻饲饮食需加温至38～40℃方可使用

    E. 配制好的要素饮食应保证于48小时内用完，防止放置时间过长而变质。

5. 患者，男，45岁。脑外伤昏迷2周，为其插鼻饲管协助进食，以满足营养需要。每次为患者注入鼻饲液的量和间隔时间要求分别是（　）

    A. ≤200mL；≥2h　　　B. ≤200mL；≥4h　　　C. ≤300mL；≥2h

    D. ≥200mL；≥2h　　　E. ≥400mL；≤4h

6. 插胃管时反复插管可致（　）

    A. 胃黏膜损伤　　　　　　B. 声带损伤　　　　　　C. 食管损伤

    D. 口腔黏膜损伤　　　　　E. 气道损伤

7. 拔出胃管时护士应做到（　）

    A. 嘱患者头后仰　　　　　　B. 嘱患者深呼吸

    C. 慢慢向外拔管　　　　　　D. 捏紧胃管末端，轻快拔出胃管

    E. 拔管时严格无菌操作

8. 为成人进行管饲饮食插入胃管深度（　）cm

    A. 35～40cm　　　　　　B. 40～45　　　　　　C. 45～55

    D. 50～55　　　　　　　E. 45～50

9. 鼻饲插管过程中，患者发生呛咳，呼吸困难时应（　）

    A. 嘱患者做深呼吸　　　　　B. 将患者头部抬高

    C. 拔管重插　　　　　　　　D. 停止片刻，嘱深呼吸，再轻轻插入

    E. 嘱患者头向后仰

10. 进食前护理程序为（　）

    A. 停止治疗→整理环境→协助解大小便

    B. 协助洗手→停止治疗→整理环境→协助解大小便

    C. 整理环境→停止治疗→协助洗手→协助解大小便

    D. 停止治疗→协助洗手→整理环境→协助解大小便

    E. 协助解大小便→协助洗手→整理环境

二、多选题

1. 患者,男,45 岁。脑外伤昏迷 2 周,为其插鼻饲管协助进食,以满足营养需要。通过鼻饲注入流质饮食后,再注少量温开水的目的说法错误的是(　　)

   A. 使患者温暖舒适
   B. 准确记录出入量
   C. 防止患者呕吐
   D. 冲净胃管,避免鼻饲液积存
   E. 保证足够的水分摄入

2. 患者,男,56 岁。因脑血栓昏迷 2 天,病情稳定后给予鼻饲。下列有关鼻饲管留置期间的护理正确的是(　　)

   A. 每日做口腔护理
   B. 每次喂食间隔时间不少于 2 小时
   C. 灌流质前后注入少量温开水
   D. 每日晚上拔出胃管,次晨换管插入
   E. 鼻饲用物每日消毒 1 次

3. 下列选项可以进行胃管插管的患者是(　　)

   A. 急性胃扩张
   B. 食管静脉曲张
   C. 肠梗阻
   D. 幽门梗阻
   E. 早期胃癌

4. 鼻饲操作正确的是(　　)

   A. 每天做口腔护理
   B. 每次喂食间隔时间不少于 2 小时
   C. 注入少量温开水证实胃管是否在胃内
   D. 药片应研碎后再灌入
   E. 拔管应夹紧胃管末端快速拔出

5. 下列关于胃肠外营养说法正确的是(　　)

   A. 配制好的营养液储存于 4℃冰箱内备用,若存放超过 24 小时,则不宜使用
   B. 输液导管及输液袋每 12～24 小时更换 1 次
   C. 导管进入静脉处的敷料每 48 小时应更换 1 次
   D. 一般成人首日输液速度 60mL/h,次日 80mL/h,第三日 100mL/h
   E. 停用胃肠外营养时应在 2～3 天内逐渐减量

第10章 排 泄

排泄是机体将新陈代谢所产生的终产物排出体外的生理过程,是人体的基本生理需要之一,也是维持生命的必要条件之一。人体排泄体内终产物的途径有皮肤、呼吸道、消化道及泌尿道,其中主要的排泄途径是消化道和尿道。较多因素都会影响人体的排泄活动和形态,而每个个体的排泄形态及影响因素也不尽相同。

第一节 排尿护理

一、与排尿有关的解剖与生理

(一)泌尿系统的组成

泌尿系统(urinary system)由肾、输尿管、膀胱及尿道组成(图10-1)。肾为生成尿液的器官,输尿管为输送尿液的管道,膀胱为暂时储存尿液的器官,尿道将尿液排出体外。肾不断地生成尿液并经输尿管送到膀胱,膀胱在神经系统的控制下,当尿液储存到一定的容量时,便产生尿意,引起膀胱肌收缩,同时尿道括约肌舒张,尿液经尿道排出体外。

(二)泌尿系统的主要功能

泌尿系统的主要功能是排出机体在新陈代谢中产生的废物(尿素、尿酸)和多余的水分等,保持机体内环境的平衡和稳定。此外,肾还有内分泌功能,可产生促红细胞生成素、肾素等物质,参与调节血细胞的生成、心血管活动等。

(三)泌尿系统的生理位置

1. 肾(kidney)

(1)肾的形态:肾是主要的实质性器官。左、右各一,呈红褐色,质地柔软,表面光滑,形似蚕豆。肾可分上、下两端,前、后两面和内侧、外侧两缘。

(2)肾的内部结构:肾实质分为两部,即肾皮质(renal cortex)和肾髓质(renal medulla)。肾皮质位于肾实质浅层,富含肾单位,新鲜时呈红褐色,肉眼观察可见密布的小颗粒,主要由肾小体和肾小管构成。部分肾皮质伸入肾髓质,称肾柱(renal column),肾髓质占据肾实质的深层,血管较少,呈淡红色,由许多小的管道组成,致密而有条纹。肾髓质由 15～20 个肾锥体组成。

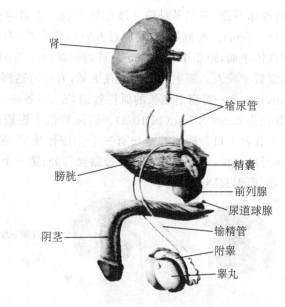

肾

输尿管

膀胱

精囊

前列腺

尿道球腺

阴茎

输精管

附睾

睾丸

图 10-1 泌尿系统的组成

(3)肾的位置:肾位于腹腔后上部,脊柱两侧,前面有腹膜遮盖,为腹膜外位器官。肾的长轴向下倾斜(图 10-2)。

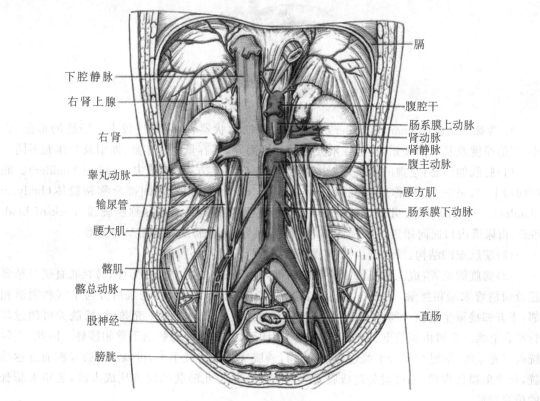

膈

下腔静脉

右肾上腺

腹腔干

肠系膜上动脉

右肾

肾动脉

肾静脉

腹主动脉

睾丸动脉

腰方肌

输尿管

肠系膜下动脉

腰大肌

髂肌

髂总动脉

股神经

直肠

膀胱

图 10-2 肾的位置

左肾上端平对第11胸椎体下缘,下端平对第2腰椎体下缘。右肾因受肝的影响,一般较左肾约低半个椎体的高度(1～2cm)。左侧第12肋斜过左肾后面中部,右侧第12肋斜过右肾后面上部。肾门平第1腰椎体平面,距正中线约5cm。肾的位置因性别、年龄和个体差异而不同,一般女性低于男性,儿童低于成人。新生儿肾的位置更低,有时可达髂嵴平面。

2. 输尿管 输尿管(ureter)是一对扁而细长的肌性管道,左、右各一,起自肾盂末端,止于膀胱,全长25～30cm,其管径为0.5～0.7cm(图10-3)。输尿管位于腹膜后方,沿腰大肌前面下降,向内下方斜行,越过小骨盆上口。输尿管全长有三个生理性狭窄:第一个狭窄在输尿管起始处,即肾盂与输尿管移行的部位;第二个狭窄在跨过髂血管处;第三个狭窄在膀胱壁内,尿路结石常嵌顿于这些狭窄处,而引起剧烈绞痛。

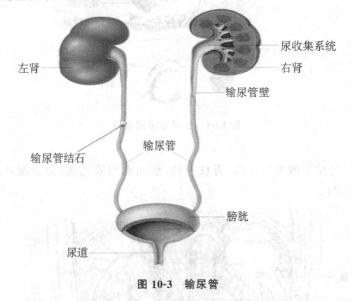

左肾
尿收集系统
右肾
输尿管壁
输尿管结石
输尿管
膀胱
尿道

图 10-3 输尿管

3. 膀胱 膀胱(urinary bladder)是储存尿液的囊状器官,伸缩性较大。膀胱的形态、大小、壁的厚度及其周围关系,均随尿液充盈的程度而异,其容量也随年龄、性别及个体而不同。

(1)膀胱的形态:空虚的膀胱近似椎体形,尖朝向前上方,称膀胱尖(apex of bladder)。底朝向后下方,呈三角形,称膀胱底(fundus of bladder)。尖和底之间部分称膀胱体(body of bladder)。膀胱的下部,男性与前列腺,女性与尿生殖膈接触的部分称膀胱颈(neck of bladder),由尿道内口通向尿道。膀胱各部之间无明显界限,当膀胱充盈时呈卵圆形。

(2)膀胱壁的结构:膀胱壁由黏膜、黏膜下层、肌织膜和外膜构成。

(3)膀胱的位置:成人膀胱位于骨盆腔前部,耻骨联合的后方。在男性,膀胱底直接与精囊腺及输精管末端相接触,后方与直肠相邻,下方接前列腺;在女性,膀胱后方与子宫和阴道相邻,下方邻接尿生殖膈。膀胱空虚时,膀胱尖不超过耻骨联合上缘。充盈时,膀胱尖可超过耻骨联合上缘。此时由腹前壁折向膀胱上面的腹膜随之上移,使膀胱前下壁相接触。因此,当膀胱极度充盈时,沿耻骨联合上缘经腹前壁进行膀胱穿刺或膀胱手术,可以不经腹膜腔而直达膀胱,可避免损伤腹膜,也可避免造成腹膜腔内感染。新生儿膀胱的位置比成人高,老年人膀胱的位置较低。

4. 尿道 男性尿道、女性尿道的功能不完全相同。男性尿道除了有排尿的功能外,还有排精功能。女性尿道(female urethra)长 3～5cm,直径 0.8cm,仅有排尿功能,较男性尿道直、短、易于扩张。女性尿道位于耻骨联合后下方与阴道前壁之间,上端起于膀胱的尿道内口,经阴道前方向前下方行,穿过尿生殖膈,下端以尿道外口开口于阴道前庭。在穿过尿生殖膈时,尿道和阴道周围有横纹肌环绕,称为尿道阴道括约肌,受意识支配。女性尿道外口位于阴道口之前,距阴蒂约 2.5cm。由于女性尿道短而直,易于扩张,故易引起尿路逆行性感染。

二、排尿的评估

(一)排尿的评估内容

1. **排尿次数**　成人一般白天排尿 3～5 次,夜间 0～1 次。

2. **尿量**　尿量是反映肾功能的主要指标之一。正常情况下每次尿量为 200～400mL,24h 的尿量为 1 000～2 000mL,平均在 1 500mL 左右。尿量和排尿次数受多种因素影响。

3. **尿液的性状**

(1)颜色:正常新鲜尿液呈淡黄色或深黄色,是由于尿胆原和尿色素所致。当尿液浓缩时可见量少色深。尿的颜色还受某些食物、药物的影响,如服用维生素 B_2,尿液的颜色呈深黄色。在病理情况下,尿的颜色可发生以下变化。①血尿:一般认为新鲜尿液离心后,尿沉渣每高倍镜视野红细胞≥3 个,表示尿液中红细胞异常增多,称为血尿。尿液颜色深浅与所含红细胞量多少有关,轻者仅显微镜下红细胞增多,称为镜下血尿;出血量多尿色常呈洗肉水色、浓茶色或红色,称肉眼血尿。血尿常见急性肾小球肾炎、输尿管结石、结核及感染等。②血红蛋白尿:尿液中含有血红蛋白,主要是由于各种原因导致大量红细胞在血管中被破坏,血红蛋白经肾脏排出形成血红蛋白尿,常见于血型不合所致的溶血、恶性疟疾和阵发性血红蛋白尿。③胆红素尿:尿液中含有胆红素,见于阻塞性黄疸和肝细胞性黄疸。④乳糜尿:尿液中含有淋巴液,排出的尿液呈乳白色。见于丝虫病。

(2)透明度:正常新鲜尿液清澈透明,放置后可出现微量絮状沉淀物,系黏蛋白、核蛋白、盐类及上皮细胞凝结而成。

(3)酸碱反应:正常人尿液呈弱酸性,pH 为 4.5～7.5,平均为 6。饮食的种类可影响尿液的酸碱性,如进食大量蔬菜时,尿液可呈碱性,进食大量肉类时,尿液可呈酸性。酸中毒患者尿液可呈强酸性,严重呕吐患者的尿液可呈强碱性。

(4)比重:尿比重的高低取决于肾的浓缩功能。成人在正常情况下,尿比重波动于1.015～1.025,一般尿比重和尿量成反比。若尿比重经常固定于 1.010 左右,提示肾功能严重障碍。

(5)气味:正常尿液气味来自尿内的挥发性酸。尿液久置后,因尿素分解产生氨,故有氨臭味。当尿道感染时新鲜尿液也有氨臭味。糖尿病酮症酸中毒时,因尿液中含有丙酮,故有烂苹果气味。

(二)影响排尿因素的评估

正常情况下,个体排尿活动受意识控制,无痛苦,无障碍。但诸多因素可影响排尿的进行。

1. **疾病因素**　神经系统的损伤和病变会使排尿反射的神经传导和排尿意识控制发生障碍,出现尿失禁;肾脏的病变会使尿液的生成发生障碍,出现少尿或无尿;泌尿系统的肿瘤、结石或狭窄也可导致排尿的障碍,出现尿潴留。老年男性因前列腺肥大压迫尿道,可出现排尿困难。

2. 治疗及检查 外科手术、外伤可导致失血、失液,若补液不足,机体处于脱水状态,尿量减少。手术中使用麻醉剂可干扰排尿反射,改变患者排尿形态,导致尿潴留等。

3. 液体和饮食摄入 如果其他影响体液的因素不变,液体的摄入量将直接影响尿量和排尿的频率。

4. 心理因素 心理因素对正常排尿有很大的影响,压力会影响会阴部肌肉和膀胱括约肌的放松或收缩,如当个体处于过度焦虑和紧张的情形下,有时会出现尿频、尿急,有时也会抑制排尿出现尿潴留。

5. 环境因素 排尿应该在隐蔽场所进行,当个体在缺乏隐蔽的环境时,就会产生许多压力,而影响正常的排尿。

6. 个人习惯 大多数人会在意识里形成一些排尿时间的习惯,而导致排尿受到影响。

7. 气候变化 夏季炎热,身体大量出汗,体内水分减少,导致尿液浓缩和尿量减少;冬季寒冷,身体外周血管收缩,循环血量增加,体内水分相对增加,反射性地抑制抗利尿激素的分泌,而使尿量增加。

8. 其他因素 如妇女在妊娠时,可因子宫增大压迫膀胱,致使排尿次数增多等。

(三)排尿异常评估

1. 多尿 多尿(polyuria)指 24 小时尿量超过 2500mL。

2. 少尿 少尿(oliguria)指 24 小时尿量少于 400mL 或每小时尿量少于 17mL。

3. 无尿 无尿(anuria)或尿闭(urodialysis)指 24 小时尿量少于 100mL 或 12 小时内无尿液产生者。

4. 膀胱刺激征 主要表现为尿频、尿急、尿痛,三者同时出现,称为膀胱刺激征。常见原因为膀胱及尿道感染和机械性刺激。

(1)尿频:单位时间内排尿次数增多,由膀胱炎症或机械性刺激引起,严重时几分钟排尿 1次,每次尿量仅几毫升。

(2)尿急:患者突然有强烈的尿意,不能控制需立即排尿,由于膀胱三角或后尿道的刺激,造成排尿反射活动异常强烈而引起。

(3)尿痛:排尿时感到尿道疼痛,可以发生在排尿的初、中、末或排尿后。疼痛呈烧灼感,与膀胱、尿道或前列腺感染有关。

5. 尿潴留 尿潴留(retention of urine)指尿液大量存留在膀胱内而不能自主排出。当尿潴留时,膀胱容积可增加至 3 000～4 000mL,膀胱高度膨胀,可至脐部。患者主诉下腹胀痛,排尿困难。体检可见耻骨上膨隆,扪及囊样包块,叩诊呈实音,有压痛。常见原因有:①机械性梗阻;②动力性梗阻。

6. 尿失禁 尿失禁(urinary incontinence)指排尿失去意识控制或不受意识控制,尿液不自主地流出。根据临床表现,尿失禁可分为 4 种类型:①持续性尿失禁;②充溢性尿失禁;③急迫性尿失禁;④压力性尿失禁。

三、排尿异常的护理

(一)尿潴留患者的护理

1. 提供隐蔽的排尿环境 关闭门窗,屏风遮挡,请无关人员回避;适当调整治疗和护理时间,让患者安心排尿。

2. 调整体位和姿势　酌情协助卧床患者取舒适体位,尽可能让患者以习惯姿势排尿。

3. 诱导排尿　利用条件反射如听水流声或温水冲洗会阴诱导排尿;也可采用针刺中极、曲骨、三阴交穴或艾灸关元等方法刺激排尿。

4. 热敷、按摩　热敷、按摩可放松肌肉,促进排尿。如患者病情允许,可用手按压膀胱协助排尿。

5. 心理护理　与患者加强沟通,建立良好护患关系,排除患者焦虑和紧张情绪。

6. 健康教育　讲解相关知识,指导患者养成定时排尿的好习惯。

7. 必要时根据医嘱实施导尿术。

(二)尿失禁患者的护理

1. 皮肤护理　注意保持皮肤干燥清洁。床上铺橡胶单和中单,经常用温水清洗会阴皮肤,勤换衣裤。根据皮肤情况,定时按摩受压部位,防止压疮的发生。

2. 外部引流　必要时用接尿装置引流尿液。

3. 重建正常的排尿功能　如患者情况允许,指导患者每日白天摄入液体 $2\,000\sim3\,000$ mL。因多饮水可以促进排尿反射,还可预防泌尿系统的感染。指导患者进行骨盆底肌肉的锻炼,以增强控制排尿的能力。

4. 导尿术　对长期尿失禁的患者,可行导尿术留置导尿,避免尿液浸渍皮肤,发生皮肤破溃等。

5. 心理护理　无论什么原因导致的尿失禁都会给患者造成很大的心理压力。医务人员应尊重和理解患者,给予安慰、开导和鼓励。

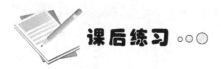

课后练习

一、单选题

1. 正常尿的颜色为(　)
   A. 淡黄色　　　B. 红色　　　　C. 深黄色　　　D. 黄褐色　　　E. 透明

2. 胆红素尿的颜色是(　)
   A. 红棕色　　　B. 黄褐色　　　C. 咖啡色　　　D. 淡黄色　　　E. 黑色

3. 哪种疾病的患者排尿时可有尿频、尿急、尿痛(　)
   A. 肾炎　　　　B. 膀胱炎　　　C. 尿失禁　　　D. 尿潴留　　　E. 盆腔炎

4. 正常人尿的酸碱度(　)
   A. 4.5～7.5　　B. 2.5～4.5　　C. 4.0～9.0　　D. 3.5～5.5　　E. 5.5～7.5

5. 正常人 24 小时尿液量约为(　)mL
   A. 800　　　　B. 1 500　　　C. 2 500　　　D. 2 000　　　E. 2 500

6. 正常人每次排出的尿量为(　)mL
   A. 100～150　　B. 250～300　　C. 150～200　　D. 200～250　　E. 50～100

7. 正常新鲜尿液的性质哪项是错误的（　）

  A. 尿液呈淡黄色　　　　B. 尿比重平均为 1.010～1.025　　C. 尿液呈弱酸性

  D. 尿液澄清、透明　　　E. 气味呈烂苹果味

8. 昏迷患者排出的尿液有酮味，提示（　）

  A. 急性肾炎　　B. 膀胱炎　　　C. 有机磷农药中毒　　　D. 酮症酸中毒　E. 血尿

9. 溶血反应时患者排出酱油色尿，因为尿中含有（　）

  A. 血红蛋白　　B. 红细胞　　　C. 胆红素　　　D. 白细胞　　　E. 炎性渗出物

10. 不能引起排尿和尿量异常的疾病是（　）

  A. 心力衰竭　　B. 肾小球肾炎　C. 胃溃疡　　　D. 膀胱炎　　　E. 前列腺炎

二、多选题

1. 尿液的性状包括（　）

  A. 颜色　　　　B. 透明度　　　C. 酸碱反应　　D. 比重　　　　E. 气味

2. 膀胱刺激征包括（　）

  A. 尿频　　　　B. 尿急　　　　C. 尿痛　　　　D. 尿血　　　　E. 尿不尽

3. 导尿的目的是（　）

  A. 保持尿液引流通畅　　　B. 清洁膀胱　　　　C. 治疗膀胱疾病

  D. 避免术中误伤膀胱　　　E. 进行膀胱功能训练

4. 男性尿道三个狭窄为（　）

  A. 尿道内口　B. 球部　　　　C. 膜部　　　　D. 尿道外口　　E. 耻骨下弯

5. 下列导尿过程，哪些是正确的（　）

  A. 严格执行无菌操作技术

  B. 第一次放尿不得超过 1 000mL

  C. 为男性患者导尿时，应提起阴茎与腹壁呈60°

  D. 注意保护患者隐私

  E. 为女性患者导尿若误入阴道，应拔出重插

第二节　排便护理

一、与排便有关的解剖与生理

  当食物由口进入胃和小肠吸收后，残渣贮存于大肠内，其中除一部分水分被大肠吸收外，其余均经细菌发酵和腐败作用后形成粪便。

(一)大肠的解剖

  大肠，分为盲肠、阑尾、结肠、直肠和肛管，是对食物残渣中的水分进行吸收，而食物残渣自身形成粪便并有度排出的脏器；是人体消化系统的重要组成部分，为消化道的下段。大肠居于腹中，其上口在阑门处接小肠，其下端连接肛门。全程形似方框，围绕在空肠、回肠的周围。大肠在外形上与小肠有明显的不同(图10-4)，一般大肠口径较粗，肠壁较薄。

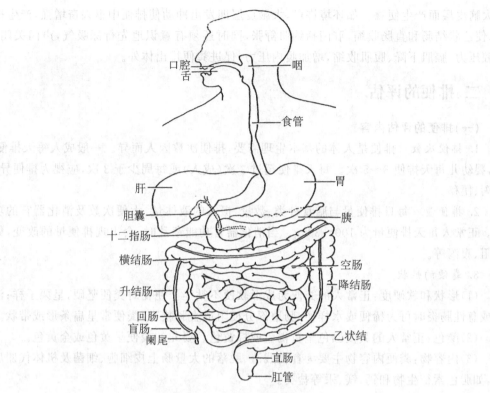

口腔
舌
咽
食管
肝
胆囊
胃
十二指肠
胰
横结肠
空肠
升结肠
降结肠
回肠
盲肠
阑尾
乙状结
直肠
肛管

图 10-4 大肠的解剖示意

1. **盲肠** 盲肠为大肠与小肠的衔接部分,其内有回盲瓣,起括约肌的作用,既可控制回肠内容物进入盲肠的速度,又可防止大肠内容物逆流。

2. **结肠** 结肠分为升结肠、横结肠、降结肠和乙状结肠,围绕在小肠的周围(图 10-5)。

3. **直肠** 直肠全长约 16cm,从矢状面上看,有两个弯曲,骶曲和会阴曲。会阴曲时直肠绕过尾骨尖形成的凸向前方的弯曲,骶曲时直肠在骶尾骨前面下降形成的凸向后方的弯曲。

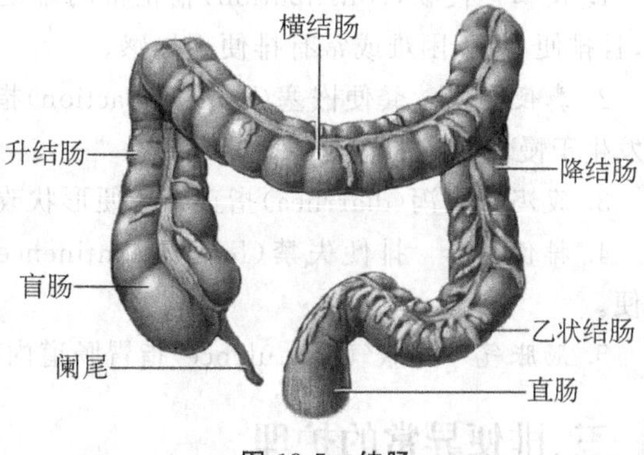

横结肠
升结肠
降结肠
盲肠
乙状结肠
阑尾
直肠

图 10-5 结肠

4. **肛管** 肛管上续直肠下止于肛门,长约 4cm,为肛门内外括约肌包绕。肛门内括约肌为平滑肌,有协助排便的功能;肛门外括约肌为骨骼肌,是控制排便的重要肌束。

(二)大肠的生理功能

①吸收水分、电解质和维生素;②形成粪便并排出体外;③利用肠内细菌制造维生素。六腑以通为用,以降为顺,尤以大肠为最。所以通降下行为大肠的重要生理特性。大肠通降失常,以糟粕内结,壅塞不通为多,故有"肠道易实"之说。

(三)排便

当粪便充满直肠刺激肠壁感受器,发出冲动传入腰骶部脊髓内的低级排便中枢,同时上传至大脑皮层而产生便意。如环境许可,大脑皮层即发出冲动使排便中枢兴奋增强,产生排便反射,使乙状结肠和直肠收缩,肛门括约肌舒张,同时还须有意识地先行深吸气,声门关闭,增加胸腔压力,膈肌下降、腹肌收缩,增加腹内压力,促进粪便排出体外。

二、排便的评估

(一)排便的评估内容

1. 排便次数 排便是人体的基本生理需要,排便次数因人而异。一般成人每天排便 1~3次,婴幼儿每天排便 3~5次。每天排便超过 3次(成人)或每周少于 3次,应视为排便异常,如腹泻、便秘。

2. 排便量 每日排便量与膳食种类、数量、摄入的液体量、大便次数及消化器官的功能有关。正常人每天排便量为 100~300g。当消化器官功能紊乱时,会出现排便量的改变,如肠道梗阻、腹泻等。

3. 粪便的性状

(1)形状和软硬度:正常人的粪便为成形软便不粘连。便秘时粪便坚硬,呈栗子样;消化不良或急性肠炎时可为稀便或水样便;肠道部分梗阻或直肠狭窄,粪便常呈扁条形或带状。

(2)颜色:正常人的粪便颜色呈黄褐色或棕黄色。婴儿的粪便呈黄色或金黄色。

(3)内容物:粪便内容物主要为食物残渣、脱落的大量肠上皮细胞、细菌及机体代谢后的废物,如胆色素衍生物和钙、镁、汞等盐类。

(4)气味:正常时粪便气味因膳食种类而异,强度由腐败的活动性及动物蛋白质的量而定。

(二)影响排便因素的评估

生理、心理、社会文化、饮食与活动、病理等因素均可影响排便,护士应该完整地收集资料,做出正确的评估,并提供合理的有效护理措施。

(三)异常排便的评估

1. 便秘 便秘(constipation)指正常的排便形态改变,排便次数减少,排出过干过硬的粪便,且排便不畅、困难或常有排便不尽感。

2. 粪便嵌塞 粪便嵌塞(fecal impaction)指粪便持久滞留堆积在直肠内,坚硬不能排出。常发生于慢性便秘的患者。

3. 腹泻 腹泻(diarrhea)指正常排便形状改变,频繁排出松散稀薄的粪便甚至水样便。

4. 排便失禁 排便失禁(fecal incontinence)指肛门括约肌不受意识的控制而不自主地排便。

5. 肠胀气 肠胀气(flatulence)指胃肠道内有过量气体积聚,不能排出。

三、排便异常的护理

1. 便秘患者的护理

(1)提供适当的排便环境。

(2)选取适宜的排便姿势。

(3)腹部环形按摩。

(4)遵医嘱给予口服缓泻药物。

(5)使用简易通便剂:常有开塞露、甘油栓等。其作用机制是软化粪便,润滑肠道,刺激肠蠕动,促进排便。

(6)灌肠:以上方法均无效时,遵医嘱给予灌肠。

(7)健康教育:①帮助患者重建正常的排便习惯;②合理安排膳食;③鼓励患者适当运动。

2. 粪便嵌塞患者的护理

(1)润肠:早起可使用栓剂,口服缓泻剂来润肠通便。

(2)灌肠:必要时先行油类保留灌肠,2～3小时后再做清洁灌肠。

(3)健康教育:向患者及家属讲解有关排便的知识,建立合理的膳食结构。协助患者建立并维持正常的排便习惯,防止便秘的发生。

3. 腹泻患者的护理

(1)去除原因:如肠道感染者,应遵医嘱给予抗生素治疗。

(2)卧床休息:减少肠蠕动,注意腹部保暖。

(3)膳食调理:鼓励患者饮水,少量多次,可酌情给予淡盐水,饮食宜清淡的流质或半流质饮食为宜,避免油腻、辛辣、高纤维食物,严重腹泻者可暂时禁食。

(4)防治水和电解质紊乱:按医嘱给予止泻剂、口服补盐液或静脉补液。

(5)维持皮肤完整性:便后用软纸轻擦肛门,温水清洗,并在肛门周围涂油膏以保护局部皮肤。

(6)密切观察病情:记录排便的性质、次数、量等,注意有无脱水指征,必要时留取标本送检。

(7)健康教育:向患者讲解有关腹泻的知识,指导患者注意饮食卫生、家居卫生,养成良好的卫生习惯。

4. 排便失禁患者的护理

(1)心理护理:排便失禁患者心情紧张而窘迫,常感到自卑和忧郁,期望得到理解和帮助。护士应尊重和理解患者,给予心理安慰和支持。

(2)保护皮肤:可以使用气垫床,每次便后用温水洗净肛门周围及臀部皮肤,保持皮肤清洁干燥;必要时肛门涂抹软膏以保护皮肤,避免破损感染。

(3)帮助患者重建控制排便的功能。

(4)如无禁忌,保证患者每天摄入足量的液体。

(5)保持床褥、衣服清洁,病室空气清新,及时更换污湿衣裤、被单,定时开窗通风,除去不良气味。

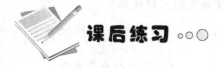

课后练习

一、单选题

1. 成人每天排便(　　)次

    A. 1～3 　　　　B. 1～2 　　　　C. 2～3 　　　　D. 0～1 　　　　E. 0～2

2. 胆道梗阻患者大便颜色为(　　)

  A. 暗红色　　　　B. 白陶土色　　　　C. 果酱样便　　　D. 柏油样便　　　E. 暗绿色

3. 肝性脑病患者禁止（　　）

  A. 保留灌肠　　　B. 中药灌肠　　　C. 肥皂水灌肠　　D. 盐水灌肠　　　E. 清洁灌肠

4. 伤寒患者灌肠液面不得高于（　　）cm

  A. 65　　　　　　B. 55　　　　　　C. 50　　　　　　D. 40　　　　　E. 30

5. 灌肠溶液温度为（　　）℃

  A. 39～41　　　B. 37～39　　　C. 40～42　　　D. 42～44　　　E. 35～37

6. 中暑患者应选择哪种灌肠溶液（　　）

  A. 10℃的生理盐水　　　　　B. 4℃的生理盐水　　　　　C. 5℃的肥皂水

  D. 2℃的肥皂水　　　　　　E. 温开水

7. 患者胃溃疡出血期间,粪便应是（　　）

  A. 鲜红色　　　　B. 铁锈色　　　　C. 暗红色　　　　D. 柏油样　　　E. 果酱样

8. 灌肠过程中,若患者出现心慌气促、苍白、出冷汗,应该（　　）

  A. 嘱患者深呼吸,继续灌肠　　　　B. 减慢灌肠速度　　　C. 降低液面高度

  D. 继续插入肛管深处　　　　　　E. 立即停止灌肠

9. 大量不保留灌肠液面高度应该是（　　）cm

  A. 30～50　　　B. 40～60　　　C. 40～70　　　D. 30～40　　　E. 50～70

10. 不保留灌肠时插入深度为（　　）cm

  A. 3～5　　　　B. 4～6　　　　C. 5～7　　　　D. 7～10　　　E. 10～12

二、多选题

1. 小量不保留灌肠适用于（　　）

  A. 腹部手术后患者　　　B. 危重患者　　　　　　C. 老年患者

  D. 小儿及孕妇　　　　　E. 术前准备

2. 大肠的生理功能（　　）

  A. 吸收营养　　　　　　B. 形成粪便并排出体外　　C. 储存营养

  D. 分泌消化液　　　　　E. 利用肠道细菌制造维生素

3. 肠胀气的原因是（　　）

  A. 食用过多产气食物　　B. 吞入大量空气　　　　　C. 肠蠕动减少

  D. 肠道梗阻　　　　　　E. 肠道术后

4. 排便失禁患者的护理（　　）

  A. 保持皮肤清洁干燥　　　　　　　　B. 预防压疮

  C. 帮助患者恢复控制排便的能力　　　D. 减少每天摄入的液体量

  E. 表示尊重理解,给予安慰

5. 下列哪些患者不宜灌肠（　　）

  A. 急腹症患者　　　　　B. 消化道出血　　　　　　C. 严重心血管疾病

  D. 初产妇宫口开大2cm　　E. 肠道手术前

第 11 章　给　药

第一节　给药的基本知识

一、药物的种类、领取和保管

（一）药物的种类

常用药物的种类依据给药的途径不同可分为以下 3 类。

1. 内服药　分为固体剂型和液体剂型，固体剂型包括片剂、丸剂、散剂、胶囊等；液体剂型包括口服液、酊剂和合剂等。

2. 外用药　包括软膏、搽剂、酊剂、洗剂、滴剂、粉剂、栓剂、涂膜剂等。

3. 注射药　包括水溶液、混悬液、油剂、结晶、粉剂等。

（二）药物的领取

病区备有一定的常用药物，应有专人负责，并定期到药房领取；剧毒药、麻醉药病区有固定数量，用后凭医生处方领取补充，加锁并严格交班。

（三）药物的保管

1. 药柜应放于通风、干燥处，不宜阳光直射，由专人负责。

2. 药物应按内服、外用、注射、剧毒等分类放置，现领现用，剧毒药及麻醉药要加锁保管，登记并交班。

3. 药瓶标签明显，内服药用蓝边，外用药用红边，剧毒药用黑边。药名中英文对照，标明浓度和剂量。

4. 凡无标签或标签模糊，药物已过期、有变色、混浊、发霉和沉淀的均不可用。

5. 按药物的不同性质分类保存：①容易氧化和遇光变质药物，应装在深色密盖瓶中，放阴凉处，如氨茶碱、维生素 C、盐酸肾上腺素；②容易挥发、潮解或风化的药物，须装瓶、盖紧，如乙醇、酵母片、糖衣片；③容易被热破坏的药物（疫苗、抗毒血清、白蛋白、青霉素皮试液），应分别置于干燥阴凉（约 20℃）处或冷藏于 2～10℃处保存；④易燃、易爆药物，应放在远离明火处，如乙醚、乙醇、环氧乙烷等；⑤个人专用特种药物，应单独存放，注明床号、姓名。

二、给药原则

（一）根据医嘱给药

按医嘱给药，对医嘱有疑问时，应及时向医生提出，不可盲目执行。

（二）严格执行查对制度

"三查"：操作前、操作中、操作后查；"七对"：床号、姓名、药名、浓度、剂量、方法、时间。"一注意"：注意患者用药后有无不良反应。

三、给药的途径

药物吸收的速度：除了动静脉给药是直接进入血液循环外，其他给药方式都要经过吸收的过程，由快至慢的顺序为：吸入＞舌下含服＞直肠＞肌内注射＞皮下注射＞口服＞皮肤。

四、给药的次数和时间

给药的次数和时间取决于药物的半衰期和人体的生理节奏，以维持血液中药物的有效浓度。医院医嘱给药次数和时间的外文缩写及中文意思见表 11-1。

表 11-1　医院常用的外文缩写及中文意思

外文缩写	中文意思	外文缩写	中文意思
Qd	每日 1 次	hs	临睡前
Bid	每日 2 次	am	上午
Tid	每日 3 次	pm	下午
Qid	每日 4 次	st	立即
Qh	每小时 1 次	DC	停止
q6h	每 6 小时 1 次	rn	需要时（长期）
qm	每晨 1 次	Sos	必要时（临时）
Qn	每晚 1 次	ID	皮内注射
Ac	饭前	H	皮下注射
Pc	饭后	IM 或 im	肌内注射
12n	中午 12 时	IV 或 iv	静脉注射
12mn	午夜 12 时	ivgtt	静脉滴注
Qod	隔日 1 次		

五、影响药物作用的因素

药物应用后在体内产生的作用常常受到多种因素的影响，如药物的剂量、制剂、给药途径、联合应用，患者的生理因素、病理状态等，都可影响药物的作用强度，或者改变药物作用的性质。

（一）剂量

药物不同剂量产生的作用是不同的。一般地说，在一定范围内剂量愈大，药物在体内的浓度愈高,作用也就愈强。不同个体对同一剂量药物的反应存在着差异。

(二)制剂及给药途径

同一药物的不同制剂和不同给药途径,会引起不同的药物效应。一般来说,注射药物比口服吸收快,作用往往较为显著。此外,由于制剂的制备工艺及原辅料等的不同,也能影响制剂的生物利用度。有的药物给药途径不同,可出现不同的作用,如硫酸镁内服导泻,肌内注射或静脉滴注则有解痉、镇静及减低颅内压等作用。

(三)联合用药

两种或两种以上药物同时应用或先后应用,有时会产生一定的相互影响,如使药效加强或减弱,使毒性反应和副作用减少或者出现新的毒性反应和副作用。

两种或两种以上药物配伍在一起,引起药理上或物理化学上的变化,影响治疗效果甚至影响患者用药安全,这种情况称为"配伍禁忌"。无论药物相互作用或配伍禁忌都会影响药物的疗效及其安全性,必须注意分析,加以妥善处理。

(四)机体因素

1. 生理　不同年龄,特别是新生儿和老年人对某些药物的反应与成年人不同。小儿的肝肾功能、中枢神经系统、内分泌系统等尚未发育完善,因此,应用某些在肝内代谢的药物易引起中毒;一些经肾排泄的药物如巴比妥类、氨苄西林、地高辛等排泄缓慢,应用时剂量必须减少;肾上腺皮质激素可影响蛋白质和钙磷的代谢,小儿处于生长发育阶段,如长期应用可能影响其生长发育。老年人的生理功能和代偿适应能力都逐渐衰退,对药物的代谢和排泄功能降低,因此,对药物的耐受性也较差,故用药剂量一般应比成年人适量减少。性别的不同也会影响药物的作用。妇女在月经、妊娠、分娩、授乳等特殊时期,用药时应适当注意。在妊娠期和哺乳期,由于某些药物能通过胎盘进入胎体或经乳汁被乳儿吸入体内,有引起中毒的可能。此外还有一些药物如激素、抗代谢药物等,可致畸胎或影响胎儿发育。

2. 病理状态　疾病可影响机体对药物的敏感性,也可改变药物的体内过程,从而影响药物的效应。在病理因素中,应特别注意肝肾功能受损程度。肝功能不良时肝药酶活性降低,使药物代谢速度变慢,造成药物作用增强,半衰期延长。如地西泮(安定)的正常半衰期为46.6小时,肝硬化患者可使该药半衰期延长达105.6小时,因此,如地西泮、苯巴比妥、洋地黄毒苷等主要在肝脏代谢的药物要注意减量、慎用或禁用。同样,肾功能不良时,药物排泄减慢,半衰期也会延长,某些主要经肾排泄的药物如氨基糖苷类抗生素、头孢唑林等应减少剂量或适当延长给药间隔时间,避免引起蓄积中毒。

3. 心理行为因素　心理行为因素在一定程度上可影响药物的效应,其中以患者的情绪、对药物的信赖程度、对药疗的配合程度、医护人员的语言及暗示作用等最为重要。患者情绪愉快、乐观,则药物较易发挥治疗效果。患者对药物的信赖程度也可影响药物疗效。患者如认为某药对他不起作用,或觉得疗效不高,可能会采取不配合态度。相反患者对药物信赖,可提高疗效,甚至使某些本无活性的药物起到一定的"治疗作用",如"安慰剂"的疗效正是心理因素影响的结果。

4. 生活习惯　吸烟、饮食等对药物作用的影响也很大。

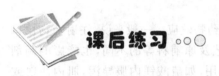

课后练习

一、单选题

1. 发挥药效最快的给药途径是（ ）
    A. 口服　　　　B. 皮下注射　　　　C. 吸入疗法　　　　D. 静脉注射　　　　E. 皮内注射

2. 剧毒药和麻醉药的最主要保管原则是（ ）
    A. 药品名用中外文对照　　　　B. 加锁并认真交班　　　　C. 装密封瓶内保存
    D. 与内服药分开放置　　　　E. 避光保存

3. 应远离明火处保存的药物是（ ）
    A. 抗毒血清　　　　　　　　　B. 胎盘球蛋白　　　　　　　　C. 乙醚、乙醇
    D. 肾上腺素　　　　　　　　　E. 维生素 C

4. 避光放置的药物有（ ）
    A. 三溴片、酵母片　　　　　　B. 氨茶碱　　　　　　　　　　C. 疫苗
    D. 芳香类药　　　　　　　　　E. 肾上腺素

5. 药物的保管原则不正确的一项是（ ）
    A. 药柜宜放在阳光充足的地方　　　　　B. 内服药、外用药、注射药应分类放置
    C. 由专人负责　　　　　　　　　　　　D. 剧毒药、麻醉药要加锁保管
    E. 定期检查

6. 药疗原则下列哪项是错误的（ ）
    A. 遵医嘱给药　　　　　　　　　　　　B. 给药时间、剂量、浓度要正确
    C. 操作时要做到三查七对　　　　　　　D. 凡发生过敏的药物应暂停使用
    E. 要注意观察患者用药后有无不良反应

7. 给药的时间应准确的原因是（ ）
    A. 患者的个体差异　　　　　　B. 便于集中用药　　　　　　C. 药物的半衰期
    D. 病情　　　　　　　　　　　E. 护士的工作时间

8. 哪项除外是给药原则（ ）
    A. 根据医嘱给药　　　　　　　　　　　B. 严格执行查对制度
    C. 有计划使用,避免浪费　　　　　　　D. 准确掌握给药剂量、浓度、方法、时间
    E. 对医嘱有疑问时,应及时向医生提出

9. 发药时,如果患者提出疑问应（ ）
    A. 弃去药物,重新配药　　　　　　　　B. 报告护士长
    C. 报告医生　　　　　　　　　　　　　D. 重新核对,确认无误,解释后再给药
    E. 告知患者勿担心,护士已查对

10. 立刻需要使用的医嘱外文缩写是（ ）
    A. St　　　　B. Prn　　　　C. Bid　　　　D. qd　　　　E. Sos

二、多选题

1. 在执行药疗时护士进行七对的内容包括( )
   - A. 核对用药史
   - B. 核对浓度、剂量
   - C. 核对时间、用法
   - D. 核对药名
   - E. 核对姓名、床号

2. 影响药物作用的因素包括( )
   - A. 制剂及给药途径
   - B. 药物的相互作用
   - C. 剂量
   - D. 环境因素
   - E. 机体因素

3. 下列有关注射原则的叙述,正确的是( )
   - A. 严格查对制度和无菌操作原则
   - B. 选择合适的注射部位、注射器和针
   - C. 药液应临用时才抽取
   - D. 注射前排尽空气,进针后注药前抽活塞检查有无回血
   - E. 长时间多次注射时,应注意更换注射部位

4. 常用的给药途径有哪些( )
   - A. 口服
   - B. 皮肤黏膜用药
   - C. 直肠给药
   - D. 注射
   - E. 舌下含服吸入

5. 常用药物种类依据给药的途径不同可分为( )
   - A. 内服药
   - B. 外用药
   - C. 注射药
   - D. 麻醉药
   - E. 以上均是

第二节 口服给药法

一、备药

一般先取固体药,再配液体药,同时用几种药液时,应分别放置。

1. 固体药(片、丸、胶囊)用药匙取药。

2. 水剂先将药水摇匀后,用量杯量取,更换药液品种时,应洗净量杯。

3. 药液不足1mL须用滴管吸取计量,1mL按15滴计算,油剂溶液或按滴计算的药液,应先在杯中加少量冷开水,以免药液附着杯壁,影响剂量。

4. 个人专用药应单独存放,注明床号、姓名、药名、剂量。

二、发药

发药前由两人再重新核对一遍,无误后方可发药;待患者服下后方可离开,特别是麻醉药、抗肿瘤药、催眠药,若患者不在或因故暂不能服药者,应将药物带回保管,适时再发或进行交班。危重及其他不能自行服药者应喂服,鼻饲患者须将药研碎,溶解后从胃管内灌注,再注入少量温开水冲净。

三、发药后处理

服药后应收回药杯,非一次性药杯先浸泡消毒,再冲洗、清洁、消毒后备用;一次性药杯应集中消毒再按规定处理。盛油剂的药杯应先用纸擦净后再消毒。

四、口服给药的注意事项

1. 严格执行查对制度和无菌操作原则。

2. 用 40～60℃温开水服药,一般不用茶水。

3. 婴幼儿、鼻饲或上消化道出血患者所用的固体药,发药前须将药片研碎。

4. 增加或停用某种药物时,应及时告知患者。

5. 注意药物之间的配伍禁忌。

五、健康教育

解释用药的目的和注意事项,根据药物的特性进行正确的用药指导。

1. 对牙齿有腐蚀作用的药物,如酸类和铁剂,应用吸水管吸服后漱口,以保护牙齿。

2. 健胃药宜在饭前服,助消化药及对胃黏膜有刺激性的药物宜在饭后服,催眠药在睡前服,驱虫药宜在空腹或半空腹服用。

3. 缓释片、肠溶片、胶囊吞服时不可嚼碎;舌下含片应放舌下或两颊黏膜与牙齿之间待其溶化。

4. 抗生素及磺胺类药物应准时服药,以保证有效的血药浓度。

5. 服用对呼吸道黏膜起安抚作用的药物,如服止咳糖浆后不宜立即饮水。

6. 某些磺胺类药物经肾排出,尿少时易析出结晶堵塞肾小管,服药后要多饮水。

7. 服强心苷类药物时需加强对心率及节律的监测,脉率低于每分钟 60 次或节律不齐时应暂停服用,并告知医生。

课后练习

一、单选题

1. 指导患者服药的方法错误的是(　　)

　A. 服酸类药物,可用饮水管吸入,服后漱口

　B. 发汗药服后多饮水

　C. 助消化药饭前服

　D. 服铁剂,忌饮茶

　E. 服用强心苷类药物前应先测量脉率(心率)及节律

2. 同时服用下列药物,最后服用的是(　　)

　A. 三溴片　　　　　　B. 复方新诺明　　　　　C. 蛇胆川贝液

D. 维生素 C　　　　　　　E. 维生素 E

3. 备口服药时下列哪项不妥( )
   A. 水剂,应将药水摇匀后再倒药　　　B. 片剂,不可用于直接取药
   C. 油剂,可在杯内先加少许冷开水　　D. 不足1mL的药液,用量杯测量
   E. 个人专用药应单独存放

4. 发口服药的正确方法是( )
   A. 每日三次饭后服
   B. 服后不易多饮水
   C. 对床号、姓名无误后发药,视患者服下后离开
   D. 患者不在交给他人保存
   E. 止咳糖浆服用后宜立即饮水

5. 磺胺类药物不正确服法是( )
   A. 服后不宜饮水　　　　B. 服后多饮水　　　　C. 两餐间服
   D. 按服法、制剂不同选择　　E. 遵医嘱服

6. 哪种药物,宜在饭后即服( )
   A. 健胃药　　　　　　B. 强心类　　　　　　C. 发汗药
   D. 助消化药　　　　　E. 磺胺类

7. 对呼吸道黏膜有安抚作用的药,服后应( )
   A. 立即饮水　　　　　B. 少量饮水　　　　　C. 不饮水
   D 不宜立即饮水　　　E. 是否饮水无影响

8. 口服酸类、铁剂时应注意( )
   A. 与牙齿直接接触　　　　　　　B. 服后多饮水
   C. 用吸水管吸入或避免与牙齿接触　D. 饭前服用
   E. 饭后服用

9. 用强心苷类药物服用前应先测量( )
   A. 脉率(心率)及节律　　B. 血压　　　　　C. 呼吸
   D. 尿量　　　　　　　　E. 血糖

10. 对牙齿有腐蚀作用的药物,如酸类和铁剂,应用( )
    A. 用勺子喂服　　　　B. 吸水管吸服后漱口　　C. 不必在意
    D. 尽量避免服用　　　E. 以上都不对

二、多选题

1. 口服给药的目的( )
   A. 减轻症状　　　　　B. 治疗疾病　　　　　C. 维持正常生理功能
   D. 协助诊断　　　　　E. 预防疾病

2. 口服给药的注意事项( )
   A. 严格执行查对制度　　　B. 严格无菌操作原则　　C. 禁用茶水服药
   D. 注意药物之间的配伍禁忌　　E. 鼻饲患者应将药物研碎

3. 根据药物的特性进行正确的用药指导( )
   A. 健胃药宜在饭前服　　　　B. 助消化药宜在饭后服　　C. 催眠药在睡前服

D. 驱虫药宜在空腹或半空腹服用　E. 以上均不是

4. 易燃易爆应单独保存并密封瓶盖放于阴凉处,远离明火的药物是(　　)

    A. 乙醚　　　　B. 氨茶碱　　　　C. 乙醇　　　　D. 胰岛素　　　　E. 环氧乙烷

5. 关于护士发药的描述正确的是(　　)

    A. 仔细核对患者和药物

    B. 对于禁食者,可暂不发药,并做好交班

    C. 麻醉药、抗肿瘤药、催眠药应等患者服下后方可离开

    D. 鼻饲者将药研碎溶解后注入鼻饲管

    E. 患者不在可将药物留在床头柜上

第三节　常用注射法

注射给药法是将一定量的无菌药液或生物制品用无菌注射器注入体内,使其达到预防、诊断、治疗的目的。

一、注射原则

(一)严格遵守无菌操作原则

1. 注射前须洗手、戴口罩。

2. 无菌注射器的空筒内面、活塞、乳头及针梗、针尖均应无菌。

3. 消毒时用棉签蘸取安尔碘做两遍消毒,以注射点为中心,螺旋式由内向外旋转涂擦,直径应在 5cm 以上,干后方可注射。

(二)严格执行查对制度

1. 认真执行"三查七对"制度。

2. 仔细检查药液质量,同时注射几种药物时,应注意查对药物有无配伍禁忌。

(三)选择合适的注射器和针头

根据药物的剂量、黏稠度、刺激性的强弱、注射部位选择合适的注射器型号。

(四)选择合适的注射部位

避开神经、炎症、瘢痕、结节、皮肤破损等部位;除了动、静脉注射外,还应该避开血管。

(五)药液现配现用

以防药物效价降低或污染。

(六)注射前操作

应排尽注射器内空气,以防空气进入血管出现空气栓塞。注射前检查回血,动、静脉注射须见有回血方可注入药液。皮下、肌内注射,如发现有回血,应拔出针头重新进针。皮内注射因进针表浅一般不需要抽回血。

(七)运用无痛注射技术

1. 取合适体位,使肌肉松弛。

2. 分散患者注意力。

3. 注射时做到"二快一慢",进针快、拔针快,推药慢并匀速。

4. 注射刺激性强的药液,应选择粗长针头且进针要深,如需同时注射数种药物,应先注射刺激性弱的药物,再注射刺激性强的,推药速度宜慢,以减轻疼痛。

二、各种注射法

(一)皮内注射法(ID)

将少量无菌药液注入表皮和真皮之间,常用于各种药物的过敏试验,预防接种,是局部麻醉的先驱步骤。

1. 部位　药物过敏试验:前臂掌侧下段。预防接种:常选择上臂三角肌下缘。

2. 操作方法(以药物皮内试验为例)　选择注射部位,70%乙醇棉签消毒皮肤待干,左手绷紧皮肤,右手持注射器,示指固定针栓,针头斜面向上与皮肤成5°刺入皮内,然后注入药液0.1mL,使局部皮肤隆起成半球状的皮丘。注射完毕后,迅速拔出针头,勿用棉签按压注射部位,再次核对,20分钟后观察结果。

3. 注意事项　①严格执行查对制度和无菌操作原则;②做药物过敏试验前,护士应详细询问患者的用药史、过敏史及家族史;③做药物过敏试验消毒皮肤时忌用碘酊、碘伏;④进针角度以针尖斜面能全部进入皮内为宜;⑤为患者做药物过敏试验前,要备好盐酸肾上腺素;⑥如需做对照试验,应在另一前臂的相同部位,注入0.9%氯化钠溶液0.1mL;⑦药物过敏试验结果如为阳性反应,告知患者或家属,不能再用该种药物,并记录在病历上。

(二)皮下注射法(H)

常用于在一定时间达到药效和不能或不宜经口服给药时;局部麻醉用药;预防接种。

1. 部位　上臂三角肌下缘、腹壁、后背、大腿前侧及外侧。

2. 操作方法　选择注射部位,常规消毒皮肤待干后,左手绷紧局部皮肤,右手持注射器,示指固定针栓,针头斜面向上与皮肤呈30°~40°,迅速刺入针梗的1/2~2/3,抽无回血后缓慢推注药液。注射完毕,迅速拔针,用无菌干棉签按压片刻。

3. 注意事项　①针头刺入角不宜超过45°,以免刺入肌层;②经常注射者,应更换注射部位;③少于1mL的药液,用1mL注射器抽吸药液。

(三)肌内注射法(IM)

常用于不宜或不能口服、皮下注射、静脉注射,且要求迅速发生疗效时。

1. 部位　①臀大肌注射法:采用"十"字法(从臀裂顶点向左侧或右侧划一水平线,从髂嵴最高点做一垂直线,将臀部分为4个象限,其外上象限并避开内角)或连线法(取髂前上棘和尾骨连线的外上1/3处);②臀中肌、臀小肌注射法:以示指尖和中指尖分别置于髂前上棘和髂嵴下缘处,示指、中指和髂嵴构成的角内为注射区,或者取髂前上棘外侧三横指处;③股外侧肌注射法:取大腿中段外侧,位于膝上10cm,髋关节下10cm,约7.5cm宽;④上臂三角肌注射法:上臂外侧,自肩峰下2~3横指。

2. 体位　①侧卧位:上腿伸直,下腿稍弯曲。②俯卧位:足尖相对,足跟分开。③仰卧位:臀中肌、臀小肌注射时采用,常用于危重者。④坐位:座椅应稍高,以便于操作。

3. 操作方法　选择注射部位,常规消毒皮肤待干后,左手绷紧注射部位皮肤,右手持注射器,如握笔姿势,以中指固定针栓,将针头与皮肤呈90°,迅速刺入针梗的2/3。抽无回血,然后缓慢推注药液。注射后,迅速拔针,并用无菌干棉签按压片刻。

4. 注意事项 ①两种药液同时注射时应注意配伍禁忌;②2岁以下婴幼儿不宜选用臀大肌注射,因其臀部肌肉发育不完善,有损伤坐骨神经的危险,应选用臀中肌或臀小肌注射;③须长期进行肌内注射的患者,应注意更换注射部位。

(四)静脉注射法(Ⅳ)

常用于药物不宜口服、皮下或肌内注射,且需要迅速发生药效时;做诊断性检查;静脉营养治疗;输液或输血。

1. 部位 肘部的贵要静脉、正中静脉、头静脉及腕部、手背、足背、踝部等处的浅静脉。

2. 操作方法 选择穿刺的静脉,在穿刺部位上方(近心端)约6cm处扎紧止血带,注意止血带的末端应向上,常规皮肤消毒待干后,左手拇指绷紧静脉下端皮肤,右手持注射器,示指固定针栓,针头斜面向上与皮肤呈15°~30°自静脉上方或侧方刺入皮下,再沿静脉方向潜行刺入静脉。见回血后,松开止血带,缓慢推注药液。注射完毕,迅速拔针,用无菌干棉签按压片刻。

3. 注意事项 ①静脉注射时应选择粗、直、弹性好、易于固定的静脉,避开关节和静脉瓣,须长期静脉给药者,应由远心端到近心端地选择血管注射;②掌握注入药物的速度,观察注射局部及病情变化;③对组织有强烈刺激的药物,应备盛有生理盐水的注射器和头皮针,注射时先做穿刺,证实针头在血管内,再取下注射器,更换抽有药液的注射器注射,以防药物外溢而发生组织坏死。

4. 静脉注射失败的常见原因 ①针头斜面一半在血管内,一半在血管外,可有回血,部分药液溢出至皮下,使局部皮肤隆起,患者有疼痛感;②针头刺入较深,斜面一半穿破对侧血管壁,可有回血,部分药液溢出至深层组织,患者有疼痛感,局部不一定有隆起;③针头刺入太深,穿破对侧血管壁,抽吸无回血;④针头刺入过浅,或因松解止血带,致针头未刺入静脉,抽吸无回血。

(五)股静脉注射法

常用于急救时,用于注入药物、加压输液、输血或采集血标本。

1. 部位 在股三角区,髂前上棘和耻骨结节之间划一连线,连线中点与股动脉相交,股动脉内侧0.5cm处为股静脉。

2. 操作方法 患者仰卧位,下肢伸直,略外展。局部皮肤常规消毒,操作者常规消毒左手示指和中指,按定位法扪及股动脉搏动并加以固定,右手持注射器,针头和皮肤呈90°或45°在股动脉内侧0.5cm处刺入。抽动活塞见暗红色血液,提示针头已达股静脉,固定针头,缓慢推注药液。注射毕,迅速拔出针头,局部用无菌纱布加压止血3~5分钟。

3. 注意事项 如抽动活塞,见鲜红色血液,提示刺入股动脉,应立即拔出针头,用无菌纱布紧压穿刺处5~10分钟,至无出血。

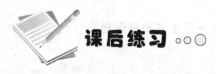

课后练习

一、单选题

1. 哪项除外均为合适的注射部位（　　）
   A. 应避开神经处
   B. 切勿在有炎症、疮症及患皮肤病处进针
   C. 长期注射的,应经常更换注射部位
   D. 静脉注射时应由近端到远端选择
   E. 应避开血管处（动、静脉注射除外）

2. 下列注射法的进针角度哪项是错误的（　　）
   A. 皮内5°　　　　　　B. 皮下30°～40°　　　　　C. 肌内90°
   D. 静脉15°～20°　　　E. 股静脉90°或45°

3. 青霉素皮内试验结果,哪项为阳性反应（　　）
   A. 皮丘无改变　　　　B. 全身无自觉症状　　　　C. 皮丘周围无红肿
   D. 皮丘直径大于1cm　E. 皮丘周围无伪足

4. 有关静脉注射论述哪项除外是正确的（　　）
   A. 在穿刺点上方8cm扎止血带　　　B. 先用碘酒消毒后用75%乙醇脱碘
   C. 药液不可溢出血管外　　　　　　D. 见回血再推药液
   E. 应观察局部及患者病情变化

5. 2岁以下婴幼儿肌内注射,应选用（　　）
   A. 臀大肌　　　　　　B. 臀中肌　　　　　　C. 臀小肌
   D. 臀中肌或臀小肌　　E. 臀部

6. 皮内注射后应观察结果（　　）分钟
   A. 0　　　B. 15　　　C. 20　　　D. 25　　　E. 30

7. 静脉注射失败的常见原因哪项叙述错误（　　）
   A. 针头斜面一半在血管内,一半在血管外,可有回血,部分药液溢出至皮下,使局部皮
      肤隆起,患者有疼痛感
   B. 针头刺入较深,斜面一半穿破对侧血管壁,可有回血,部分药液溢出至深层组织,患
      者有疼痛感,局部不一定有隆起
   C. 针头刺入太深,穿破对侧血管壁,抽吸无回血
   D. 针头刺入过浅,或因松解止血带,致针头未刺入静脉,抽吸无回血
   E. 选择的血管过细

8. 皮内注射操作中正确的一项是（　　）
   A. 皮肤试验时,取前臂掌侧下段　　B. 进针后抽回血
   C. 将药液注入真皮层　　　　　　　D. 拔针后用棉签按压穿刺处
   E. 进针角度为5°～15°

9. 为患者静脉注射时,推药有阻力,抽之有回血,无肿胀,但患者有痛感,可能是(　　)

 A. 针头滑出血管外　　　　　　　　B. 针头阻塞

 C. 静脉痉挛　　　　　　　　D. 针头斜面部分穿透下面血管壁

 E. 以上都对

10. 臀部肌内注射时,定位哪项除外均是错误的(　　)

 A. 从臀裂顶点向左或右划一水平线上

 B. 以示指尖和中指尖分别置于髂前上棘和髂嵴下缘外,二指之间的三角形区域内

 C. 髂前上棘与尾骨联线的外 1/4 处

 D. 髂嵴最高点作一垂直线在线的上 1/3 处

 E. 将臀部分为 4 个象限,其外上象限并避开外角

二、多选题

1. 皮内注射常见的注射部位包括(　　)

 A. 上臂三角肌下缘　　　　B. 上臂外侧　　　　C. 腹部

 D. 后背　　　　E. 前臂掌侧下段

2. 皮下注射的目的是(　　)

 A. 预防接种　　　　B. 局部麻醉用药　　　　C. 注射药量较大的药物

 D. 注射刺激性较强的药物　　　　E. 不宜经口服给药,且需在一定时间内发挥药效

3. 皮下注射常见的注射部位包括(　　)

 A. 上臂三角肌下缘　　　　B. 上臂外侧　　　　C. 腹部

 D. 后背　　　　E. 大腿外侧

4. 静脉注射法是自静脉注入药液的方法,常用的静脉有(　　)

 A. 四肢浅静脉　　　　B. 头皮静脉　　　　C. 股静脉

 D. 腹壁静脉　　　　E. 以上均是

5. 静脉注射失败的原因(　　)

 A. 针头刺入太少

 B. 针头未完全刺入静脉

 C. 针头刺入过深,刺破对侧血管壁

 D. 针头刺入较深,针尖斜面一半刺破血管壁

 E. 以上均不是

第四节　雾化吸入法

一、超声雾化吸入

(一)定义

应用超声波将药液变成细微的气雾,随患者吸气进入呼吸道,以达到治疗效果的方法。

(二)目的及常用药物

1. 控制呼吸道感染,常用抗生素如庆大霉素等。

2. 解除支气管痉挛,常用药物氨茶碱、沙丁胺醇等。

3. 稀释痰液,帮助祛痰,常用药物 α-糜蛋白酶等。

4. 减轻呼吸道黏膜水肿,常用药物地塞米松等。

(三)特点

1. 雾量大小可以调节。

2. 雾滴小而均匀(直径 5μm 以下),药液可被吸到终末支气管及肺泡。

3. 雾化液温暖、舒适。

(四)操作步骤

1. 水槽内加冷蒸馏水至浸没透声膜,雾化罐内放入稀释的药液 30~50mL。

2. 至床边,核对解释,先开电源开关,再调节雾量旋钮,将口含嘴放入患者口中,嘱紧闭口唇深吸气。

3. 如水槽内水温超过 50℃,需换冷蒸馏水,换水时要关闭机器;如雾化液体过少,可不必关机,从盖上的小孔内注水,每次使用时间 15~20 分钟。

4. 治疗完毕,将含嘴或面罩取下,先关雾化开关,再关电源开关,否则易损坏电子管。

5. 整理用物,雾化罐、螺纹管浸泡于消毒液内 1 小时,洗净晾干备用。

(五)注意事项

1. 使用前先检查雾化器各部件有无松动、脱落等异常情况。

2. 晶体换能器和透声膜薄而质脆,不能用力过猛。

3. 水槽和雾化罐中切忌加温水或热水,只能加冷蒸馏水。

4. 连续使用时,应间歇 30 分钟。

二、氧气雾化吸入法

(一)定义

利用高速氧气气流使药液形成雾状,随吸气进入呼吸道,以达到治疗效果的方法。

(二)操作步骤

1. 用蒸馏水稀释药物 5mL 以内,注入雾化器。

2. 至床边,核对患者床号、姓名。

3. 嘱患者漱口,将雾化吸入器进气管接在氧气筒的橡胶管上,氧气湿化瓶不放水,调节氧流量达 6~8L/min。

4. 把喷气管放入口中,紧闭口唇,吸气时按住出气口,呼气用鼻,一般需 10~15 分钟。

5. 吸入毕,先取出雾化器,再关闭氧气开关。

6. 雾化器浸泡于消毒液中 1 小时,清洗、擦干备用。

(三)注意事项

1. 使用前先检查雾化器,以确保各部件完好、无松动。

2. 药液必须浸没弯管的底部。

3. 湿化瓶内勿放水,以免药液稀释。

4. 注意安全用氧。

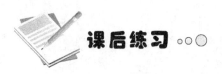

课后练习

一、单选题

1. 雾化罐内需加药液( )mL
   A. 20～30　　B. 30～50　　C. 40～60　　D. 20～40　　E. 10～20

2. 超声吸入法治疗时间每次( )分钟
   A. 10～20　　B. 15～30　　C. 20～30　　D. 30～40　　E. 15～20

3. 若长时间使用超声雾化吸入器,何种情况时应关闭机器( )
   A. 药液不足时　　　　B. 水温40℃时　　　　C. 水温45℃时
   D. 水温30℃时　　　　E. 水温50℃时

4. 使用超声雾化吸入器时,什么时候无须停机( )
   A. 药液不足时　　　　B. 水温超过60℃时　　　C. 水量不足时
   D. 水温高于50℃时　　E. 治疗结束

5. 超声吸入器关闭时应如何操作( )
   A. 先电源后主机　　　B. 先开关后电源　　　C. 不分先后
   D. 仅关机器即可　　　E. 拔掉电源即可

6. 超声吸入器连续使用应间隔( )分钟
   A. 15　　B. 20　　C. 25　　D. 30　　E. 50

7. 雾化吸入的优特点不包括哪项( )
   A. 雾量大小可以调节　　　B. 雾滴小　　　　　C. 雾化液温暖、舒适
   D. 价钱便宜　　　　　　　E. 药液可达终末支气管

8. 氧气雾化吸入法调节氧流量达( )
   A. 6～8L/min　　　B. 7～8L/min　　　C. 8～9L/min
   D. 5～8L/min　　　E. 5～6L/min

9. 氧气雾化法治疗时间每次需( )分钟
   A. 10～20　　　B. 10～15　　　C. 15～20
   D. 15～25　　　E. 20～25

10. 氧气雾化吸入法使用时以下哪项叙述错误( )
    A. 吸入毕,先关闭氧气开关再取出雾化器
    B. 药液必须浸没弯管的底部
    C. 湿化瓶内勿放水,以免药液稀释
    D. 注意安全用氧
    E. 使用前先检查雾化器,以确保各部件完好、无松动

二、多选题

1. 氧气雾化吸入的步骤正确的是( )
   A. 药液稀释在5mL以内　　　　　　B. 吸入前让患者漱口

  C. 氧流量调至 4L/min   D. 嘱患者吸气时手指移开出气口

  E. 吸入毕,取出雾化器,再关闭氧气开关

2. 下列关于超声波雾化吸入法操作过程的描述正确的是( )

  A. 检查各个部件,接好口含管和面罩

  B. 水槽中加冷蒸馏水,液面浸没透声膜

  C. 将指定药液稀释到 30～50mL,放至雾化罐内,旋紧盖,再放入水槽中

  D. 治疗时,接通电源,调整定时开关至所需时间,打开电源开关和雾化器开关,治疗中药液量过少时,需关机再添加药液

  E. 治疗完毕后,先关电源开关,再关雾化开关,目的是为避免损坏电子管

3. 常用的雾化吸入法有( )

  A. 超声雾化吸入法   B. 氧气雾化吸入法   C. 压缩雾化吸入法

  D. 手压式雾化器雾化吸入法 E. 以上均不是

4. 氧气雾化吸入法的目的是( )

  A. 湿化气道   B. 控制呼吸道感染   C. 改善通气功能

  D. 预防呼吸道感染   E. 以上均是

5. 手压式雾化器雾化吸入法的注意事项( )

  A. 喷雾器使用后应放置阴凉处保存

  B. 外壳定期清洁

  C. 使用前检查雾化器各部件是否完好,有无松动、脱落等异常情况

  D. 每次 1～2 喷,两次使用间隔时间不少于 3～4 小时

  E. 药液随着吸气的动作经口腔吸入,尽可能延长屏气时间,然后呼气

第五节　药物过敏试验法

一、青霉素过敏试验

(一)过敏反应的预防

1. 使用青霉素前须做过敏试验,对青霉素过敏的任何给药途径、任何剂量和任何类型的制剂均可发生过敏反应。使用青霉素前应询问"三史"(用药史、过敏史、家族史),还必须做过敏试验(首次用药者,停药 3 天以上,或在用药过程中药物批号更换时);已知有青霉素过敏史者禁止做过敏试验。

2. 正确实施药物过敏试验。

3. 试验结果阳性者禁用青霉素,同时在医疗护理文件上注明青霉素阳性反应,并告知患者及其家属。

4. 青霉素应现配现用,因青霉素溶液在室温下易产生降解,而发生过敏反应,还可使药物效价降低,影响治疗效果。

5. 严格执行查对制度。注射前要做好急救准备工作,备好盐酸肾上腺素和注射器等,注

射后应观察 30 分钟,以免发生迟缓性过敏反应。

(二)过敏试验法

1. 青霉素皮试液的配制 标准为含青霉素 200～500U/mL。配制方法见表 11-2(以青霉素 80 万 U 为例)。

表 11-2 青霉素皮试液配制

青霉素钠	加入氯化钠(mL)	含青霉素量(U/mL)	要点与说明
80 万 U	4	20 万	5mL 注射器
0.1mL 上液	0.9	2 万	1mL 注射器
0.1mL 上液	0.9	2000	1mL 注射器,每次配置时均需将溶液摇匀
0.1mL 上液	0.9	200	1mL 注射器

2. 皮内注射 在无过敏史的患者前臂掌侧下段注入青霉素皮试液 0.1mL(含青霉素20～50U),20 分钟后观察结果。嘱患者有任何不适及时呼叫,不可揉压注射部位。

(三)试验结果的判断

试验结果判断见表 11-3。

表 11-3 试验结果判断

结果	局部皮丘反应	全身反应
阴性	大小无改变,或缩小,周围无红肿	无自觉症状,无不适
阳性	皮丘隆起增大,出现红晕,直径大于 1cm,周围有伪足、伴痒感	可有头晕、心慌、恶心、甚至过敏性休克

(四)过敏反应的临床表现

最严重的是过敏性休克。

1. 过敏性休克 可发生在用药后数秒或数分钟之内,也可在半小时以后发生,临床表现有以下方面。①呼吸道阻塞症状:为最早症状,由于喉头水肿和肺水肿所致,表现为胸闷、气急喉头堵塞伴濒死感。②循环衰竭症状:表现为面色苍白、冷汗、发绀、脉细弱、血压下降等。③中枢神经系统症状:可能是脑组织缺氧所致,表现为头晕、眼花、面部及四肢麻木、意识丧失、抽搐、大小便失禁等。④皮肤过敏症状:伴有瘙痒、荨麻疹等症状。

2. 血清病型反应 一般于用药后 7～12 天内发生。临床表现和血清病相似,有发热、皮肤瘙痒、荨麻疹、关节肿痛、全身淋巴结肿大和腹痛等。

3. 器官或组织的过敏反应 常见的有皮肤过敏反应、呼吸系统过敏反应和消化系统过敏反应等。

(五)过敏性休克的处理

1. 立即停药,协助患者平卧,就地抢救并报告医生。

2. 按医嘱立即皮下注射 0.5～1mL 的 0.1%盐酸肾上腺素。此药具有收缩血管、增加外周阻力、兴奋心肌、增加心排血量及松弛支气管平滑肌的作用,是抢救过敏性休克的首选药物。

3. 改善缺氧症状,实施氧气吸入;如呼吸受抑制,人工呼吸,肌内注射呼吸兴奋药,可肌内注射尼可刹米或洛贝林等;行气管插管或气管切开术,维持呼吸道通畅等。

4. 按医嘱给药,地塞米松5～10mg静脉注射或氢化可的松200mg加入葡萄糖液500mL静脉滴注,具有抗过敏作用,可迅速缓解症状;根据病情给予升压药物、纠正酸中毒和抗组胺类药物等。

5. 发生心搏骤停时,应立即行胸外心脏按压,同时施行人工呼吸。

6. 密切观察患者的意识、生命体征、尿量及其他临床变化,并做好病情动态的护理记录。

二、链霉素过敏试验

链霉素过敏性休克的发生率仅次于青霉素,但病死率较青霉素高,应引起重视。使用前应做皮肤过敏试验,并加强观察。

(一)试验液的配制

以每毫升试验液含链霉素2 500U为标准配制(表11-4)。

表11-4 链霉素皮试配制

链霉素	加入生理盐水(mL)	含链霉素量(U/mL)	要点与说明
100万U	3.5	25万	用5mL注射器
0.1mL上液	0.9	2.5万	用1mL注射器
0.1mL上液	0.9	2 500	每次配制时均需将溶液摇匀,妥善放置

(二)皮内试验法

皮内注射链霉素试验液0.1mL(含链霉素250U),注射20分钟后观察结果。

(三)过敏反应的处理

其表现与青霉素过敏反应大致相同,处理方法也大致相同。因链霉素可与钙离子结合,从而使链霉素的毒性症状减轻或消失,故可同时应用钙剂,以10%葡萄糖酸钙10mL静脉推注。

三、破伤风抗毒素(TAT)过敏试验法

破伤风抗毒素是马的免疫血清,注射后易出现过敏反应,用药前应做过敏试验;曾用过破伤风抗毒素间隔超过1周者,如再使用需重做过敏试验。

(一)皮内试验法

按皮内注射法在前臂掌侧下段注入破伤风抗毒素试验液0.1mL(每毫升含150U)。注射后20分钟观察结果。

(二)判断

阴性为局部无红肿;阳性局部反应为皮丘红肿,硬结大于1.5cm,红晕可超过4cm,有时出现伪足,主诉痒感。若试验结果不能肯定,应在对侧肢体的前臂内侧用生理盐水做对照试验。

(三)脱敏注射法

破伤风抗毒素过敏试验阳性者可用脱敏注射,即多次小剂量注射药液,每隔 20 分钟注射 1 次(表 11-5),每次注射后均需密切观察。在脱敏过程中,如发现患者有全身反应,如气促、发绀、荨麻疹及过敏性休克时,应立即停止注射,并迅速处理;如反应轻微,待症状消退后,酌情将注射的次数增加,剂量减少,以达到顺利注入所需的全量。

表 11-5　脱敏注射疗法

次数	抗毒血清	生理盐水	注射法
1	0.1mL	0.9mL	肌内注射
2	0.2mL	0.8mL	肌内注射
3	0.3mL	0.7mL	肌内注射
4	余量	稀释至 1mL	肌内注射

四、普鲁卡因、细胞色素 C、碘过敏试验法

(一)普鲁卡因

以 0.25% 普鲁卡因为标准,即 0.1mL 皮试液(含普鲁卡因 0.25mg)做皮内注射,注射后 20 分钟观察结果。

(二)细胞色素 C

取细胞色素 C 试验液 0.1mL(含 0.075mg)做皮内注射,注射后 20 分钟观察结果。

(三)碘过敏试验法

临床上常用碘化物造影剂做肾、膀胱、胆囊、支气管、心血管、脑血管造影,在造影前 1~2d 应先做过敏试验,结果阴性者,方可做碘造影检查。

1. **皮内注射法**　取碘造影剂 0.1mL 做皮内注射,20 分钟后观察结果。局部有红肿、硬块,直径大于 1cm 为阳性。

2. **静脉注射试验法**　按静脉注射法将碘造影剂 1mL 缓慢注入静脉。注射后 5~10 分钟观察结果。有血压、脉搏、呼吸和面色等改变者为阳性。在静脉注射造影剂前,应先做皮内试验,结果阴性,再做静脉注射试验,结果也为阴性,方可进行碘剂造影。

(四)口服法

口服 5%~10% 碘化钾 5mL,每日 3 次,共 3 天,然后观察结果。有眩晕、心慌、流泪、恶心、呕吐或荨麻疹等症状时为阳性。

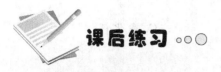

一、单选题

1. 接种结核菌素的部位是(　　)

　　A. 前臂内侧下段　　　　　　B. 上臂三角肌　　　　　　C. 前臂外侧

　　D. 三角肌下缘　　　　　　　E. 前臂内侧上段

2. 接受破伤风抗毒素脱敏的患者出现气急、发绀、头晕等时,应采取的措施是(　　)

　　A. 立即停止注射　　　　　　B. 立即通知医生　　　　　C. 继续按计划注射

　　D. 立即停止注射并从速处理　　E. 立即抢救

3. 下列皮内过敏试验液哪项不符合标准(　　)

　　A. 青霉素 200～500U/mL　B. 细胞色素 C 0.075mg/mL　C. 链霉素 2500U/mL

　　D. TAT 150U/mL　　　　　E. 普鲁卡因 0.025mg/mL

4. 使用青霉素正确的方法是(　　)

　　A. 青霉素过敏者再次用药时须重做过敏试验

　　B. 试验结果阴性者,今后再用时可免做过敏试验

　　C. 青霉素外用时可不做过敏试验

　　D. 注射之前应做好急救的准备工作

　　E. 做过敏试验前可不必询问过敏史

5. 王某,青霉素皮试呈阳性反应,下列措施哪项错误(　　)

　　A. 报告医生

　　B. 告知患者、家属,以后要再用青霉素一定重做试敏

　　C. 在体温单、床头卡或门诊卡醒目注明青霉素阳性标记

　　D. 做好急救准备

　　E. 遵医嘱修改治疗方案

6. 抢救青霉素过敏性休克的首选药物是(　　)

　　A. 异丙基肾上腺素　　　　　B. 盐酸肾上腺素　　　　　C. 去甲肾上腺素

　　D. 苯肾上腺素　　　　　　　E. 肾上腺素

7. 不属于青霉素过敏性休克循环衰竭的临床表现是(　　)

　　A. 血压下降　　　　　　　　B. 面色苍白、出冷汗　　　C. 脉搏细弱

　　D. 发绀　　　　　　　　　　E. 呼吸道梗阻症状

8. 配制过敏试验液的溶媒是(　　)

　　A. 0.9%氯化钠液　　　　　　B. 注射用水　　　　　　　C. 5%葡萄糖液

　　D. 1.2%氯化钠液　　　　　　E. 10%葡萄糖液

9. 以下禁做青霉素皮试的患者是(　　)

　　A. 对磺胺类药物过敏者　　　　　　　B. 过敏体质者

　　C. 8 年前口服青霉素片出现皮疹者　　D. 父母有过敏史者

E. 无禁忌

10. 急救青霉素过敏性休克时首选药物是（ ）

A. 盐酸肾上腺素　　　　B. 10％葡萄糖酸钙　　　　C. 氯化钙

D. 溴化钙　　　　　　　E. 碳酸氢钠

二、多选题

1. 用药前必须做过敏试验的药物是（ ）

A. 细胞色素 C，普鲁卡因　　　　B. 四环素，红霉素

C. 泛影葡胺，破伤风抗毒素　　　　D. 洋地黄，山梨醇

E. 链霉素，碘化物

2. 对于 TAT 皮试阳性可疑者应（ ）

A. 停止使用 TAT，严密观察

B. 用生理盐水做对照试验

C. 如对照试验出现同样结果，说明前者不是阳性，可注射 TAT

D. 如确定皮试结果为阳性后，则用脱敏注射法注射 TAT

E. 间隔 24 小时后重新做皮试

3. 下列哪些情况需做青霉素过敏试验（ ）

A. 初次用药者　　　　　　　B. 停药 2 天以上者

C. 青霉素制剂更换批号　　　　D. 有青霉素过敏史者

E. 有食物、花粉过敏史者

4. 下列有关青霉素的描述错误的是（ ）

A. 皮试结果为阴性者，今后再使用青霉素时可免做过敏试验

B. 使用任何剂型的青霉素都应做过敏试验

C. 青霉素过敏者应暂停用药

D. 青霉素过敏者再次用药时，需重新做过敏试验

E. 注射青霉素之前，应做好急救的准备工作，注射后观察半小时

5. 碘过敏试验方法有（ ）

A. 口服法　　　　　　B. 皮内注射法　　　　C. 静脉注射法

D. 外用法　　　　　　E. 以上均是

第12章　静脉输液与输血

第一节　静脉输液

静脉输液(intravenous infusion)是指将大量无菌溶液或药液直接注入人体静脉内的一种治疗方法。护士对于静脉输液的主要职责是遵医嘱建立静脉通道、监测输液过程及输液结束后的处理。同时,还要了解治疗目的、输入药物的种类和作用、预期效果、可能发生的不良反应及处理方法。

一、静脉输液的原理及目的

(一)静脉输液的原理

静脉输液是根据大气压和液体静压形成的输液系统内压高于人体静脉压的这一原理将液体输注入静脉内。

(二)静脉输液的目的

1. 补充水分及电解质,预防和纠正水、电解质及酸碱平衡的紊乱　常用于各种原因引起的脱水、酸碱平衡失调的患者,如腹泻、剧烈呕吐、大手术后的患者等。

2. 增加循环血量,改善微循环,维持血压及微循环灌注量　常用于严重烧伤、大出血、休克等患者。

3. 供给营养物质,促进组织修复,增加体重,维持正氮平衡　常用于慢性消耗性疾病、胃肠道吸收障碍及不能经口进食(如昏迷、口腔疾病)的患者。

4. 输入药物,治疗相应疾病　如输入抗生素控制感染;输入解毒药物达到解毒作用;输入脱水剂降低颅内压等。

二、静脉输液的常用溶液及作用

(一)晶体溶液

晶体溶液分子量小,在血管内存留时间短,对维持细胞内外水分的相对平衡具有重要作用,可及时、有效地纠正体液及电解质平衡失调。常用的晶体溶液包括以下几种。

1. 葡萄糖溶液　用于补充水分及热量,减少蛋白质消耗,防止酮体产生,促进钠(钾)离子进入细胞内。每克葡萄糖在体内氧化可产生16.480J(4cal)的热量。葡萄糖进入人体后,迅速分解,一般不产生高渗作用,也不引起利尿作用。临床常用的葡萄糖溶液有5%葡萄糖溶液和

10％葡萄糖溶液。

2. **等渗电解质溶液**　用于补充水分和电解质,维持体液和渗透压平衡。体液丢失时往往伴有电解质的紊乱,血浆容量与血液中钠离子水平密切相关,缺钠时,血容量往往也下降。因此,补充液体时应兼顾水与电解质的平衡。常用的等渗电解质溶液包括0.9％氯化钠溶液、复方氯化钠溶液(林格溶液)和5％葡萄糖氯化钠溶液。

3. **碱性溶液**　用于纠正酸中毒,调节酸碱平衡失调。

(1)碳酸氢钠溶液:$NaHCO_3$进入人体后,解离成钠离子和碳酸氢根离子,碳酸氢根离子可以和体液中剩余的氢离子结合生成碳酸,最终以二氧化碳和水的形式排出体外。此外,$NaHCO_3$还可以直接提升血中二氧化碳结合力。其优点是补碱迅速,且不易加重乳酸血症。但需注意的是,$NaHCO_3$在中和酸以后生成的碳酸必须以二氧化碳的形式经肺呼出,因此,对呼吸功能不全的患者,此溶液的使用受限制。临床常用的碳酸氢钠溶液的浓度有4％和1.4％两种。

(2)乳酸钠溶液:乳酸钠进入人体后,可解离为钠离子和乳酸根离子,钠离子在血中与碳酸氢根离子结合形成碳酸氢钠。乳酸根离子可与氢离子生成乳酸。但值得注意的是,某些情况下,如休克、肝功能不全、缺氧、右侧心力衰竭患者或新生儿对乳酸的利用能力相对较差,易加重乳酸血症,故不宜使用。临床上常用的乳酸钠溶液的浓度有11.2％和1.84％两种。

4. **高渗溶液**　用于利尿脱水,可以在短时间内提高血浆渗透压,回收组织水分进入血管,消除血肿,同时可以降低颅内压,改善中枢神经系统的功能。临床上常用的高渗溶液有20％甘露醇、25％山梨醇和25％～50％葡萄糖溶液。

(二)胶体溶液

胶体溶液分子量大,其溶液在血管内存留时间长,能有效维持血浆胶体渗透压,增加血容量,改善微循环,提升血压。临床上常用的胶体溶液包括如下几种。

1. **右旋糖酐溶液**　为水溶性多糖类高分子聚合物。常用溶液有中分子右旋糖酐和低分子右旋糖酐两种:中分子右旋糖酐(平均相对分子量为7.5万左右)有提高血浆胶体渗透压和扩充血容量的作用;低分子右旋糖酐(平均相对分子量为4万左右)的主要作用是降低血液黏稠度,减少红细胞聚集,改善血液循环和组织灌注量,防止血栓形成。

2. **代血浆**　作用与低分子右旋糖酐相似,其扩容效果良好,输入后可使循环血量和心排出量显著增加,在体内停留时间较右旋糖酐长,且过敏反应少,急性大出血时可与全血共用。常用的代血浆有羟乙基淀粉(706代血浆)、氧化聚明胶、聚乙烯吡咯酮等。

3. **血液制品**　输入后能提高胶体渗透压,扩大和增加循环血容量,补充蛋白质和抗体,有助于组织修复和提高机体免疫力。常用的血液制品有5％清蛋白和血浆蛋白等。

(三)静脉高营养液

高营养液为机体提供热量,补充蛋白质,维持正氮平衡,并补充各种维生素和矿物质。其主要成分包括氨基酸、脂肪酸、维生素、矿物质、高浓度葡萄糖或右旋糖酐及水分。凡是营养摄入不足或不能经消化道供给营养的患者均可使用静脉插管输注高营养溶液的方法来维持营养的供给。常用的高营养溶液包括复方氨基酸、脂肪乳等。

输液的种类和量应根据患者体内水、电解质及酸碱平衡紊乱的程度来确定,应遵循"先晶后胶""先盐后糖""宁酸勿碱"的原则。在给患者补钾过程中,应遵循"四不宜"的原则,即:不宜过浓(浓度不超过40mmol/L);不宜过快(不超过20～40mmol/h);不宜过多(限制补钾总量:

依据血清钾水平,补钾量为 60~80mmol/d,以每克氯化钾相当于 13.4mmol 钾计算,约补充氯化钾 3~6g/d);不宜过早(见尿后补钾:一般尿量超过 40mL/h 或 500mL/d 方可补钾)。输液过程中应严格掌握输液速度,随时观察患者的反应,并根据患者的病情变化及时做出相应的调整。

三、常用输液部位

输液时应根据患者的年龄、神志、病情状况、病程长短、溶液种类、输液时间、静脉情况、体位或即将进行的手术部位等情况来选择穿刺的部位。常用的输液部位包括以下 3 类。

1. 周围浅静脉　周围浅静脉是指分布于皮下的肢体末端的静脉。上肢常用的浅静脉有肘正中静脉、头静脉、贵要静脉、手背静脉网。手背静脉网是成人患者输液时的首选部位;肘正中静脉、贵要静脉和头静脉可以用来采集血标本、静脉推注药物或作为经外周中心静脉置管的穿刺部位。下肢常用的浅静脉有大隐静脉、小隐静脉和足背静脉,但下肢的浅静脉不作为静脉输液时的首选部位,因为下肢静脉有静脉瓣,容易形成血栓,小儿常用足背静脉,但成人不主张用足背静脉,因其容易引起血栓性静脉炎。

2. 头皮静脉　由于头皮静脉分布较多,互相沟通,交错成网,且表浅易见,不易滑动,便于固定,因此,常用于小儿的静脉输液。较大的头皮静脉有颞浅静脉、额静脉、枕静脉和耳后静脉。

3. 锁骨下静脉和颈外静脉　常用于进行中心静脉插管。需要长期持续输液或需要静脉高营养的患者多选择此部位。将导管从锁骨下静脉或颈外静脉插入,远端留置在右心室上方的上腔静脉。护士在为患者进行静脉输液前要认真选择合适的穿刺部位。在选择穿刺部位时要注意以下几个问题:第一,因为老年人和儿童的血管脆性较大,应尽量避开易活动或凸起的静脉,如手背静脉;第二,穿刺部位应避开皮肤表面有感染、渗出的部位,以免将皮肤表面的细菌带入血管;第三,禁止使用血管透析的端口或瘘管的端口进行输液;第四,如果患者需要长期输液,应注意有计划地更换输液部位,以保护静脉。通常静脉输液部位的选择应从远心端静脉开始,逐渐向近心端使用。

四、输液速度及时间的计算

在输液过程中,每毫升溶液的滴数称为该溶液的点滴系数。目前常用静脉输液器的点滴系数有 10、15、20 三种。静脉点滴的速度和时间可按下列公式计算。

1. 已知每分钟滴数与输液总量,计算输液所需用的时间。

$$输液时间(小时) = \frac{液体总量(mL) \times 点滴系数}{每分钟滴数 \times 60(min)}$$

例如:患者需输入 2 000mL 液体,每分钟滴数为 50 滴,所用输液器的点滴系数为 15,请问需用多长时间输完?

$$输液时间(小时) = \frac{2000 \times 15}{50 \times 60} = 10(小时)$$

2. 已知输入液体总量与计划所用的输液时间,计算每分钟滴数。

$$每分钟滴数 = \frac{液体总量(mL) \times 点滴系数}{输液时间(min)}$$

例如:某患者需输液体 1 500mL,计划 10 小时输完。已知所用输液器的点滴系数为 20,求每分钟滴数。

$$每分钟滴数 = \frac{1\,500 \times 20}{10 \times 60} = 50(滴)$$

五、常见输液故障及排除方法

(一)溶液不滴

1. **针头滑出血管外**　液体注入皮下组织,可见局部肿胀并有疼痛感。处理:将针头拔出,另选血管重新穿刺。

2. **针头斜面紧贴血管壁**　妨碍液体顺利滴入血管。处理:调整针头位置或适当变换肢体位置,直到点滴通畅为止。

3. **针头阻塞**　一手捏住滴管下端输液管,另一手轻轻挤压靠近针头端的输液管,若感觉有阻力,松手又无回血,则表示针头可能已经阻塞。处理:更换针头,重新选择静脉穿刺。切忌强行挤压导管或用溶液冲注针头,以免凝血块进入静脉造成栓塞。

4. **压力过低**　由于输液瓶位置过低或患者肢体抬举过高或患者周围循环不良所致。处理:适当抬高输液瓶或放低肢体位置。

5. **静脉痉挛**　由于穿刺肢体暴露在冷的环境中时间过长或输入的液体温度过低所致。处理:局部进行热敷以缓解痉挛。

(二)莫菲滴管液面过高

1. 滴管侧壁有调节孔时,可先夹紧滴管上端的输液管,然后打开调节孔,待滴管内液体降至露出液面,见到点滴时,再关闭调节孔,松开滴管上端的输液管即可。

2. 滴管侧壁没有调节孔时,可将输液瓶取下,倾斜输液瓶,使插入瓶内的针头露出液面,待滴管内液体缓缓下流至露出液面,再将输液瓶挂回输液架上继续点滴。

(三)莫菲滴管内液面过低

1. 滴管侧壁有调节孔时,先夹紧滴管下端的输液管,然后打开调节孔,待滴管内液面升至所需高度(一般为 1/2～2/3 滴管高度)时,再关闭调节孔,松开滴管下端的输液管即可。

2. 滴管侧壁无调节孔时,可先夹紧滴管下端的输液管,用手挤压滴管,迫使输液瓶内的液体下流至滴管内,当液面升至所需高度(一般为 1/2～2/3 滴管高度)时,停止挤压,松开滴管下端的输液管即可。

(四)输液过程中,莫菲滴管内液面自行下降

输液过程中,如果莫菲滴管内的液面自行下降,应检查滴管上端与滴管的衔接是否松动,滴管内有无漏气或裂隙,必要时更换输液器。

六、常见输液反应及护理

(一)发热反应

1. 原因　因输入致热物质引起。多由于用物清洁灭菌不彻底,输入的溶液或药物制品不纯、消毒保存不良,输液器消毒不严或被污染,输液过程中未能严格执行无菌操作所致。

2. 临床表现　多发生于输液后数分钟至1小时。患者表现为发冷、寒战、发热。轻者体温在38℃左右,停止输液后数小时可自行恢复正常;严重者初起寒战,继之高热,体温可达40℃以上,并伴有头痛、恶心、呕吐、脉速等全身症状。

3. 护理

(1)预防:①输液前认真检查药液的质量,输液用具的包装及灭菌日期、有效期;②严格无菌操作。

(2)处理:①发热反应轻者,应立即减慢点滴速度或停止输液,并及时通知医生;②发热反应严重者,应立即停止输液,并保留剩余溶液和输液器,必要时送检验科做细菌培养,以查找发热反应的原因;③对高热患者,应给予物理降温,严密观察生命体征,必要时遵医嘱给予抗过敏药物或激素治疗。

(二)循环负荷过量反应

循环负荷过量反应也称急性肺水肿。

1. 原因

(1)由于输液速度过快,短时间内输入过多液体,使循环血容量急剧增加,心脏负荷过重引起。

(2)患者原有心肺功能不良,尤多见于急性左心功能不全者。

2. 临床表现　患者突然出现呼吸困难、胸闷、咳嗽、咳粉红色泡沫样痰,严重时痰液可从口、鼻腔涌出。听诊肺部布满湿啰音,心率快且节律不齐。

3. 护理

(1)预防:输液过程中,密切观察患者情况,注意控制输液的速度和输液量,尤其对老年人、儿童及心肺功能不全的患者更需谨慎。

(2)处理:①出现上述表现,应立即停止输液并迅速通知医生,进行紧急处理。如果病情允许,可协助患者取端坐位,双腿下垂,以减少下肢静脉回流,减轻心脏负担。同时安慰患者以减轻其紧张心理。②给予高流量氧气吸入,一般氧流量为6~8L/min,以提高肺泡内压力,减少肺泡内毛细血管渗出液的产生。同时,湿化瓶内加入20%~30%的乙醇溶液,以降低肺泡内表面的张力,使泡沫破裂消散,改善气体交换,减轻缺氧症状。③遵医嘱给予镇静、平喘、强心、利尿和扩血管药物,以稳定患者紧张情绪,扩张周围血管,加速液体排出,减少回心血量,减轻心脏负荷。④必要时进行四肢轮扎。用橡胶止血带或血压计袖带适当加压四肢以阻断静脉血流。但动脉血仍可通过。每5~10分钟轮流放松一个肢体上的止血带,可有效地减少回心血量。待症状缓解后,逐渐解除止血带。⑤静脉放血200~300mL也是一种有效减少回心血量的最直接的方法,但应慎用,贫血者应禁忌采用。

（三）静脉炎

1. 原因

（1）长期输注高浓度、刺激性较强的药液，或静脉内放置刺激性较强的塑料导管时间过长，引起局部静脉壁发生化学炎性反应。

（2）在输液过程中未能严格执行无菌操作，导致局部静脉感染。

2. 临床表现　沿静脉走向出现条索状红线，局部组织发红、肿胀、灼热、疼痛，有时伴有畏寒、发热等全身症状。

3. 护理

（1）预防：严格执行无菌技术操作，对血管壁有刺激性的药物应充分稀释后再应用，放慢点滴速度，并防止药液漏出血管外；同时，有计划地更换输液部位，以保护静脉。

（2）处理：①停止在此部位静脉输液，并将患肢抬高、制动。局部用50%硫酸镁或95%乙醇溶液进行湿热敷，每日2次，每次20分钟；②超短波理疗，每日1次，每次15～20分钟；③中药治疗，将如意金黄散加醋调成糊状，局部外敷，每日2次，具有清热、止痛、消肿的作用；④如合并感染，遵医嘱给予抗生素治疗。

（四）空气栓塞

1. 原因

（1）输液导管内空气未排尽；导管连接不紧，有漏气。

（2）拔出较粗的、近胸腔的深静脉导管后，穿刺点封闭不严密。

（3）加压输液、输血时无人守护；液体输完未及时更换药液或拔针，均有发生空气栓塞的危险。进入静脉的空气，随血液循环到右心房，然后进入右心室。如空气量少，则随血液被右心室压入肺动脉并分散到肺小动脉内，最后经毛细血管吸收，因而损害较小。如空气量大，空气进入右心室后阻塞在肺动脉入口，使右心室内的血液不能进入肺动脉，因而从机体组织回流的静脉血不能在肺内进行气体交换，引起机体严重缺氧而死。

2. 临床表现　患者感到胸部异常不适或有胸骨后疼痛，随即发生呼吸困难和严重的发绀，并伴有濒死感；听诊心前区可闻及响亮的、持续的"水泡声"；心电图呈现心肌缺血和急性肺心病的改变。

3. 护理

（1）预防：①输液前认真检查输液器的质量，排尽输液导管内的空气。②输液过程中加强巡视，及时添加药液或更换输液瓶。输液完毕及时拔针。加压输液时应安排专人在旁看守。③拔出较粗的、近胸腔的深静脉导管后，必须立即严密封闭穿刺点。

（2）处理：①如出现上述临床表现，应立即将患者至于左侧卧位，并保持头低足高位。该体位有助于气体浮向右心室尖部，避免阻塞肺动脉入口。随着心脏的舒缩，空气被血液打成泡沫，可分次小量进入肺动脉内，最后逐渐被吸收。②给予高流量氧气吸入，以提高患者的血氧浓度，纠正缺氧状态。③有条件时可使用中心静脉导管抽出空气。④严密观察患者的病情变化，如有异常及时对症处理。

第二节 静脉输血

静脉输血是将全血或成分血如血浆、红细胞、白细胞或血小板等通过静脉输入体内的方法。输血是急救和治疗疾病的重要措施之一,在临床上广泛应用。近年来,输血理论与技术发展迅速,无论是在血液的保存与管理、血液成分的分离,还是在献血员的检测及输血器材的改进等方面,都取得了明显的进步,为临床安全、有效、节约用血提供了保障。

一、静脉输血的目的及原则

(一)输血的目的

1. 补充血容量 增加有效循环血量,改善心肌功能和全身血液灌注,提升血压。增加心排出量,促进循环。用于失血、失液引起的血容量减少或休克患者。

2. 纠正贫血 增加血红蛋白含量,促进携氧功能。用于血液系统疾病引起的严重贫血和某些慢性消耗性疾病的患者。

3. 补充血浆蛋白 增加蛋白质,改善营养状态,维持血浆胶体渗透压,减少组织渗出和水肿,保持有效循环血量。用于低蛋白血症及大出血、大手术的患者。

4. 补充各种凝血因子和血小板 改善凝血功能,有助于止血。用于凝血功能障碍(如血友病)及大出血的患者。

5. 补充抗体、补体等血液成分 增强机体免疫力,提高机体抗感染的能力。用于严重感染的患者。

6. 排除有害物质 改善组织器官的缺氧状况,用于一氧化碳、苯酚等化学物质中毒。因为上述物质中毒时,血红蛋白失去了运氧能力或不能释放氧气以供机体组织利用。此外,溶血性输血反应及重症新生儿溶血病时,可采用换血法,也可采用换血浆法以达到排除血浆中自身抗体的目的。

(二)静脉输血的原则

1. 输血前必须做血型鉴定及交叉配血试验。

2. 无论是输全血还是输成分血,均应选用同型血液输注。但在紧急情况下,如无同型血,可选用 O 型血输给患者。AB 型血的患者除可接受 O 型血外,还可以接受其他异型的血(A型血和 B 型血),但要求直接交叉配血试验阴性(不凝集),而间接交叉试验可以阳性(凝集)。因为输入的量少,输入的血清中的抗体可以被受血者体内大量的血浆稀释,而不足以引起受血者红细胞的凝集,故不出现反应。因此,在这种特殊情况下,必须一次输入少量血,一般最多不超过 400mL,且要放慢输入速度。

3. 患者如果需要再次输血,则必须重新做交叉配血试验,以排除机体产生抗体的情况。

二、血液制品的种类

(一)全血

全血是指采集的血液未经任何加工而全部保存备用的血液。全血可分为新鲜血和库存血两类。

1. 新鲜血　是指在 4℃ 常用抗凝保养液中保存 1 周的血液,它基本上保留了血液的所有成分,可以补充各种血细胞、凝血因子和血小板。适用于血液病患者。

2. 库存血　库存血在 4℃ 环境下可以保存 2～3 周。库存血虽含有血液的所有成分,但其有效成分随保存时间的延长而发生变化。其中,白细胞、血小板和凝血酶原等成分破坏较多。含保存液的血液 pH 为 7.0～7.25,随着保存时间延长,葡萄糖分解,乳酸增高,pH 逐渐下降。此外,由于红、白细胞逐渐破坏,细胞中钾离子外溢,使血浆钾离子浓度升高,酸性增强。因此,大量输注库存血可以导致酸中毒和高血钾的发生。库存血适用于各种原因引起的大出血。

(二)成分血

1. 血浆　是指全血经分离后所得到的液体部分。其主要成分是血浆蛋白,不含血细胞,无凝集原。无须做血型鉴定和交叉配血试验,可用于补充血容量、蛋白质和凝血因子。血浆可分为以下 4 种。

(1)新鲜血浆:含所有凝血因子,适用于凝血因子缺乏的患者。

(2)保存血浆:适用于血容量及血浆蛋白较低的患者。

(3)冰冻血浆:在 −30℃ 的环境下保存,有效期为 1 年,使用前需将其放在 37℃ 的温水中融化,并于 6 小时内输入。

(4)干燥血浆:是指将冰冻血浆放在真空装置下加以干燥制成的,有效期为 5 年,使用时可加适量的等渗盐水或 0.1% 枸橼酸钠溶液溶解。

2. 红细胞　可增加血液的携氧能力,用于贫血、失血多的手术或疾病,也可用于心力衰竭的患者补充红细胞,以避免心脏负荷过重。一般以 100mL 为 1 个单位,每个单位红细胞可以增加血球容积约 4%。红细胞包括以下 3 种。

(1)浓缩红细胞:是指新鲜血经离心或沉淀去除血浆后的剩余部分。适用于携氧功能缺陷和血容量正常的贫血患者。

(2)洗涤红细胞:红细胞经生理盐水洗涤数次后,再加适量生理盐水,含抗体物质少,适用于器官移植术后患者及免疫性溶血性贫血患者。

(3)红细胞悬液:由提取血浆后的红细胞加入等量红细胞保养液制成。适用于战地急救及中小手术者。

3. 白细胞浓缩悬液　新鲜全血离心后取其白膜层的白细胞,于 4℃ 环境下保存,48 小时内有效。新鲜全血离心后如添加羟乙基淀粉注射液,可增加粒细胞的获得率。用于粒细胞缺乏伴严重感染的患者。

4. 血小板浓缩悬液　全离心所得,22℃ 环境下保存,24 小时内有效。用于血小板减少或功能障碍性出血的患者。

5. 各种凝血制剂　可有针对性地补充某些凝血因子的缺乏,如凝血酶原复合物等,适用于各种原因引起的凝血因子缺乏的出血性疾病。

(三)其他血液制品

1. **白蛋白制剂**　从血浆中提纯而得,能提高机体血浆蛋白及胶体渗透压。临床上常用5%的白蛋白制剂,用于治疗由各种原因引起的低蛋白血症的患者,如外伤、肝硬化、肾病及烧伤患者等。

2. **纤维蛋白原**　适用于纤维蛋白缺乏症和弥散性血管内凝血(DIC)患者。

3. **抗血友病球蛋白浓缩剂**　适用于血友病患者。

三、静脉输血的适应证及禁忌证

(一)静脉输血的适应证

1. **各种原因引起的大出血**　为静脉输血的主要适应证。一次出血量<500mL时,机体可自我代偿,不必输血。失血量在500~800mL时,需要立即输血,一般首选晶体溶液、胶体溶液或少量血浆增量剂输注。失血量>1 000mL时,应及时补充全血或血液成分。值得注意的是,血或血浆不宜用作扩容剂,晶体结合胶体液扩容是治疗失血性休克的主要方案。血容量补足之后,输血的目的是提高血液的携氧能力,此时应首选红细胞制品。

2. **贫血或低蛋白血症**　输注浓缩红细胞、血浆、白蛋白。

3. **严重感染**　输入新鲜血以补充抗体和补体,切忌使用库存血。

4. **凝血功能障碍**　输注相关血液成分。

(二)静脉输血的禁忌证

静脉输血的禁忌证包括:急性肺水肿、充血性心力衰竭、肺栓塞、恶性高血压、真性红细胞增多症、肾功能极度衰竭及对输血有变态反应者。

四、血型及交叉配血试验

(一)血型与红细胞凝集

血型通常是指红细胞膜上特异性抗原的类型。若将血型不相容的两个人的血液滴加在载玻片上并使之混合则红细胞可凝集成簇这个现象称为红细胞凝集。在补体的作用下,凝集的红细胞破裂,发生溶血。当输入与患者血型不相容的血液时,其血管内可发生红细胞凝集和溶血反应,甚至可危及患者的生命。

红细胞凝集的实质是抗原-抗体反应。由于红细胞膜上的特异性抗原能促使红细胞凝集,在凝血反应中起抗原作用,故又称为凝集原。能与红细胞膜上的凝集原起反应的特异性抗体则称为凝集素。凝集素为γ-球蛋白,存在于血浆中。

根据红细胞所含的凝集原不同,可把人的血型分成若干类型。迄今为止,世界上已经发现了25个不同的红细胞血型系统,然而与临床关系最密切的是ABO血型系统和Rh血型系统。

1. **ABO血型系统**　人的红细胞内含有A、B两种类型的凝集原,根据红细胞内所含凝集原的不同,将人的血液分为A、B、AB、O四型。红细胞膜上仅含有A凝集原者,为A型血;仅含B凝集原者,为B型血;同时含A、B两种凝集原者,为AB型血;既不含A也不含B凝集原者,为O型血。不同血型的人的血清中含有不同的抗体,但不含与自身红细胞抗原相应的抗体。在A型血者的血清中只含有抗B抗体(凝集素);B型血者的血清中只含有抗A抗体(凝集素);O型血者的血清中含有抗A和抗B两种抗体(凝集素);而AB型血者的血清中不含抗体(凝集素),这也是 AB 型血的人可以接受任何血型血液的原因。

ABO 血型系统存在天然抗体。ABO 血型系统的抗体包括天然抗体和免疫性抗体两类。新生儿的血液尚无 ABO 血型系统的抗体,是在其出生后 2～8 个月开始产生,天然抗体多属 IgM,分子量大,不能通过胎盘。因此,血型与胎儿血型不合的孕妇,体内的 ABO 血型天然抗体一般不能通过胎盘到达胎儿体内,不会使胎儿的红细胞发生凝集破坏。免疫性抗体是机体接受了自身所不存在的红细胞抗原的刺激而产生的。免疫性抗体属于 IgG 抗体,分子量小,能够通过胎盘进入胎儿体内。因此,若母体过去因外源性 A 或 B 抗原进入体内而产生免疫性抗体,则与胎儿 ABO 血型不合的孕妇可因母体内免疫性血型抗体进入胎儿体内而引起胎儿红细胞的破坏,发生新生儿溶血病。

2.Rh 血型系统

(1)Rh 血型系统的抗原与分型:人类红细胞除了含有 A、B 抗原外,还有 C、c、D、d、E、e 六种抗原,称为 Rh 抗原(也称为 Rh 因子)。Rh 抗原只存在于红细胞上。因 D 抗原的抗原性最强,故临床意义最为重要。医学上通常将红细胞膜上含有 D 抗原者称为 Rh 阳性,而红细胞膜上缺乏 D 抗原者称为 Rh 阴性。

(2)Rh 血型系统的分布:在我国各族人群中,汉族和其他大部分民族的人 Rh 阳性者约为 99%,Rh 阴性者仅占 1% 左右。在有些民族的人群中,Rh 阴性者较多,如塔塔尔族为 15.8%,苗族为 12.3%,布依族和乌兹别克族为 8.7%。在这些民族居住的地区,Rh 血型的问题应受到特别重视。

(3)Rh 血型的特点及临床意义:与 ABC 血型系统不同,人的血清中不存在抗 Rh 的天然抗体,只有当 Rh 阴性者在接受 Rh 阳性者的血液后,才会通过体液性免疫产生抗 Rh 的免疫性抗体,通常于输血后 2～4 个月血清中抗 Rh 的抗体水平达到高峰。因此,Rh 阴性的受血者在第一次接受 Rh 阳性血液的输血后,一般不产生明显的输血反应,但在第二次或多次再输入 Rh 阳性的血液时,即可发生抗原-抗体反应,输入的红细胞会被破坏而发生溶血。

Rh 血型系统与 ABO 血型系统之间的另一个不同点是抗体的特性。Rh 系统的抗体主要是 IgG,因其分子较小,能通过胎盘。当 Rh 阴性的孕妇怀有 Rh 阳性的胎儿时,Rh 阳性胎儿的少量红细胞或 D 抗原可以进入母体,使母体产生免疫性抗体,主要是抗 D 抗体。这种抗体可以透过胎盘进入胎儿的血液,使胎儿的红细胞发生溶血,造成新生儿溶血性贫血,严重时可导致胎儿死亡。由于通常只有在妊娠末期或分娩时才有足量的胎儿红细胞进入母体,而母体血液中的抗体的浓度是缓慢增加的,因此,Rh 阴性的母体怀有第一胎 Rh 阳性的胎儿时,很少出现新生儿溶血的情况;但在第二次妊娠时,母体内的抗 Rh 抗体可进入胎儿体内而引起新生儿溶血。因此,当 Rh 阴性的母亲分娩出 Rh 阳性的婴儿后,必须在分娩后 72 小时内注射抗 Rh 的 γ 蛋白,中和进入母体内的 D 抗原,避免 Rh 阴性的母亲致敏,从而预防第二次妊娠时新生儿溶血的发生。

(二)血型鉴定和交叉配血试验

为了避免输入不相容的红细胞,献血者与受血者都必须进行血型鉴定和交叉配血试验。血型鉴定主要是鉴定 ABO 血型和 Rh 因子,交叉配血试验是检验其他次要的抗原与其相应抗体的反应情况。

1．血型鉴定

（1）ABO血型鉴定：通常是采用已知的抗A抗B血清来检测红细胞的抗原并确定血型。若被检血液在抗A血清中发生凝集，而在抗B血清中不发生凝集，说明被检血液为A型；若被检血液在抗B血清中发生凝集，而在抗A血清中不发生凝集，说明被检血液为B型；若被检血液在抗A血清和抗B血清中均凝集，说明被检血液为AB型；若被检血液在抗A血清和抗B血清中均不凝集，则被检血液为O型。ABO血型也可以采用正常人的A型和B型红细胞作为指示红细胞，检查血清中的抗体来确定血型。

（2）Rh血型鉴定：Rh血型主要是用抗D血清来鉴定。若受检者的红细胞遇抗D血清后发生凝集，则受检者为Rh阳性；若受检者的红细胞遇抗D血清后不发生凝集，则受检者为Rh阴性。

2．交叉配血试验　为了确保输血安全，输血前除做血型鉴定外，还必须做交叉配血试验，即使在ABO血型系统相同的人之间也不例外。交叉配血试验包括直接交叉配血试验和间接交叉配血试验。

（1）直接交叉配血试验：用受血者血清和供血者红细胞进行配合试验，检查受血者血清中有无破坏供血者红细胞的抗体。检验结果要求绝对不可以有凝集或溶血现象。

（2）间接交叉配血试验：用供血者血清和受血者红细胞进行配合试验，检查供血者血清中有无破坏受血者红细胞的抗体。

如果直接交叉和间接交叉试验结果都没有凝集反应，即交叉配血试验阴性，为配血相合，方可进行输血。

五、自体输血和成分输血

（一）自体输血

自体输血是指术前采集患者体内血液或手术中收集自体失血，经过洗涤、加工，在术后或需要时再输回给患者本人的方法，即回输自体血。自体输血是最安全的输血方法。

1．优点

（1）无须做血型鉴定和交叉配血试验，不会产生免疫反应，避免了抗原抗体反应所致的溶血、发热和过敏反应。

（2）节省血源。

（3）避免了因输血而引起的疾病传播。

2．适应证与禁忌证

（1）适应证：①胸腔或腹腔内出血，如脾破裂、异位妊娠破裂出血者；②估计出血量在1 000 mL以上的大手术，如肝叶切除术；③手术后引流血液回输，一般仅能回输术后6小时内的引流血液；④体外循环或深低温下进行心内直视手术；⑤患者血型特殊，难以找到供血者时。

（2）禁忌证：①胸腹腔开放性损伤达4小时以上者；②凝血因子缺乏者；③合并心脏病、阻塞性肺部疾病或原有贫血的患者；④血液在术中受胃肠道内容物污染；⑤血液可能受癌细胞污染者；⑥有脓毒血症和菌血症者。

3．形式　自体输血有下列3种形式。

（1）术前预存自体血：对符合条件的择期手术患者，在术前抽取患者的血液，并将其放于血库在低温下保存,待手术时再输还给患者。一般于手术前3~5周开始,每周或隔周采血1次,直至手术前3天为止,以利机体应对因采血引起的失血,使血浆蛋白恢复正常水平。

(2)术前稀释血液回输:于手术日手术开始前采集患者血液,并同时自静脉输入等量的晶体或胶体溶液,使患者的血容量保持不变,并降低了血中的红细胞压积,使血液处于稀释状态,减少了术中红细胞的损失。所采集的血液在术中或术后输给患者。

(3)术中失血回输:在手术中收集患者血液。采用自体输血装置,抗凝和过滤后再将血液回输给用者。多用于脾破裂、输卵管破裂,血液流入腹腔6小时内无污染或无凝血者。自体失血回输的总量应限制在3 500mL以内,大量回输自体血时,应适当补充新鲜血浆和血小板。

(二)成分输血

1. 成分输血的概念　成分输血是指输入血液的某种成分。它是根据患者的需要,使用血液分离技术,将新鲜血液快速分离成各种成分,然后根据患者需要,输入一种或多种成分。由于患者很少需要输入血液的所有成分,因此,只输入其身体所需要的血液成分是十分有意义的。这种疗法又称"血液成分疗法",起到一血多用、减少输血反应的作用。

通常一份血可以分离出一种或多种成分,输给不同的患者,而一个患者可接受来自不同供血者的同一成分,这样可以发挥更大的临床治疗作用。随着现代科学技术的发展,根据血液各种成分的不同比重,将其分离提纯已变得很容易。多数情况下,患者输入所需的特定成分血比输入全血更合适。特定的成分血如红细胞、血小板、血浆、白细胞、白蛋白和凝血制剂等常被用于血液中缺乏这些成分的患者。这种现代输血技术,无论从医学生理学还是从免疫学角度均体现出极大的优越性,是输血领域中的新进展。

2. 成分输血的特点

(1)成分血中单一成分少而浓度高,除红细胞制品以每袋100mL为1单位外,其余制品,如白细胞、血小板、凝血因子等每袋规格均以25mL为1单位。

(2)成分输血每次输入量为200~300mL,即需要8~12单位(袋)的成分血,这意味着1次给患者输入8~12个供血者的血液。

3. 成分输血的注意事项

(1)某些成分血,如白细胞、血小板等(红细胞除外),存活期短,为确保成分输血的效果,以新鲜血为宜,且必须在24小时内输入体内(从采血开始计时)。

(2)除血浆和白蛋白制剂外,其他各种成分血在输入前均需进行交叉配血试验。

(3)成分输血时,由于1次输入多个供血者的成分血,因此,在输血前应根据医嘱给予患者抗过敏药,以减少过敏反应的发生。

(4)由于一袋成分血液只有25mL,几分钟即可输完,故成分输血时,护士应全程守护在患者身边,进行严密的监护,不能擅自离开患者,以免发生危险。

(5)如患者在输成分血的同时,还需输全血,则应先输成分血,后输全血,以保证成分血能发挥最好的效果。

六、常见的输血反应及护理

输血是具有一定危险性的治疗措施,会引起输血反应,严重者可以危及患者的生命。因此,为了保证患者的安全,在输血过程中,护士必须严密观察患者,及时发现输血反应的征象,并积极采取有效的措施处理各种输血反应。

(一)发热反应

发热反应是输血反应中最常见的。

1. 原因

(1)由致热原引起,如血液、保养液或输血用具被致热原污染。

(2)多次输血后,受血者血液中产生白细胞和血小板抗体,当再次输血时,受血者体内产生的抗体与供血者的白细胞和血小板发生免疫反应,引起发热。

(3)输血时没有严格遵守无菌操作原则,造成污染。

2. 临床表现　可发生在输血过程中或输血后1~2小时内患者先有发冷、寒战,继之出现高热,体温可达38~41℃,可伴有皮肤潮红、头痛、恶心呕吐、肌肉酸痛等全身症状,一般不伴有血压下降。发热持续时间不等,轻者持续1~2小时即可缓解,缓解后体温逐渐降至正常。

3. 护理

(1)预防:严格管理血库保养液和输血用具,有效预防致热原,严格执行无菌操作。

(2)处理:①反应轻者减慢输血速度,症状可以自行缓解;②反应重者应立即停止输血,密切观察生命体征,给予对症处理(发冷者注意保暖、高热者给予物理降温),并及时通知医生;③必要时遵医嘱给予解热镇痛药和抗过敏药,如异丙嗪或肾上腺皮质激素等;④将输血器、剩余血连同贮血袋一并送检。

(二)过敏反应

1. 原因

(1)患者为过敏体质,对某些物质易产生过敏反应。输入血液中的异体蛋白质与患者机体的蛋白质结合形成全抗原而使机体致敏。

(2)输入的血液中含有致敏物质,如供血者在采血前服用过可致敏的药物或进食了可致敏的食物。

(3)多次输血的患者,体内可产生过敏性抗体,当再次输血时,抗原抗体相互作用而发生输血反应。

(4)供血者血液中的变态反应性抗体随血液传给受血者,一旦与相应的抗原接触,即可发生过敏反应。

2. 临床表现　过敏反应大多发生在输血后期或即将结束输血时,其程度轻重不一,通常与症状出现的早晚有关。症状出现越早,反应越严重。

(1)轻度反应:输血后出现皮肤瘙痒,局部或全身出现荨麻疹。

(2)中度反应:出现血管神经性水肿,多见于颜面部,表现为眼睑、口唇高度水肿;也可发生喉头水肿,表现为呼吸困难,两肺可闻及哮鸣音。

(3)重度反应:发生过敏性休克。

3. 护理

(1)预防:①正确管理血液和血制品;②选用无过敏史的供血者;③供血者在采血前4h内不宜吃高蛋白和高脂肪的食物,宜用清淡饮食或饮糖水,以免血中含有过敏物质;④对有过敏的患者输血前根据医嘱给予抗过敏药。

(2)处理:根据过敏反应的程度给予对症处理。①轻度过敏反应,减慢输血速度,给予抗过敏药,如苯海拉明、异丙嗪或地塞米松,用药后症状可缓解;②中、重度过敏反应,应立即停止输血,通知医生,根据医嘱皮下注射 1:1 000 肾上腺素 0.5～1mL 或静脉滴注氢化可的松或地塞米松等抗过敏药;③呼吸困难者给予氧气吸入,严重喉头水肿者行气管切开;④循环衰竭者给予抗休克治疗;⑤监测生命体征变化。

(三)溶血反应

溶血反应是指受血者或供血者的红细胞发生异常破坏或溶解引起的一系列临床症状。溶血反应是最严重的输血反应,分为血管内溶血和血管外溶血。

1. 血管内溶血

(1)原因:①输入了异型血液。供血者和受血者血型不符而造成血管内溶血,反应发生快,一般输入 10～15mL 即可出现症状,后果严重。②输入了变质的血液。输血前红细胞已经被破坏溶解,如血液贮存过久、保存温度过高、血液被剧烈震荡或被细菌污染、血液内加入高渗或低渗溶液影响 pH 的药物等,均可导致红细胞破坏溶解。

(2)临床表现:轻重不一,轻者与发热反应相似,重者在输入 10～15mL 血液时即可出现症状,死亡率高。通常可将溶血反应的临床表现分为以下三个阶段。

第一阶段:受血者血清中的凝集素与输入血中红细胞表面的凝集原发生凝集反应,使红细胞凝集成团,阻塞部分小血管。患者出现头部胀痛,面部潮红,恶心、呕吐,心前区压迫感,四肢麻木,腰背部剧烈疼痛等反应。

第二阶段:凝集的红细胞发生溶解,大量血红蛋白释放到血浆中,出现黄疸和血红蛋白尿(尿呈酱油色),同时伴有寒战、高热、呼吸困难、发绀和血压下降等。

第三阶段:一方面大量血红蛋白从血浆进入肾小管,遇酸性物质后形成结晶,阻塞肾小管;另一方面,由于抗原、抗体的相互作用,又可引起肾小管内皮缺血、缺氧而坏死脱落,进一步加重了肾小管阻塞,导致急性肾衰竭,表现为少尿或无尿、管型尿和蛋白尿、高钾血症、酸中毒,严重者可致死亡。

(3)护理

1)预防:①认真做好血型鉴定与交叉配血试验;②输血前认真查对,杜绝差错事故的发生;③严格遵守血液保存规则,不可使用变质血液。

2)处理:一旦发生输血反应,应进行以下处理。①立即停止输血,并通知医生。②给予氧气吸入,建立静脉通道,遵医嘱给予升压药或其他药物治疗。③将剩余血、患者血标本和尿标本送化验室进行检验。④双侧腰部封闭,并用热水袋热敷双侧肾区,解除肾小管痉挛,保护肾脏。⑤碱化尿液:静脉注射碳酸氢钠,增加血红蛋白在尿液中的溶解度,减少沉淀,避免阻塞肾小管。⑥严密观察生命体征和尿量,插入导尿管,检测每小时尿量,并做好记录。若发生肾衰竭,行腹膜透析或血液透析治疗。⑦若出现休克症状,应进行抗休克治疗。⑧心理护理:安慰患者,消除其紧张、恐惧心理。

2. 血管外溶血 多由 Rh 系统内的抗体(抗 D、抗 C 和抗 E)引起。临床常见 Rh 系统血型反应中,绝大多数是由 D 抗原与其相应的抗体相互作用产生抗原抗体免疫反应所致。反应的结果使红细胞破坏溶解,释放出的游离血红蛋白转化为胆红素,经血液循环至肝脏后迅速分解,然后通过消化道排出体外。Rh 阴性患者首次输入 Rh 阳性血液时不发生溶血反应,但输血 2～3 周后体内即产生抗 Rh 因子的抗体。如再次接受 Rh 阳性的血液,即可发生溶血反应。Rh 因子不合所引起的溶血反应较少见,且发生缓慢,可在输血后几小时至几天后才发生,症状较轻,有轻度的发热伴乏力、血胆红素升高等。对此类患者应查明原因,确诊后,尽量避免再次输血。

(四)与大量输血有关的反应

大量输血一般是指在 24 小时内紧急输血量相当于或大于患者总血容量。常见的与大量输血有关的反应有循环负荷过重反应、出血倾向及枸橼酸钠中毒等。

1. **循环负荷过重**　即肺水肿,其原因、临床表现和护理同静脉输液反应。

2. **出血倾向**

(1)原因:长期反复输血或超过患者原血液总量的输血,由于库存血中的血小板破坏较多,使凝血因子减少而引起出血。

(2)临床表现:表现为皮肤、黏膜瘀斑,穿刺部位大块瘀血或手术伤口渗血。

(3)护理:①短时间输入大量库存血时,应密切观察患者的意识、血压、脉搏等变化,注意皮肤、黏膜或手术伤口有无出血;②严格掌握输血量,每输库存血 3～5 个单位,应补充 1 个单位的新鲜血液;③根据凝血因子缺乏情况补充有关成分。

3. **枸橼酸钠中毒反应**

(1)原因:大量输血使枸橼酸钠大量进入体内,如果患者的肝功能受损,枸橼酸钠不能完全氧化和排出,而与血中的游离钙结合使血钙浓度下降。

(2)临床表现:患者出现手足抽搐,血压下降,心率缓慢。心电图出现 Q-T 间期延长,甚至心搏骤停。

(3)护理:遵医嘱常规每输库存血 1 000mL,静脉注射 10% 葡萄糖酸钙 10mL,预防发生低血钙。

(五)其他

如空气栓塞,细菌污染反应,体温过低及通过输血传染各种疾病(病毒性肝炎、疟疾、艾滋病)等。因此,严格把握采血、贮血和输血操作的各个环节,是预防上述输血反应的关键。

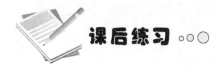 **课后练习**

一、单选题

1. 静脉输液时用于补充水分和电解质,维持体液和渗透压平衡的是哪一类液体(　　)

　　A. 晶体溶液　　　　　B. 50% 葡萄糖氯化钠溶液　　　　C. 静脉高营养液

　　D. 低渗溶液　　　　　E. 血浆

2. 用于利尿脱水,可以在短时间内提高血浆渗透压,回收组织水分进入血管,消除血肿,同时可以降低颅内压,改善中枢神经系统功能的液体属于(　　)

　　A. 等渗溶液　　　　　B. 葡萄糖溶液　　　　　　　　　C. 高渗溶液

　　D. 低渗溶液　　　　　E. 碱性溶液

3. 输液过程中发生(　　)需要处理方法为适当抬高输液瓶或放低肢体位置

　　A. 针头滑出血管外　　B. 针头阻塞　　　　　　　　　　C. 压力过低

　　D. 静脉痉挛　　　　　E. 针头斜面紧贴血管壁

4. 空气栓塞时应采取的卧位是（　　）

    A. 半卧位　　　　　　　　B 端坐位　　　　　　　　C. 右侧卧位,头低足高位

    D. 左侧卧位,头低足高位E. 左侧卧位,头高足低位

5. 静脉输血的原则是（　　）

    A. 输血前必须做血型鉴定及交叉配血试验　B. 补充血容量,增加有效循环血量

    C. 改善心肌功能和全身血液灌注　　　　　D. 提升血压

    E. 增加心排出量,促进循环

6. 自体输血是最安全的输血方法,它的优点是（　　）

    A. 避免了因输血而引起的疾病传播　　　　B. 避免静脉炎

    C. 避免急性肺水肿　　　　　　　　　　　D. 避免肺栓塞

    E. 避免出血

7. 加压输液、输血时无人守护,液体输完未及时更换药液或拔针,均有发生（　　）的危险

    A. 发热　　　　　　　　B. 静脉炎　　　　　　　　C. 急性肺水肿

    D. 空气栓塞　　　　　　E. 出血

8. 下列哪项均属于静脉输血的禁忌证（　　）

    A. 充血性心力衰竭、急性肺水肿、出血

    B. 肺栓塞、恶性高血压、空气栓塞

    C. 急性肺水肿、恶性高血压、充血性心力衰竭

    D. 恶性高血压、空气栓塞、静脉炎

    E. 出血、肾功能极度衰竭、急性肺水肿

9. 输液溶液的种类和量应根据患者体内水、电解质及酸碱平衡紊乱的程度来确定,应遵循（　　）的原则

    A."先晶后胶""先糖后盐""宁酸勿碱"

    B."先晶后胶""先盐后糖""宁碱勿酸"

    C."先胶后晶""先盐后糖""宁酸勿碱"

    D."先晶后胶""先盐后糖""宁酸勿碱"

    E."先晶后胶""先盐后糖""可酸勿碱"

10. 下列均为静脉输血适应证的是（　　）

    A. 各种原因引起的大出血、贫血或低蛋白血症、恶性高血压

    B. 贫血或低蛋白血症、凝血功能障碍、肾功能极度衰竭

    C. 严重感染、充血性心力衰竭、凝血功能障碍

    D. 凝血功能障碍、各种原因引起的大出血、贫血或低蛋白血症

    E. 各种原因引起的大出血、贫血或低蛋白血症、充血性心力衰竭

二、多选题

1. 护士在进行静脉输液治疗时需要了解什么情况（　　）

    A. 治疗目的　　　　　　　B. 输入药物的种类和作用

    C. 预期效果　　　　　　　D. 可能发生的不良反应及处理方法

    E. 患者姓名

2. 静脉输液的目的有(　　)

A. 补充水分　　　　B. 增加循环血量　　　　C. 供给营养物质

D. 输入药物　　　　E. 补充电解质

3. 静脉输液的常用溶液有哪些(　　)

A. 晶体溶液　　　　B. 胶体溶液　　　　C. 静脉高营养液

D. 低渗溶液　　　　E. 血浆

4. 输液常用的静脉有哪些(　　)

A. 周围浅静脉　　　B. 头皮静脉　　　　C. 锁骨下静脉

D. 颈外静脉　　　　E. 下腔静脉

5. 常见的输血反应有哪些(　　)

A. 发热　　　　　　B. 过敏　　　　　　C. 溶血

D. 出血倾向　　　　E. 枸橼酸钠中毒

第13章 标本采集

第一节 概 述

一、标本采集的意义

随着现代医学的发展,诊断疾病的方法日益增多,但各种标本检验仍然是基本的诊断方法之一。检验标本在一定程度上反映机体正常的生理现象和病理改变,对明确诊断、病情观察、防治措施的制订及预后的判断等起着重要作用。所以,标本采集非常重要,它可以:①协助明确疾病诊断;②推测病程进展;③制订治疗措施;④观察病情变化。同时,检验标本的采集质量可直接影响检验结果,而合格的检验标本来源于临床护理人员的正确采集,因此,需要加强护理人员的相关知识培训,提高检验标本的合格率,更好地为临床服务。

二、标本采集的原则

为了保证标本的质量,在采集各种检验标本时,均应遵循以下基本原则。

(一)遵照医嘱

采集各种标本均应严格按照医嘱执行。医生填写的检验申请单,字迹必须清楚,目的应明确,申请人签全名。护士应认真查对,如对检验申请单有疑问时,护士应及时核实,确认无误后方可执行。

(二)充分准备

1. 护士准备 采集标本前护士应明确标本采集的相关事宜,如检验项目、检验目的、标本容器、采集标本量、采集时间、采集方法及注意事项等。同时,护士操作前应修剪指甲,洗手,戴口罩、帽子和手套,必要时穿隔离衣。

2. 患者准备 采集标本前,患者或家属经护士的耐心解释,对留取标本的目的、方法、临床意义、注意事项及配合要点等有一定认知,愿意配合护士留取合适的检验标本。同时按要求在采集标本前做好必要的准备,如保持情绪稳定、采取合适的卧位便于护士操作、根据标本需要空腹或进食等。

3. 物品准备 根据检验目的准备好必需的物品,并在选择的标本容器外贴上标签(注明科室、床号、姓名、检验目的、标本类型、标本采集时间)或条形码(电脑医嘱则自动生成电子条形码)。

4. **环境准备**　采集标本时环境应清洁、安静、温湿度适宜、光线或照明充足适宜,并保护患者隐私。

（三）严格查对

查对是保证标本采集无误的重要环节之一。采集前应认真查对医嘱,核对检验申请单、标签或条形码、标本采集容器、患者的床号、姓名、住院号及腕带等,确认无误后方可进行。

（四）正确采集

采集标本既要保证及时,又须保证采集量准确。因此,采集时间、标本容器、标本量及抗凝剂或防腐剂的使用等应符合检验专业分析质量控制的要求。为保证送检标本的质量,除严格遵守查对制度,还须掌握正确的采集方法。首先,选择最佳采样时间,晨起空腹是最具代表性及检出阳性率最高的时间,如血液、尿液标本原则上应于晨起空腹时采集;又如细菌培养标本,尽量在使用抗生素前采集,若已使用抗生素或其他药物,应在血药浓度最低时采集,并在检验申请单上注明。其次,要采取具有代表性的标本,如大便检查应取黏液、脓、血液部分粪便等。需要由患者自己留取标本时(如 24h 尿标本、痰标本、大便标本等),要详细告知患者标本留取方法、注意事项,以保证采得高质量符合要求的标本。

（五）及时送检

标本保存和运送是保证检验质量的重要环节之一,因此,标本采集后应及时送检,不可放置时间过久,以免影响检查结果。原则上,除门诊患者自行采集的某些标本允许患者自行送往实验室外,其他一律由医护人员或经训练的护工输送。同时要保证标本输送过程中的安全性,防止过度震荡、防止标本容器的破损、防止标本被污染、防止标本及唯一性标识的丢失和混淆、防止标本对环境的污染等。特殊标本(如动脉血气分析等)还需注明采集时间,应立即送检。

第二节　各种标本的采集

一、血液标本的采集

血液由血细胞和血浆两部分组成,在体内通过循环系统与机体所有的组织器官发生联系,在维持机体的新陈代谢、内外环境的平衡及功能调节等方面起着重要的作用。血液系统的变化伴随着组织器官的调节变化,反之,组织器官的改变又可直接或间接地引起血液或其成分的改变。因此,血液检查是临床最常用的检验项目之一,它可反映机体各种功能及异常变化,为判断患者病情进展及治疗疾病提供参考。

（一）毛细血管采血法

毛细血管采血法是自外周血或末梢血(peripheral blood)采集标本的方法。一般由检验科工作人员具体实施。WHO 推荐毛细血管采血法的部位以中指或环指尖内侧为宜。凡用血量较少的检查,一般从手指取血,手指采血操作方便,可获较多血量,成人以左手环指为宜;婴幼儿可从拇指或足跟部采血。特殊患者视情况而定,如严重烧伤患者,可选择皮肤完整处采血。采血部位必须无水肿、发绀、炎症或其他循环不良现象。外周血或末梢血由于血液循环较差,且易受气温、运动、外力挤压等物理因素影响而发生改变,因而检查结果不够恒定。

(二)静脉血标本采集法

静脉血标本采集(intravenous blood sampling)是自静脉抽取血标本的方法。常用的静脉包括：

1. **四肢浅静脉**　上肢常用肘部浅静脉(贵要静脉、肘正中静脉、头静脉)、腕部及手背浅脉；下肢常用大隐静脉、小隐静脉及足背静脉。

2. **颈外静脉**　常用于婴幼儿的静脉采血。

3. **股静脉**　股静脉位于股三角区,在股神经和股动脉的内侧。真空采血法是目前最佳的静脉血采集方法。真空采血法的基本原理是将双向针的一端在持针器的帮助下刺入静脉,待有回血后将另一端插入真空试管内,血液在负压作用下自动流入试管。

标准真空采血管采用国际通采用的头盖和标签颜色来显示管内添加剂的种类,可根据检测需要选择相应的盛血试管。真空采血装置具有采血量准确、安全性能好、分离血清效果好、操作使用方便及可一针采多管血样等特点,临床上逐渐替代一次性注射器进行血标本的采集。

【目的】

1. 全血标本指的是抗凝血标本,主要用于临床血液学检查,例如血细胞计数和分类、形态学检查等。

2. 血浆标本抗凝血经离心所得上清液称为血浆,血浆里含有凝血因子I,适合于内分泌激素、血栓和止血检测等。

3. 血清标本不加抗凝剂的血,经离心所得上清液称为血清,血清里不含凝血因子I,多适合于临床化学和免疫学的检测,如测定肝功能、血清酶、脂类、电解质等。

4. 血培养标本多适合于培养检测血液中的病原菌。

【操作前准备】

1. **评估患者并解释**

(1)评估:①患者的病情、治疗情况、意识状态、肢体活动能力;②对血液标本采集的认知程度及合作程度;③有无生理因素影响,如吸烟、饮食、运动、情绪波动、妊娠、体位、饮酒、饮茶或咖啡等;④须做的检查项目、采血量及是否需要特殊准备;⑤静脉充盈度及管壁弹性,穿刺部位的皮肤状况如有无冻疮、炎症、水肿、结节、瘢痕、破损等。

(2)解释:向患者及家属解释静脉血标本采集的目的、方法、临床意义、注意事项及配合要点。

2. **患者准备**

(1)患者了解静脉血标本采集的目的、方法、临床意义、注意事项及配合要点。

(2)取舒适卧位,暴露穿刺部位。

3. **环境准备**　清洁、安静,温湿度适宜,光线充足或有足够的照明,必要时屏风或围帘遮挡。

4. **护士准备**　衣帽整洁,修剪指甲,洗手,戴口罩。

5. **用物准备**

(1)治疗车上层:注射盘、检验申请单、标签或条形码、棉签、消毒液、止血带、一次性垫巾、胶布、弯盘、手消毒液、一次性密闭式双向采血针及真空采血管,如为非真空采血则准备一次性注射器(规格视采血量而定)、针头或头皮针及标本容器(试管、密封瓶),按需要准备酒精灯、火柴。

(2)治疗车下层:生活垃圾桶、医用垃圾桶、锐器回收盒。

【操作流程】

静脉血液标本采集操作流程见图 13-1。

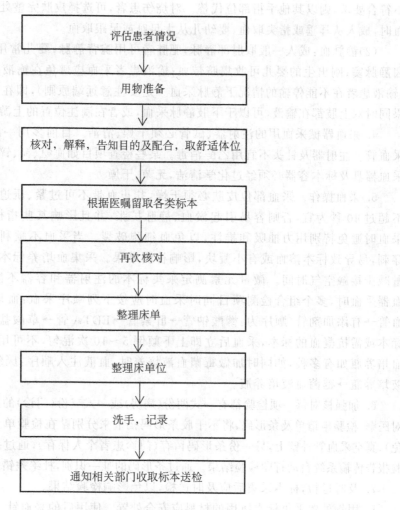

评估患者情况

↓

用物准备

↓

核对，解释，告知目的及配合，取舒适体位

↓

根据医嘱留取各类标本

↓

再次核对

↓

整理床单

↓

整理床单位

↓

洗手，记录

↓

通知相关部门收取标本送检

图 13-1 静脉血液标本采集流程

【注意事项】

1. 严格执行查对制度及无菌技术操作原则。

2. 采血时间：不同的血液测定项目对血液标本的采集时间有不同的要求，主要有 2 点。

(1)空腹采血：血液生化检验一般要求早晨空腹安静时采血。故指导患者晚餐后禁食，至次日晨采血，空腹 12~14 小时。理想的采血时间是早晨 7:00—8:00。但过度空腹达 24 小时以上，某些检验会有异常结果，例如血清胆红素可因空腹 48 小时而增加 240%，血糖可因空腹过长而减少为低血糖。

(2)定时采血：为了解有昼夜节律性变动的指标，应定时采血，即在规定的时间段内采集标本。如口服葡萄糖耐量试验、药物血浓度监测、激素测定等应定时采血。血样采集应在不服药期间进行，如在早晨服药前。

3. 采血部位：采血要求不同，部位亦不同。

(1)外周血：一般选取左手环指内侧采血，该部位应无冻疮、炎症、水肿、破损等。如该部位不符合要求，则以其他手指部位代替。对烧伤患者，可选择皮肤完整处采血。检验只需微量全血时，成人从耳垂或指尖取血，婴幼儿从大足趾或足跟取血。

(2)静脉血：成人一般取肘部静脉，肥胖者可用腕背静脉；婴儿常用颈部静脉、股静脉或前囟静脉窦；刚出生的婴儿可收集脐带血；输液患者采血应避免在输液的同侧上肢或下肢采血（输液患者在不能停输的情况下静脉采血一定要注意远端原则），即在对侧上肢静脉采血。如果同时双上肢都在输液，可以于下肢静脉采血，或者在滴注位置的上游采血。

4. 采血器械采血用的注射器、试管必须干燥、清洁。目前多用一次性注射器及真空负压采血管。注射器及针头不宜用乙醇消毒。某些检查项目如血氨、铜、锌、淀粉酶测定等，要求其采血器具及标本容器必须经过化学清洁，无菌、干燥。

5. 采血操作。采血部位皮肤必须干燥，扎止血带不可过紧、压迫静脉时间不宜过长，以不超过40秒为宜，否则容易引起淤血、静脉扩张，并且影响某些指标的检查结果。注射器采血时避免特别用力抽吸和推注，以免血细胞破裂。当采血不顺利时，切忌在同一处反复穿刺，易导致标本溶血或有小凝块，影响检测结果。采集血培养标本时应先注入厌氧瓶，尽量减少接触空气时间。微量元素测定采集标本的注射器和容器不能含游离金属。真空采血器采血时，多个组合检测项目同时采血时应按下列顺序采血：血培养→无添加剂管→凝血管→有添加剂管（顺序为：橼酸钠管→肝素管→EDTA管→草酸盐→氟化钠管）。凡全血标本或需抗凝血的标本，采血后立即上下颠倒5～10次混匀，不可用力震荡。做血培养时，血培养瓶如有多种，如同时加做霉菌血液培养时，血液注入顺序：厌氧血液培养瓶→需氧血液培养瓶→霉菌血液培养瓶。

6. 加强核对每一项检验都有一式两份（病房）或一式三份（门诊）的条形码，在采血操作前核对医嘱、检验申请单及条形码，将不干胶条形码揭下来分别贴在检验单上（如为电脑医嘱打印则免）、真空采血管外壁上，另一份条形码留存（门诊患者个人保存），通过扫描枪扫描条形码，经检验报告传输系统自动打印检验结果。通过条形码的唯一识别，杜绝差错事故的发生。

7. 及时送检，标本采集后应及时送检，以免影响检验结果。

8. 用物处置采集标本所用的材料应安全处置。使用后的采血针、注射器针头等锐器物应当直接放入不能刺穿的利器盒内或毁形器内进行安全处置，禁止对使用后的一次性针头复帽，禁止用手直接接触使用过的针头、刀片等锐器物；注射器针筒、棉签等其他医疗废物放入黄色医疗废物袋中，医疗废物和生活垃圾分类收集存放。

【健康教育】

1. 向患者或家属说明采集血液标本的目的与配合要求。

2. 向患者解释空腹采血的意义，嘱其在采血前空腹。采血后，压迫止血的时间不宜过短。

3. 向患者或家属说明如在采集标本前患者已使用抗生素，应向医护人员说明。

(三)动脉血标本采集法

动脉血标本采集（arterial blood sampling）是自动脉抽取血标本的方法，常用动脉有股动脉、桡动脉。

【目的】

1. 采集动脉血进行血气分析。

2. 判断患者氧合及酸碱平衡情况,为诊断、治疗、用药提供依据。

3. 作乳酸和丙酮酸测定等。

【操作前准备】

1. 评估患者并解释

(1)评估:①患者的病情、治疗情况、意识状态及肢体活动能力;②对动脉血标本采集的认知与合作程度;③穿刺部位的皮肤及动脉搏动情况;④用氧或呼吸机使用情况(呼吸及参数的设置);⑤患者有无血液性传染疾病;⑥有无进食热饮、洗澡、运动等。

(2)解释:向患者及家属解释动脉血标本采集的目的、方法、临床意义、注意事项及配合要点。

2. 患者准备

(1)患者了解动脉血标本采集的目的、方法、临床意义、注意事项及配合要点。

(2)取舒适体位,暴露穿刺部位。

3. 环境准备 清洁、安静、光线适宜,必要时用屏风或围帘遮挡。

4. 护士准备 衣帽整洁,修剪指甲,洗手,戴口罩。

5. 用物准备

(1)治疗车上层:注射盘、检验申请单、标签或条形码、动脉血气针(2mL或5mL一次性注射器及肝素适量、无菌软木塞或橡胶塞)、一次性治疗巾、无菌纱布、弯盘、消毒棉签、消毒液、无菌手套、小沙袋、手消毒液。

(2)治疗车下层:生活垃圾桶、医用垃圾桶、锐器回收盒。

【操作流程】

动脉血标本采集操作流程见图13-2。

【注意事项】

1. 严格执行查对制度和无菌技术操作原则。

2. 桡动脉穿刺点为前臂掌侧腕关节上2cm、动脉搏动明显处。股动脉穿刺点在腹股沟股动脉搏动明显处,穿刺时,患者取仰卧位,下肢伸直略外展外旋,以充分暴露穿刺部位。新生儿宜选择桡动脉穿刺,因股动脉穿刺垂直进针时易伤及髋关节。

3. 防止气体逸散,采集血气分析样本,抽血时注射器内不能有空泡,抽出后立即密封针头,隔绝空气(因空气中的氧分压高于动脉血,二氧化碳分压低于动脉血)。做二氧化碳结合力测定时,盛血标本的容器亦应加塞盖紧,避免血液与空气接触过久,影响检验结果,所以采血后应立即送检。

4. 拔针后局部用无菌纱布或小沙袋加压止血,以免出血或形成血肿,压迫止血至不出血为止。

5. 患者饮热水、洗澡、运动,需休息30分钟后再行采血,避免影响检查结果。

6. 条形码合理有效使用,杜绝差错事故的发生。

7. 有出血倾向者慎用动脉穿刺法采集动脉血标本。

【健康教育】

向患者说明动脉血标本采集的目的、方法、注意事项及配合要点。

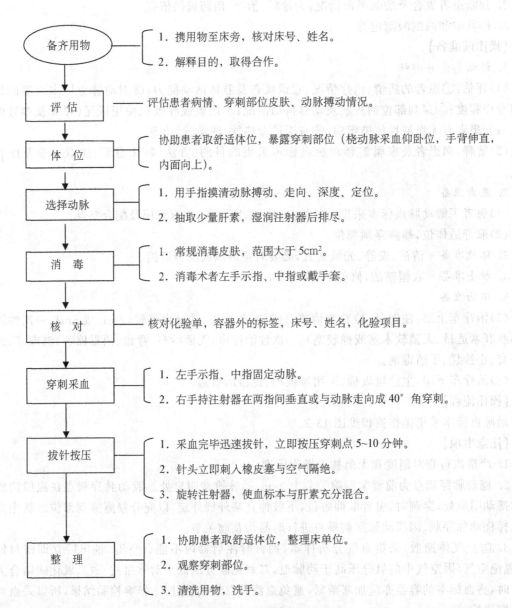

图 13-2 动脉血标本采集流程

备齐用物
1．携用物至床旁，核对床号、姓名。
2．解释目的，取得合作。

评 估 —— 评估患者病情、穿刺部位皮肤、动脉搏动情况。

体 位 —— 协助患者取舒适体位，暴露穿刺部位（桡动脉采血仰卧位，手背伸直，内面向上）。

选择动脉
1．用手指摸清动脉搏动、走向、深度、定位。
2．抽取少量肝素，湿润注射器后排尽。

消 毒
1．常规消毒皮肤，范围大于 5cm²。
2．消毒术者左手示指、中指或戴手套。

核 对 —— 核对化验单，容器外的标签，床号、姓名，化验项目。

穿刺采血
1．左手示指、中指固定动脉。
2．右手持注射器在两指间垂直或与动脉走向成 40°角穿刺。

拔针按压
1．采血完毕迅速拔针，立即按压穿刺点 5~10 分钟。
2．针头立即刺入橡皮塞与空气隔绝。
3．旋转注射器，使血标本与肝素充分混合。

整 理
1．协助患者取舒适体位，整理床单位。
2．观察穿刺部位。
3．清洗用物，洗手。

二、尿液标本的采集

尿液检验是临床上最常用的检测项目之一，主要用于泌尿生殖系统、肝胆疾病、代谢性疾病（如糖尿病）及其他系统疾病的诊断和鉴别诊断、治疗监测及健康普查。

尿标本（urine specimen）分以下几种：常规标本（如晨尿、随机尿等）、12 小时或 24 小时标本及培养标本（如清洁尿）。

【目的】

1. 尿常规标本 用于尿液常规检查,检查有无细胞和管型,特别是各种有形成分的检查和尿蛋白、尿糖等项目的测定。

2. 12 小时或 24 小时尿标本 12 小时尿标本常用于细胞、管型等有形成分计数,如艾迪计数等。24 小时尿标本适用于体内代谢产物尿液成分定量检查分析,如蛋白、糖、肌酐等。

3. 尿培养标本 主要采集清洁尿标本(如中段尿、导管尿、膀胱穿刺尿等),适用于病原微生物学培养、鉴定和药物敏感试验,协助临床诊断和治疗。

【操作前准备】

1. 评估患者并解释

(1)评估:患者的病情、临床诊断、治疗状况(培养标本尤其要评估抗生素使用情况)、意识状态、心理状况、沟通交流及合作能力等。

(2)解释:向患者及家属解释留取尿标本的目的、方法和配合要点。

2. 患者准备 能理解采集尿标本的目的和方法,协助配合。

3. 环境准备 宽敞、安静、安全、隐蔽。

4. 护士准备 衣帽整洁,修剪指甲,洗手,戴口罩。

5. 用物准备 除检验申请单、标签或条形码、手消毒液、生活垃圾桶、医用垃圾桶以外,根据检验目的的不同,另备以下器具。

(1)尿常规标本:一次性尿常规标本容器,必要时备便盆或尿壶。

(2)12 小时或 24 小时尿标本:集尿瓶(容量 3 000～5 000mL)、防腐剂(常用防腐剂的用法见表 13-1)。

表 13-1 常用防腐剂的用法

防腐剂	作用	用法	临床应用
甲醛	防腐和固定尿中有机成分	每 30mL 尿液加 40% 甲醛 1 滴	艾迪计数(12 小时尿细胞计数)等
浓盐酸	保持尿液在酸性环境中,防止尿中激素被氧化	24 小时尿中共加 5～10mL	内分泌系统的检查,如 17-酮类固醇、17-羟类固醇等
甲苯	保持尿中化学成分不变	第一次尿量倒入后,每 100mL 尿液中加 0.5%～1% 甲苯 2mL,使之形成薄膜覆盖于尿液表面,防止细菌污染。如果测定尿中钠、钾、氯、肌酐、肌酸等则需加 10mL	尿蛋白定量、尿糖定量检查

(3)尿培养标本:无菌标本容器、无菌手套、无菌棉球、消毒液、便器或尿壶、屏风、肥皂水或 1∶500 高锰酸钾水溶液、无菌生理盐水、必要时备导尿包或一次性注射器及无菌棉签。

【操作流程】

动脉血标本采集操作流程见图 13-3。

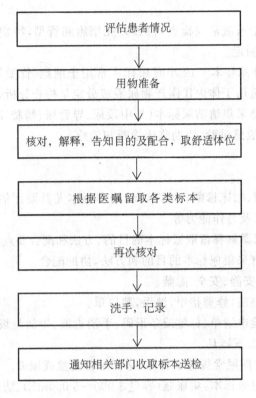

图 13-3　动脉血标本采集流程

【注意事项】

1. 尿液标本必须要新鲜,并按要求留取。

2. 尿液标本应避免经血、白带、精液、粪便等混入。此外,还应注意避免烟灰、便纸等异物混入。

3. 标本留取后,应及时送检,以免细菌繁殖、细胞溶解或被污染等。送检标本时要置于有盖容器内,以免尿液蒸发影响检测结果。

4. 常规检查在标本采集后尽快送检,最好不超过 2 小时,如不能及时送检和分析,必须采取保存措施,如冷藏或防腐等。

5. 留取尿培养标本时,应严格执行无菌操作,防止标本污染影响检验结果。

【健康教育】

1. 留取前根据检验目的不同向患者介绍尿标本留取的目的、方法及注意事项。

2. 向患者说明正确留取尿标本对检验结果的重要性,教会留取方法,确保检验结果的准确性。

三、粪便标本的采集

正常粪便由食物残渣、消化道分泌物、细菌和水分等组成。粪便标本的检验结果可有效评估患者的消化系统功能,为协助诊断、治疗疾病提供可靠依据。采集粪便标本的方法因检查目的不同而有差别。粪便标本(stool specimen)分4种:常规标本、细菌培养标本、隐血标本和寄生虫及虫卵标本。

【目的】

1. 常规标本用于检查粪便的性状、颜色、细胞等。

2. 培养标本用于检查粪便中的致病菌。

3. 隐血标本用于检查粪便内肉眼不能察见的微量血液。

4. 寄生虫及虫卵标本用于检查粪便中的寄生虫成虫、幼虫及虫卵并计数。

【操作前准备】

1. **评估患者并解释**

(1)评估:患者的病情、临床诊断、意识状态、合作程度、心理状况。

(2)解释:向患者及家属解释留取粪便标本的目的、方法和配合要点。

2. **患者准备** 能理解采集标本的目的和方法,并按要求在采集标本前排空膀胱。

3. **环境准备** 安静、安全、隐蔽。

4. **护士准备** 衣帽整洁,修剪指甲,洗手,戴口罩。

5. **用物准备** 除检验申请单、标签或条形码、手套、手消毒液、生活垃圾桶、医用垃圾桶以外,根据检验目的的不同,另备以下器具。

(1)常规标本:检便盒(内附棉签或检便匙)、清洁便盆。

(2)培养标本:无菌培养容器、无菌棉签、消毒便盆。

(3)隐血标本:检便盒(内附棉签或检便匙)、清洁便盆。

(4)寄生虫及虫卵标本:检便盒(内附棉签或检便匙)透明塑料薄膜、软黏透明纸拭子、透明胶、或载玻片(查找蛲虫)及清洁便盆。

【操作流程】

粪便标本操作流程见图13-4。

【注意事项】

1. 盛粪便标本的容器必须有盖,有明显标记。

2. 不应留取尿壶或混有尿液的便盆中的粪便标本。粪便标本中也不可混入植物、泥土、污水等异物。不应从卫生纸或衣裤、纸尿裤等物品上留取标本,不能用棉签有棉絮端挑取标本。

3. 采集寄生虫标本时,如患者服用驱虫药或做血吸虫孵化检查,应取黏液、脓、血部分,如需孵化毛蚴应留取不少于3g的粪便,并尽快送检,必要时留取整份粪便送检。

4. 检查痢疾阿米巴滋养体时,在采集标本前几天,不应给患者服用钡剂、油剂或含金属的泻剂,以免金属制剂影响阿米巴虫卵或胞囊的显露。同时应留取新排出的粪便,从血和稀软部分取材,并立即保温送实验室检查。

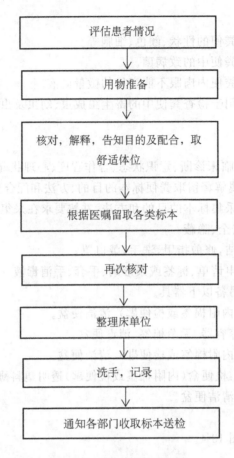

图 13-4　粪便标本操作流程

5. 采集培养标本,全部无菌操作并将标本收集于灭菌封口的容器内。若难以获得粪便或排便困难者及幼儿可采取直肠拭子法,即将拭子或无菌棉签前端用无菌甘油或生理盐水湿润,然后插入肛门 4～5cm(幼儿 2～3cm),轻轻在直肠内旋转,擦取直肠表面黏液后取出,盛于无菌试管中或保存液中送检。

【健康教育】

1. 留取标本前根据检验目的不同向患者介绍粪便标本留取的方法及注意事项。

2. 向患者说明正确留取标本对检验结果的重要性。

3. 教会患者留取标本的正确方法,确保检验结果的准确性。

四、痰液标本的采集

痰液是气管、支气管和肺泡所产生的分泌物,正常情况下分泌很少。痰液的主要成分是黏液和炎性渗出物。当呼吸道黏膜受到刺激时,分泌物增多,痰量也增多,但大多清澈、呈水样。如伴随呼吸系统疾病或其他系统疾病伴有呼吸道症状时,痰量会增多、其透明度及性状也会有所改变。正确的痰液标本采集是为临床检查、诊断和治疗提供依据，所以，应熟练、正确地采集痰液标本为临床服务。临床上常用的痰液标本（sputum sample）检查分为常规痰标本、痰培养标本、24小时痰标本3种。

【目的】

1. 常规痰标本　检查痰液中的细菌、虫卵或癌细胞等。

2. 痰培养标本　检查痰液中的致病菌，为选择抗生素提供依据。

3. 24小时痰标本　检查24小时的痰量，并观察痰液的性状，协助诊断或作浓集结核杆菌检查。

【操作前准备】

1. 评估患者并解释

（1）评估：患者的年龄、病情、治疗情况，心理状态及合作程度。

（2）解释：向患者及家属解释痰液标本采集的目的、方法、注意事项及配合要点。

2. 患者准备

（1）了解痰液标本采集的目的、方法、注意事项及配合要点。

（2）漱口。

3. 环境准备　温度适宜、光线充足、环境安静。

4. 护士准备　衣帽整洁，修剪指甲，洗手，戴口罩。

5. 用物准备　除检验申请单、标签或条形码、医用手套、手消毒液、生活垃圾桶、医用垃圾桶以外，根据检验目的的不同，另备以下器具。

（1）常规痰标本：痰盒。

（2）痰培养标本：无菌痰盒、漱口溶液（朵贝液、冷开水）。

（3）24小时痰标本：广口大容量痰盒、防腐剂（如苯酚）。

（4）无力咳痰者或不合作者：一次性集痰器、吸痰用物（吸引器、吸痰管）、一次性手套。如收集痰培养标本须备无菌用物。

【操作流程】

痰液标本采集流程见图13-5。

【注意事项】

1. 收集痰液时间宜选择在清晨，因此时痰量较多，痰内细菌也较多，可提高阳性率。

2. 勿将漱口水，口腔、鼻咽分泌物（如唾液、鼻涕）等混入痰液中。

3. 如查癌细胞，应用10％甲醛溶液或95％乙醇溶液固定痰液后立即送检。

4. 做24小时痰量和分层检查时，应嘱患者将痰吐在无色广口大玻璃瓶内，加少许防腐剂（如苯酚）防腐。

5. 留取痰培养标本时，应用朵贝氏液及冷开水漱口数次，尽量排除口腔内大量杂菌。

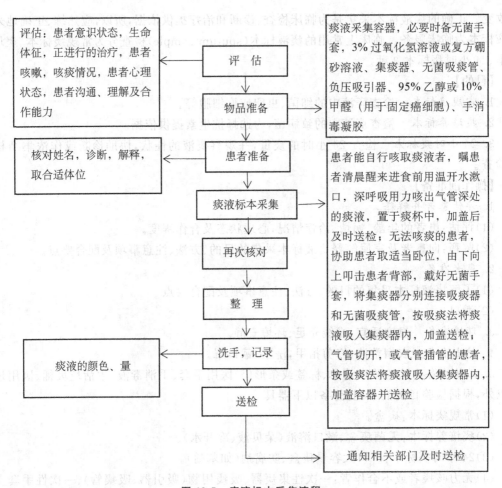

图 13-5　痰液标本采集流程

【健康教育】

1. 向患者及家属解释痰液标本收集的重要性。

2. 指导痰液标本收集的方法及注意事项。

第14章 疼痛患者的护理

疼痛(pain)是一种不愉快的主观感觉和情感体验,它与组织损伤或潜在损伤相关,是临床最常见的症状之一。1995年,全美保健机构评审联合委员会正式将疼痛确定为继体温、脉搏、呼吸、血压之后的第5生命体征,要求对所有患者进行疼痛评估。疼痛与疾病的发生、发展与转归有密切的联系,是临床上诊断疾病、鉴别疾病的重要指征之一,同时也是评价治疗与护理效果的重要标准。

第一节 疼痛概述

一、疼痛的概念

疼痛是人类大脑对机体组织损伤或可能导致组织损伤的刺激所产生的一种不愉快的主观感觉。

二、疼痛的原因及发生机制

(一)疼痛的原因

1. 温度刺激 过高或过低的温度作用于体表皮肤,都会引起组织的损伤。如高温可引起灼伤,低温会引起冻伤。

2. 物理损伤 针刺、刀切割、碰撞等可使局部组织受损,而刺激神经末梢引起疼痛。

3. 化学刺激 如强酸、强碱可刺激神经末梢,引起疼痛。

4. 病理改变 疾病造成的空腔脏器过度扩张、平滑肌痉挛或过度的收缩,体内血管阻塞,组织缺血、缺氧及局部炎性刺激等都可引起疼痛。

5. 心理因素 情绪低落、紧张、愤怒、悲伤、恐惧等都能引起局部血管的收缩或扩张,导致疼痛。

(二)疼痛的发生机制

疼痛的发生机制非常复杂,有研究认为痛觉感受器是游离的神经末梢,当各种伤害性刺激作用于机体并达到一定程度时,即可引起受损部位的组织释放某些致痛物质,这些物质作用于机体的痛觉感受器,产生痛觉冲动,并迅速沿传入神经传导至脊髓,再通过脊髓丘脑束和脊髓网状束上行,传至丘脑,投射到大脑皮质的一定部位而引起疼痛。

牵涉痛是疼痛的一种类型,其表现为患者感觉到身体的体表某处有明显痛感,而该处并无实际损伤。这类疼痛常发生于内脏缺血、痉挛、机械牵拉和炎症,例如阑尾炎可最先出现脐周及上腹疼痛,再转移到右下腹;心肌梗死时疼痛发生于心前区,也可放射到左肩部及左上臂等。

三、疼痛的分类

1. 根据疼痛的程度分类

(1)轻微疼痛:似痛非痛,疼痛程度轻微,范围局限,患者能正常活动,无其他感觉复合出现,睡眠不受干扰。

(2)中度疼痛:疼痛较明显、较重,合并有痛反应,例如心动过速、血压升高,睡眠受到影响。

(3)剧烈疼痛:疼痛程度剧烈,痛反应剧烈,不能忍受,睡眠受到严重影响,有时伴有自主神经紊乱或者被动体位。

2. 根据起病缓急分类

(1)急性疼痛:一般为突发性的,有明确的开始时间,持续时间短,用镇痛法一般可以控制。例如发生急性炎症、创伤、手术、急性脏器缺血,如心肌梗死等;急性脏器的梗阻、牵胀,如肠梗阻、输尿管梗阻、胆道梗阻等。

(2)慢性疼痛:慢性疼痛是一种疾病,其特点为持续性、顽固性疼痛,临床上较难控制,例如癌痛、慢性腰腿痛等。

3. 根据疼痛的性质分类

(1)钝痛:表现为酸痛、胀痛、闷痛等。

(2)锐痛:表现为刺痛、绞痛、灼痛、切割痛、撕裂样痛、爆裂样痛等。

(3)其他:如压榨样痛、跳痛、牵拉样痛等。

4. 根据疼痛的部位分类

(1)浅表痛:位于体表或黏膜,以牙髓和角膜最为敏感。性质表现为锐痛,比较局限,定位明确。

(2)深部痛:即内脏、关节、韧带、骨膜等部位的疼痛,多表现为钝痛,不局限,常常难以明确指出疼痛的部位。内脏痛是深部痛的一种,可能伴有牵涉痛,内脏对缺血、缺氧、痉挛、炎症、机械牵拉的感受很敏感,但对切割、烧灼等刺激不敏感。

5. 根据疼痛的系统分类 根据系统分类疼痛可分为神经系统疼痛、呼吸系统疼痛、心血管系统疼痛、血液系统疼痛、消化系统疼痛、内分泌系统疼痛、泌尿系统疼痛、运动系统疼痛、免疫系统疼痛、心理性疼痛等。

四、疼痛对个体的影响

1. 精神心理方面 抑郁、焦虑、愤怒、恐惧等。

2. 生理反应 血压升高、心率增快、呼吸频率增快、神经内分泌及代谢反应、生化反应。

3. 行为反应 语言反应、躯体反应。

第二节 影响疼痛的因素

一、客观因素

包括年龄、环境变化、宗教信仰与文化、社会支持、行为作用、医源性因素等。

二、主观因素

包括以往的疼痛经验、情绪、注意力、对疼痛的态度等。

第三节 疼痛的护理

一、疼痛的护理评估

1. 评估内容

(1)疼痛病史：即疼痛发生开始的时间和持续时间、疼痛的部位、发作的方式、性质、程度、伴随症状等。

(2)社会心理因素：包括家属和他人支持情况、镇痛药使用不当或滥用的危险因素、精神病史和精神状态、镇痛不足的危险因素等。

(3)医疗史：包括目前和既往的疾病史和治疗史、药物滥用史等。

(4)镇痛效果的评估：对疼痛患者的评估主要依据是患者的主诉，同时还可以采用百分比量表及4级法。4级法：①疼痛完全消失；②部分缓解：疼痛明显减轻，睡眠基本不受影响，能正常生活；③轻度缓解：疼痛有些减轻，但仍感到明显疼痛，睡眠及生活仍受影响；④无效：疼痛没有减轻。

2. 评估方法

(1)交谈法：主要是询问疼痛病史，包括现病史、既往史。

(2)观察与体格检查：主要观察患者疼痛时的生理、行为、情绪反应。

(3)评估工具的使用：可根据患者的年龄、病情、认知水平选择相应的评估工具。

①视觉模拟评分法(visual analogue scale，VAS)：此法是各类疼痛评分法中最敏感的方法，也是临床上最常用的量化疼痛程度的方法。VAS尺是1个10cm的直尺，一端为0，代表无痛，一端为10，代表可以想象的最剧烈疼痛。数字越大，表示疼痛强度越大。疼痛评估时由患者在VAS尺的直线上指出最能代表其疼痛程度的位置，护士读出尺子反面相对应的数值，即为疼痛强度评分。

②数字评分法(numerical rating scale，NRS)：是临床运用最广泛的单元评估方法。此法将一条直线平均分为10份，每个点用0～10共11个数字标记，"0"为无痛，"10"为剧痛，由患者给自己的疼痛打分，被测者根据个人疼痛感受选一个数字表示疼痛程度。临床上1～3分为

轻度疼痛,4～6分为中度疼痛,7分以上为重度疼痛。

3. 评估的记录　记录内容应突出疼痛的时间、程度、性质、部位,镇痛的方法和时间,疼痛缓解程度及疼痛对睡眠和活动的影响等。

二、疼痛的护理原则

1. 全面、准确和持续的评估患者的疼痛。
2. 消除和缓解疼痛。
3. 协助病因治疗和及时准确用药。
4. 社会支持和健康教育。

三、疼痛的护理措施

1. 减少或去除引起疼痛的原因　首先设法减少或消除引起疼痛的原因,避免引起疼痛的诱因。

2. 合理应用缓解或解除疼痛的方法

(1)药物止痛:是治疗疼痛最基本及最常用的方法,包括阿片类、非阿片类等镇痛药的运用。

(2)物理止痛:通常可以用冷热疗法、理疗、按摩与推拿等,例如冰袋、冷湿敷或者热湿敷、热水袋、温水浴等。

(3)针灸止痛:根据疼痛部位针刺相应的穴位,使人体经脉疏通,气血调和,而达到止痛的目的。一般认为,针刺镇痛的机制是来自穴位的针刺信号和来自疼痛部位的痛觉信号,在中枢神经系统不同水平上相互作用,进行整合,起到镇痛作用。

(4)经皮神经电刺激疗法(TENS):主要用于各种头痛、肩周炎、颈椎病、神经痛、腰腿痛等病症。

3. 提供社会心理支持　对疼痛患者,尤其是癌痛患者,提供社会心理支持十分重要。

4. 合理恰当地运用心理护理及疼痛心理疗法　心理护理包括减轻心理压力、转移注意力和放松练习,例如参加活动、音乐疗法、按摩、深呼吸、指导患者想象等;疼痛常用的心理疗法,包括安慰剂治疗、暗示疗法、催眠疗法、松弛疗法与生物反馈疗法、认知疗法、行为疗法、群众心理治疗等。

5. 采取促进患者舒适的措施　可通过护理活动促进舒适,是减轻或解除疼痛的重要护理措施。

6. 健康教育

(1)指导患者准确描述:指导患者正确描述疼痛的性质、部位、持续时间、规律等。

(2)指导患者客观叙述:指导患者应客观的向医务人员讲述疼痛感受。

(3)指导患者正确用药:例如用药最佳时间、剂量等,避免药物成瘾。

(4)指导患者正确评价:指导患者正确评价治疗及护理后的效果。

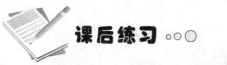

课后练习 ○○○

一、单选题

1. 似痛非痛,疼痛程度轻微,范围局限,患者能正常活动,无其他感觉复合出现,睡眠不受干扰,这种表现为(　　)

    A. 轻微疼痛　　　　　　B. 中度疼痛　　　　　　C. 剧烈疼痛

    D. 以上都是　　　　　　E. 以上都不是

2. 疼痛较明显、较重,合并有痛反应,例如心动过速、血压升高,睡眠受到影响。这种表现为(　　)

    A. 轻微疼痛　　　　　　B. 中度疼痛　　　　　　C. 剧烈疼痛

    D. 以上都是　　　　　　E. 以上都不是

3. 疼痛程度剧烈,痛反应剧烈,不能忍受,睡眠受到严重影响,有时伴有自主神经紊乱或者被动体位,这种表现为(　　)

    A. 轻微疼痛　　　　　　B. 中度疼痛　　　　　　C. 剧烈疼痛

    D. 以上都是　　　　　　E. 以上都不是

4. 疼痛的护理评估内容不包括(　　)

    A. 疼痛病史　　　　　　B. 镇痛效果的评估　　　C. 文化程度

    D. 医疗史　　　　　　　E. 社会心理因素

5. 根据4级疼痛分级,轻度疼痛,平卧时无疼痛,翻身咳嗽时有轻度疼痛,睡眠基本不受影响,为(　　)

    A. 0　　　　　B. 1　　　　　C. 2　　　　　D. 3　　　　　E. 4

6. 视觉模拟评分法(visual analogue scale,VAS)中VAS尺是一个(　　)cm的直尺

    A. 5　　　　　B. 10　　　　　C. 15　　　　　D. 20　　　　　E. 25

7. 数字评分法(numerical rating scale,NRS)中被测者根据个人疼痛感受选1个数字表示疼痛程度。评分是4~6分为(　　)

    A. 以下都是　　　　　　B. 以下都不是　　　　　C. 轻度疼痛

    D. 中度疼痛　　　　　　E. 重度疼痛

8. 物理止痛不包括(　　)

    A. 冷热疗法　　　　　　B. 理疗　　　　　　　　C. 按摩

    D. 推拿　　　　　　　　E. 药物止痛

9. 全美保健机构评审联合委员会正式将(　　)为第5生命体征

    A. 体温　　　B. 血压　　　C. 呼吸　　　D. 心率　　　E. 疼痛

10. 人类大脑对机体组织损伤或可能导致组织损伤的刺激所产生的一种不愉快的主观感觉是(　　)

    A. 恶心　　　B. 呕吐　　　C. 疼痛　　　D. 心慌　　　E. 胸闷

二、多选题

1. 锐痛一般表现为（　）
   - A. 刺痛
   - B. 绞痛
   - C. 灼痛
   - D. 切割痛
   - E. 撕裂及爆裂样痛等

2. 深部痛多在以下哪几个部位疼痛（　）
   - A. 内脏
   - B. 关节
   - C. 韧带
   - D. 骨膜
   - E. 皮下

3. 疼痛的主观因素有哪些（　）
   - A. 疼痛经验
   - B. 情绪
   - C. 医源性因素
   - D. 注意力
   - E. 对疼痛的态度

4. 疼痛的护理原则（　）
   - A. 全面、准确和持续地评估患者的疼痛
   - B. 消除和缓解疼痛
   - C. 协助病因治疗和及时准确用药
   - D. 社会支持和健康教育
   - E. 以上都是

5. 合理应用缓解或解除疼痛的方法有（　）
   - A. 药物止痛
   - B. 物理止痛
   - C. 针灸止痛
   - D. 经皮神经电刺激疗法
   - E. 以上都不对

第15章 病情观察及危重患者的管理

病情观察(observation of disease)是指医护人员对患者的病史和现状进行全面系统了解，对病情做出综合判断的过程，是医务人员临床工作的重要内容之一。危重患者的特点是病情严重且变化快，随时可能出现危及生命的征象。及时、准确、全面地病情观察可以为诊断、治疗、预防并发症及护理提供必要的临床依据。

第一节 病 情 观 察

观察是对事物、现象进行仔细查看的过程，是一项系统工程，对患者的观察应从症状到体征，从生理到精神、心理的全面细致的观察，并且应该贯穿于患者疾病过程的始终。

一、病情观察的概念及意义

病情观察，即医务人员在工作中运用视、听、嗅、触觉等感觉器官及辅助工具来获得患者信息的过程。医务人员对患者的病情观察是一种有意识的、审慎的、连续的过程，因此，需要对从事病情观察的医务人员进行相关的专业培训，以保证病情观察的及时、全面、系统、准确，为患者的诊疗提供科学依据，促进患者尽快恢复。

临床工作中对患者病情观察的主要意义包括以下几个方面：①为疾病的诊断、治疗和护理提供基本的临床资料和准确的数据，成为临床决策的依据；②有助于判断疾病的发展趋向和转归；③及时了解治疗效果和用药后的反应；④有助于及时发现危重症患者病情变化的征象等，以便采取有效的救治措施及时处理，防止病情恶化，挽救患者生命。

二、护士应具备的条件

在病情观察中要求医务人员做到：抓重点、认真、全面、细致、准确、及时；护士在对患者的病情观察中要求具有去伪存真、详细分析、反复印证的能力，以便排除干扰，获取正确结果；同时应认真记录观察的内容。因此，护士必须具备专业坚实的护理知识，以及严谨的工作作风，一丝不苟、高度负责的责任心和敏锐的观察力，要做到"五勤"，即勤巡视、勤观察、勤询问、勤思考、勤记录。通过有目的、有计划认真仔细的观察，及时、准确地掌握和预见病情变化，为危重患者的抢救赢得时间。

三、病情观察的方法

在对患者的病情进行观察时,护士可以运用各种感觉器官,以达到全面准确地收集患者资料的目的。此外,护士还可以利用相应的辅助仪器,监测患者病情变化的指标。

1. 视诊　视诊(inspection)是最基本的检查方法之一,即用视觉来观察患者全身和局部状态的检查方法。视诊可以观察到患者全身的状态,如年龄、性别、营养状况等;从患者入院直至出院,通过连续或间断的观察,可以了解患者的意识状态、面部表情、姿势体位、肢体活动情况,皮肤、呼吸、循环状况,分泌物、排泄物的性状、数量及患者与疾病相关的症状、体征等一系列情况,并随时注意观察患者的反应及病情变化,以便及时调整观察的重点。

2. 听诊　听诊(auscultation)是指利用耳直接或借助听诊器或其他仪器听取患者身体各个部位发出的声音,分析判断声音所代表的不同含义。通过耳可以直接听到患者发出的声音,如听到患者咳嗽,可以通过咳嗽的不同声音、音调,持续的时间,剧烈的程度及声音的改变来分析患者疾病的状态。借助听诊器可以听到患者的心音、心率、呼吸音、肠鸣音等。

3. 触诊　触诊(palpation)是指通过手的感觉来感知患者身体某部位有无异常的检查方法。如用触诊来了解所触及体表的温度、湿度、弹性、光滑度、柔软度及脏器的外形、大小、软硬度、移动度和波动感等。

4. 叩诊　叩诊(percussion)是指通过手指叩击或手掌拍击被检查部位体表,使之震动而产生音响,根据所感到的震动和所听到的音响特点来了解被检查部位脏器的大小、形状、位置及密度,例如确定肺下界、心界大小、有无腹水及水的量等。

5. 嗅诊　嗅诊(smelling)是指利用嗅觉来辨别患者的各种气味,判断与其健康状况关系的一种检查方法。患者的气味可以来自皮肤、黏膜、呼吸道、胃肠道及分泌物、呕吐物、排泄物等。

对患者病情的观察除了以上5种常用的方法外,还可以通过与医生、家属、亲友的交流、床边和书面交接班、查阅病历、检验报告、会诊报告及其他相关资料,获取有关病情的信息,达到对患者疾病全面、细致观察的目的。

四、病情观察的内容

(一)一般情况的观察

1. 发育与体形　发育状态通常以年龄与智力、体格成长状态(如身高、体重及第二性征)之间的关系来进行综合判断。成人发育正常状态的判断指标常包括:头部的长度为身高的$1/8\sim1/7$;胸围约为身高的$1/2$;双上肢展开的长度约等于身高;坐高约等于下肢的长度。体型是身体各部发育的外观表现,包括骨骼、肌肉的成长与脂肪分布的状态等。临床上把成人的体形分为3种。①均称型(正力型):即身体各部分匀称适中。②长型(无力型):身体瘦长,颈长肩窄,胸廓扁平,腹上角<90°。③矮胖型(超力型):身短粗壮,颈粗肩宽,胸廓宽厚,腹上角>90°。

2. 饮食与营养状态　饮食在疾病治疗中占重要地位。在对疾病的诊断、治疗中发挥一定作用。因此,应注意观察患者的食欲、食量、进食后反应、饮食习惯,有无特殊嗜好或偏食等情况。营养状态通常可以根据皮肤的光泽度、弹性,毛发、指甲的润泽程度,皮下脂肪的丰满程度,肌肉的发育状况等综合判断。营养状态与食物的摄入、消化、吸收和代谢等因素有关,是判断机体健康状况、疾病程度及转归的重要指标之一。

3. **面容与表情**　疾病及情绪变化可引起面容与表情的变化。一般情况下,健康的人表情自然、大方,神态安逸。患病后,通常可表现为痛苦、忧虑、疲惫或烦躁等面容与表情。某些疾病发展到一定程度时,可出现特征性的面容与表情。临床上常见的典型面容包括有:①急性病容。常表现为表情痛苦、面颊潮红、呼吸急促、鼻翼翕动、口唇疱疹等,一般见于急性感染性疾病,如肺炎球菌肺炎的患者。②慢性病容。常表现为面色苍白或灰暗,面容憔悴,目光暗淡、消瘦无力等,常见于慢性消耗性疾病,如恶性肿瘤、肝硬化、严重结核病等患者。③二尖瓣面容。常表现为双颊紫红,口唇发绀,一般常见于风湿性心脏病患者。④贫血面容。常表现为面色苍白,唇舌及结膜色淡,表情疲惫乏力,常见于各种类型的贫血患者。除了以上这4种典型面容外,临床上还有甲状腺功能亢进面容、满月面容、脱水面容及面具面容等。

4. **体位**　体位是指身体在休息时所处的状态。临床常见体位有:自主体位、被动体位、强迫体位。患者的体位与疾病有着密切的联系,不同的疾病可使患者采取不同的体位,有时对某些病的诊断具有一定意义。例如:昏迷或极度衰竭的患者,由于不能自行调整或变换肢体的位置,呈被动卧位;胆石症、肠绞痛的患者,在腹痛发作时,常辗转反侧,坐卧不宁,患者常采用强迫体位。

5. **姿势与步态**　姿势是指一个人的举止状态,依靠骨骼、肌肉的紧张度来保持,并受健康状态及精神状态的影响。健康成人躯干端正,肢体活动灵活自如。患病时可出现特殊的姿势,如腹部疼痛时患者常捧腹而行,腰部扭伤后身体活动度受限,患者常保持特定的姿势。步态是指一个人走动时所表现的姿态,年龄、是否受过训练等因素会影响一个人的步态。常见的异常步态有:蹒跚步态(鸭步)、醉酒步态、共济失调步态、慌张步态、剪刀步态、间歇性跛行和保护性跛行等。

6. **皮肤与黏膜**　皮肤、黏膜常可反映某些全身疾病的情况,主要应观察其颜色、温度、湿度、弹性及有无出血、水肿、皮疹、皮下结节、囊肿等情况。例如贫血患者,其口唇、结膜、指甲苍白;肺心病、心力衰竭等缺氧患者,其口唇、面颊、鼻尖等部位发绀;热性病患者皮肤发红;休克患者皮肤湿冷;严重脱水、甲状腺功能减退者,皮肤弹性差;心源性水肿患者,可表现为下肢和全身水肿;肾性水肿患者,多于晨起眼睑、颜面水肿。

(二)生命体征的观察

生命体征的观察贯穿于对患者护理的全过程,在患者病情观察中占据重要的地位。体温、脉搏、呼吸、血压均受大脑皮层的控制和神经、体液的调节,保持其相对恒定。当机体患病时,生命体征变化最为敏感。若体温不升多见于大出血休克患者;体温过高排除感染因素外,夏季应考虑是否中暑所致;脉搏节律改变多为严重心脏病、药物中毒、电解质紊乱等原因所致;出现周期性呼吸困难多为呼吸中枢兴奋性降低所致;收缩压、舒张压持续升高,应警惕发生高血压危象。

(三)意识状态的观察

意识状态(consciousness)是指大脑功能活动的综合表现,是对环境的知觉状态。正常人应表现为意识清晰,反应敏捷、准确,语言流畅、准确,思维合理,情感活动正常,对时间、地点、人物的判断力和定向力正常。意识障碍(disturbance of consciousness)是指个体对外界环境刺激缺乏正常反应的一种精神状态。任何原因引起大脑高级神经中枢功能损害时,都可出现意识障碍。其表现为对自身及外界环境的认识及记忆、思维、定向力、知觉、情感等精神活动的不同程度的异常改变。意识障碍一般可分为以下 4 种。

1. 嗜睡（somnolence） 是最轻度的意识障碍。患者处于持续睡眠状态,但能被言语或轻度刺激唤醒。醒后能正确、简单而缓慢地回答问题,但反应迟钝,刺激去除后又很快入睡。

2. 意识模糊（confusion） 程度较嗜睡深,表现为思维和语言不连贯,对时间、地点、人物的定向力完全或部分发生障碍,可有错觉、幻觉、躁动不安、谵语或精神错乱。

3. 昏睡（stupor） 患者处于熟睡状态,不易被唤醒。压迫眶上神经、摇动身体等强刺激可被唤醒,醒后答话含糊不清或答非所问,停止刺激后即进入熟睡状态。

4. 昏迷（coma） 是最严重的意识障碍,表现为意识持续的中断或完全丧失,按其程度可分为:①轻度昏迷。意识大部分丧失,无自主运动,对声、光刺激无反应,对疼痛刺激（如压迫眶上缘）可有痛苦表情及躲避反应。瞳孔对光反射、角膜反射、眼球运动、吞咽反射、咳嗽反射等可存在。②中度昏迷。对周围事物及各种刺激均无反应,对于剧烈刺激可出现防御反射。角膜反射减弱,瞳孔对光反射迟钝,眼球无转动。③深度昏迷。全身肌肉松弛,对各种刺激均无反应。深、浅反射均消失。

护理人员对意识状态的观察,可根据患者的语言反应,了解其思维、反应、情感活动、定向力等,必要时可通过一些神经反射,如观察瞳孔对光反应、角膜反射、对强刺激（如疼痛）的反应、肢体活动等来判断其有无意识障碍,以及意识障碍程度。临床上还可以使用量表进行评估,常用的如格拉斯哥昏迷评分量表（Glasgow Coma Scale,GCS）,对患者的意识障碍及其严重程度进行观察与测定。GCS 包括睁眼反应、语言反应、运动反应 3 个子项目,使用时分别测量 3 个子项目并计分,然后再将各个项目的分值相加求其总和,即可得到患者意识障碍程度的客观评分,见表 15-1。GCS 量表总分范围为 3～15 分,15 分表示正常。按意识障碍的差异分为轻、中、重三度,轻度 13～14 分,中度 9～12 分,重度 3～8 分,低于 8 分者为昏迷,低于 3 分者为深昏迷或脑死亡。在使用 GCS 对患者进行测定时,必须以患者的最佳反应计分。在对意识障碍患者进行观察时,同时还应对伴随症状与生命体征、营养、大小便、水电解质、活动和睡眠、血气分析值的变化进行观察。

（四）瞳孔的观察

瞳孔的变化是许多疾病,尤其是颅内疾病、药物中毒、昏迷等病情变化的一个重要指征,医护人员在观察瞳孔时,主要注意两侧瞳孔的形状、对称性、边缘、大小及对光反应。

1. 形状、大小和对称性 正常瞳孔呈圆形,位置居中,边缘整齐,两侧等大等圆。瞳孔的形状改变常可因眼科疾病引起。如瞳孔呈椭圆形并伴散大,常见于青光眼等;呈不规则形,常见于虹膜粘连。在自然光线下,正常瞳孔直径为 2～5mm,调节反射两侧相等。在病理情况下,瞳孔的大小可出现变化。①缩小。瞳孔缩小是指直径小于 2mm,如果瞳孔直径小于 1mm 称为针尖样瞳孔;单侧瞳孔缩小常提示同侧小脑幕裂孔疝早期;双侧瞳孔缩小,常见于有机磷农药、氯丙嗪、吗啡等中毒。②变大。瞳孔散大是指瞳孔直径大于 5mm。一侧瞳孔扩大、固定,常提示同侧颅内病变（如颅内出血、脑肿瘤等）所致的小脑幕裂孔疝的发生;双侧瞳孔散大,常见于颅内压增高、颅脑损伤、颠茄类药物中毒及濒死状态。

2. 对光反应 正常瞳孔对光反应灵敏,并于光亮处瞳孔收缩,昏暗处瞳孔扩大。当瞳孔大小不随光线刺激而变化时,称瞳孔对光反应消失,常见于危重或深昏迷患者。

表 15-1 Glasgow 昏迷量表

子项目	状 态	分数
睁眼反应	自发性的睁眼反应	4
	声音刺激有睁眼反应	3
	疼痛刺激有睁眼反应	2
	任何刺激均无睁眼反应	1
语言反应	对人物、时间、地点等定向问题清楚	5
	对话混淆不清,不能准确回答有关人物、时间、地点等定向问题	4
	言语不流利,但可分辨字意	3
	言语模糊不清,对字意难以分辨	2
	任何刺激均无言语反应	1
运动反应	可按指令动作	6
	能确定疼痛部位	5
	对疼痛刺激有肢体退缩反应	4
	疼痛刺激时肢体过屈(去皮质强直)	3
	疼痛刺激时肢体过伸(去大脑强直)	2
	疼痛刺激时无反应	1

(五)心理状态的观察

患者的心理状态是一般心理状态和患病时特殊心理状态的整合,如一般心理状态中的注意力、情绪、认知、动机和意志状态,与患病的适应状态的统一。因此,应从患者对健康的理解、对疾病的认识、处理和解决问题的能力、对疾病和住院的反应、价值观、信念等方面来观察其语言和非语言行为、思维能力、认知能力、情绪状态、感知情况等是否处于正常状态,是否出现记忆力减退,思维混乱,反应迟钝,语言、行为异常等情况及有无焦虑、恐惧、绝望、忧郁等情绪反应。

(六)特殊检查或药物治疗的观察

1. **特殊检查和治疗后的观察** 在临床实际工作中,会对未明确诊断的患者,进行一些常规和特殊专科检查,如冠状动脉造影、胆囊造影、胃镜、腹腔镜检查,腰穿、胸穿、腹穿和骨穿等。这些检查均会对患者产生不同程度的创伤,护士应重点了解其注意事项,密切观察生命体征、听患者的主诉,防止并发症的发生。如冠状动脉造影后应根据采用的方法对患者的局部止血情况进行观察。由于治疗的需要,患者可能应用引流,应注意观察引流液的性质、颜色、量等;观察引流管是否通畅,有无扭曲、受压、引流不畅的现象,以及引流袋(瓶)的位置等;锁骨下静脉穿刺后的患者,应注意有无胸闷或呼吸困难;吸氧患者应注意观察缺氧症状有无改善等。

2. **特殊药物治疗患者的观察** 药物治疗是临床最常用的治疗方法。护士应注意观察其疗效、毒性反应和副作用。如服用降压药的患者应注意观察血压的变化;应用止痛药应注意患者疼痛的规律和性质,及用药后的效果;如果药物具有成瘾性还应注意使用的间隔等。

(七)其他方面的观察

对患者除了以上的观察内容外,还应该注意观察患者的睡眠情况及自理能力。了解患者的自理能力可以有助于护士对患者进行有针对性的护理,同时协助分析患者疾病的状况。可以通过量表的测定来确定患者的自理能力,如用日常生活活动(ADL)能力量表可评定患者生活自理能力,包括生活料理、生活工具的使用等。用总的生活能力状态(TLS)评定患者的病残程度。

第二节　危重症患者的管理

危重症患者是指那些病情严重,随时可能发生生命危险的患者。这些患者通常有多脏器功能不全,病情重且复杂,病情变化快,随时会有生命危险,故而需要严密的、连续的病情观察和全面的监护与治疗。对危重症患者的抢救是医疗、护理的重要任务之一,因此,必须做好全面、充分的准备工作,并且需要常备不懈,只有这样才能在遇有急危重症患者时,全力以赴,及时地进行抢救,以挽救患者的生命。

急症抢救和重症监护是抢救危重症患者两个主要环节。急救医学的任务及工作重点在于现场抢救、运送患者及医院内急诊三部分。重症监护主要以重症监护病房为工作场所,接受由急诊科和院内有关科室转来的危重患者。系统化、科学化的管理是保证成功抢救危重症患者的必要条件之一。本节重点介绍一些医院抢救工作的组织管理。

一、抢救工作的组织管理与抢救设备管理

(一)抢救工作的组织管理

抢救工作也是一项系统化的工程,对抢救工作的组织管理是使抢救工作及时、准确、有效进行的保证。

1. 建立责任明确的系统组织结构　在接到抢救任务时,应立即指定抢救负责人,组成抢救小组,一般可分为全院性和科室(病区)性抢救两种。全院性抢救常用于大型灾难等突发情况,由院长(医疗院长)组织实施,各科室均参与抢救工作。科室内的抢救一般由科主任、护士长负责组织实施,各级医务人员必须听从指挥,在抢救过程中态度要严肃、认真,动作要迅速准确,既要分工明确,又要密切配合。抢救时护士可在医生未到之前,根据病情需要,予以适当、及时的紧急处理,如止血、吸氧、吸痰、人工呼吸、胸外心脏按压、建立静脉通道等。

2. 制定抢救方案　根据患者情况,制订方案,护士应参与抢救方案的制订,使危重症患者能及时、迅速得到抢救。护士应根据患者的情况和抢救方案制订出抢救护理计划,明确护理诊断与预期目标,确定护理措施,解决患者现存的或潜在的健康问题。

3. 做好核对工作　各种急救药物须经两人核对,核对无误方可使用。执行口头医嘱时,须向医生复述一遍,经双方确认无误后方可执行。抢救完毕需及时由医生补写医嘱和处方。抢救中各种药物的空安瓿、输液空瓶、输血空瓶(袋)等应集中放置,以便统计和查对。

4. 及时、准确做好各项记录　一切抢救工作均应做好记录,要求字迹清晰、及时准确、详

细全面,且注明执行时间与执行者;做好交接班工作,保证抢救和护理措施的落实。

5. 医护密切配合 安排护士参加医生组织的查房、会诊、病例讨论,使其熟悉危重症患者的病情、重点监测项目及抢救过程,做到心中有数、配合恰当。

6. 抢救室内的抢救器械和药品管理 严格执行"五定"制度,即定数量、定点安置、定专人管理、定期消毒灭菌、定期检查维修,保证抢救时使用;室内物品一律不得外借,值班护士班班交接,并做记录。护士还应熟悉抢救器械的性能和使用方法,并能排除一般故障,保证急救物品完好率。

7. 抢救用物的日常维护 抢救用物使用后,要及时清理,归还原处,并及时补充,要保持清洁、整齐。如抢救传染病患者,应按传染病要求进行消毒、处理,严格控制交叉感染。

(二)抢救设备管理

急诊室和病区均应设单独抢救室。病区抢救室宜设在靠近护士办公室的房间内。要求宽敞、整洁、安静、光线充足。室内应备有"五机"(心电图机、洗胃机、呼吸机、除颤仪、吸引器)、"八包"(腰穿包、心穿包、胸穿包、腹穿包、静脉切开包、气管切开包、缝合包、导尿包)及各种急救药品和抢救床。在抢救室内应设计环形输液轨道及各种急救设备。

1. 抢救床 最好为多功能床,必要时另备木板一块,以备在做胸外心脏按压时使用。

2. 抢救车 应按照要求配置各种常用急救药品(表15-2)、急救用无菌物品及其他急救用物。如各种无菌急救包("八包")、各种注射器及针头、输液器及输液针头、输血器及输血针头、开口器、压舌板、舌钳、牙垫、各种型号的医用橡胶手套、各种型号及用途的橡胶或硅胶导管、无菌治疗巾、无菌敷料、皮肤消毒用物等以及其他非无菌用物,如治疗盘、血压计、听诊器、手电筒、止血带、玻璃接头、夹板、宽胶布、火柴、酒精灯、多头电源插座等。

3. 急救器械 应保证各种急救器械的完好,包括给氧系统(氧气筒和/或给氧装置或中心供氧系统、加压给氧设备)、电动吸引器或中心负压吸引装置,电除颤仪、心脏起搏器、心电监护仪,简易呼吸器、呼吸机,电动洗胃机等。

表 15-2 常用急救药品

类 别	常用药物名称
心三联	盐酸利多卡因、盐酸阿托品、盐酸肾上腺素
呼二联	尼可刹米(可拉明)、洛贝林
升压药	多巴胺
强心药	去乙酰毛花苷 C(西地兰)
抗心绞痛药	硝酸甘油
平喘药	氨茶碱
促凝血药	垂体后叶素、维生素 K_1
镇静、镇痛、抗惊厥药	哌替啶、地西泮、苯巴比妥钠
抗过敏药	异丙嗪、苯海拉明
激素类药物	氢化可的松、地塞米松、可的松
脱水利尿药	20％甘露醇、25％山梨醇、呋塞米(速尿)
解毒药	碘解磷定、氯解磷定、乙酰胺

二、危重患者的护理

对于危重症患者的护理,护士不仅要注重高技术性的护理,同时也不能忽视患者的基础生理需要,它是危重症护理的重要工作内容之一,其目的是满足患者的基本生理功能,基本生活需要、舒适安全的需求,预防压疮、坠积性肺炎、失用性萎缩、退化及静脉血栓形成等并发症的发生。护士应全面、仔细、缜密地观察病情,判断疾病转归。必要时设专人护理,并于护理记录单上详细记录观察结果、治疗经过、护理措施,以供医护人员进一步诊疗、护理时作参考。

(一)危重症患者的病情监测

危重症患者由于病情危重、病情变化快,因比对其各系统功能进行持续监测可以动态了解患者整体状态、疾病危险程度及各系统脏器的损害程度,对及时发现病情变化、及时诊断和抢救处理极为重要。危重症患者病情监测的内容较多,最基本的是中枢神经系统、循环系统、呼吸系统、肾功能及体温的监测。

1. 中枢神经系统监测　包括意识水平监测、电生理监测如脑电图、影像学监测如 CT 与 MRI、颅内压测定和脑死亡的判定等。

2. 循环系统监测　包括心率、心律、无创和有创动脉血压、心电功能和血流动力功能监测如中心静脉压、肺动脉压、肺动脉楔压、心排量及心脏指数等。

3. 呼吸系统监测　包括呼吸运动、频率、节律、呼吸音、潮气量、无效腔量、呼气压力测定、肺胸顺应性监测;痰液的性质、量、痰培养的结果;血气分析;其中血气分析是较重要的监测手段之一,护士应了解其各项指标的正常值及其意义。

4. 肾功能监测　肾脏是调节体液的重要器官,它负责保留体内所需物质、排泄代谢产物、维持水电解质平衡及细胞内外渗透压平衡,同时它也是最易受损的器官之一,因而对其功能的监测有重要意义,包括尿量,血、尿钠浓度,血、尿的尿素氮,血、尿肌酐,血肌酐清除率测定等。

5. 体温监测　是一项简便易行、反映病情缓解或恶化的可靠指标,也是代谢率的指标。正常人体温较恒定,当代谢旺盛、感染、创伤、手术后体温多有升高,而极重度或临终患者体温反而下降。

(二)保持呼吸道通畅

清醒患者应鼓励其定时做深呼吸或轻拍背部,以助分泌物咳出;昏迷患者常因咳嗽、吞咽反射减弱或消失,呼吸道分泌物及唾液等积聚喉头,而引起呼吸困难甚至窒息,故应使患者头偏向一侧,及时吸出呼吸道分泌物,保持呼吸道通畅。并通过呼吸咳嗽训练、肺部物理治疗、吸痰等,预防分泌物淤积、坠积性肺炎及肺不张等。

(三)加强临床基础护理

1. 维持清洁

(1)眼部护理:对眼睑不能自行闭合的患者应注意眼睛护理,可涂眼药膏或覆盖油性纱布,以防止角膜干燥而致溃疡、结膜炎。

(2)口腔护理:保持口腔卫生,增进食欲。对不能经口进食者,更应做好口腔护理,防止发生口腔炎症、口腔溃疡、腮腺炎、中耳炎、口臭等。

(3)皮肤护理:危重症患者由于长期卧床、二便失禁、大量出汗、营养不良及应激因素,有发生压疮的危险,故应加强皮肤护理,做到"六勤一注意",即:勤观察、勤翻身、勤擦洗、勤按摩、勤更换、勤整理,注意交接班。

2. **协助活动** 病情平稳时,应尽早协助患者进行被动肢体运动,每天 2～3 次,轮流将患者的肢体进行伸屈、内收、外展、内旋、外旋等活动,并同时作按摩,以促进血液循环,增加肌肉张力,帮助恢复功能,预防肌腱韧带退化、肌肉萎缩、关节僵直、静脉血栓形成和足下垂的发生。

3. **补充营养和水分** 危重症患者机体分解代谢增强,消耗大,对营养物质的需求量增加,而患者多胃纳不佳,消化功能减退。为保证患者有足够营养和水分,维持体液平衡,应设法增加患者饮食,并协助自理缺陷的患者进食;对不能进食者,可采用鼻饲或完全胃肠外营养;对大量引流或额外体液丧失等水分丢失较多的患者,应注意补充足够的水分。

4. **维持排泄功能** 协助患者大、小便,必要时给予人工通便及在无菌操作下行导尿术。留置尿管者执行尿管护理常规。

5. **保持导管通畅** 危重症患者身上有时会有多根引流管,应注意妥善固定、安全放置,防止扭曲、受压、堵塞、脱落,保持其通畅,发挥其应有的作用;同时注意严格执行无菌操作技术,防止逆行感染。

6. **确保患者安全** 对瞻妄、躁动和意识障碍的患者,要注意安全,合理使用保护用具,防止意外发生。牙关紧闭、抽搐的患者,可用牙垫、开口器,防止舌咬伤,同时室内光线宜暗,工作人员动作要轻,避免因外界刺激而引起抽搐。正确执行医嘱,确保患者的医疗安全。

(四)危重症患者的心理护理

在对危重症患者进行抢救的过程中,由于各种因素的影响,会导致患者产生极大的心理压力。这些因素包括:①病情危重而产生对死亡的恐惧;②突然在短时间内丧失对周围环境和个人身体功能的控制,完全依赖于他人;③不断地进行身体检查,甚至触及身体隐私部分;④突然置身于一个完全陌生的环境;⑤治疗仪器所产生的声音、影像、灯光等对患者的刺激;⑥因气管插管和呼吸机治疗而引起的沟通障碍等。患者家属也会因自己所爱的人生命受到威胁而经历一系列心理应激反应,因而,心理护理是护士的重要职责之一。护士应做到:

1. 表现出对患者的关心、同情、尊重和接受。态度要和蔼、宽容、诚恳;

2. 在任何操作前向患者做简单、清晰的解释,语言应精练、贴切、易于理解;举止应沉着、稳重,操作应娴熟认真、一丝不苟,给患者充分的信赖感和安全感;

3. 保证与患者有效沟通,对因人工气道或呼吸机治疗而出现语言沟通障碍者,应与患者建立其他有效的沟通方式,保证与患者的有效沟通,鼓励患者表达感受,并让患者了解自己的病情和治疗情况;

4. 鼓励患者参与自我护理活动和治疗方法的选择;

5. 尽可能多地采取"治疗性触摸",这种触摸可以引起患者注意,传递关心、支持或接收的信息给患者,可以帮助患者指明疼痛部位,确认他们身体一部分的完整性和感觉的存在;

6. 鼓励家属及亲友探视患者,与患者沟通,向患者传递爱、关心与支持。减少环境因素刺激,病室光线宜柔和,夜间减低灯光亮度,使患者有昼夜差别感,防止睡眠剥夺。病室内应安静,尽量降低各种机器发出的噪声,工作人员应做到"四轻",即说话轻、走路轻、操作轻、关门轻。在病室内适当位置悬挂时钟,令患者有时间概念;在操作检查治疗时使用床帘,注意保护患者隐私。

课后练习 ○○○

一、单选题

1. 患者出现双侧瞳孔散大多见于（ ）

    A. 脑疝早期   B. 有机磷中毒   C. 颅内血肿

    D. 颅内压增高   E. 阿托品中毒

2. 患者出现双侧瞳孔缩小多见于（ ）

    A. 临终前表现   B. 颅内压增高的患者   C. 颠茄类药物中毒

    D. 有机磷农药中毒   E. 酒精中毒

3. 观察危重患者病情发生恶化最主要的指征是（ ）

    A. 意识模糊   B. 呼吸道分泌物增多   C. 皮肤干燥弹性减弱

    D. 瞳孔等大   E. 睡眠不佳，食欲缺乏

4. 休克患者的护理应特别注意（ ）

    A. 脉搏   B. 血压   C. 神志   D. 呼吸   E. 瞳孔

5. 患者处于熟睡状态，不易被唤醒。压迫眶上神经、摇动身体等强刺激可被唤醒，醒后答非所问，停止刺激后即进入熟睡状态，这是哪一程度的意识障碍（ ）

    A. 嗜睡   B. 意识模糊   C. 昏睡

    D. 浅昏迷   E. 深昏迷

6. 一般情况的病情观察不包括患者的（ ）

    A. 皮肤、黏膜   B. 意识状态   C. 饮食、营养

    D. 姿势、步态   E. 体位、睡眠

7. GCS 量表范围为 3～15 分，评分低于（ ）分表示昏迷

    A. 15   B. 14   C. 12   D. 8   E. 3

8. 体温不升多见于（ ）患者

    A. 中暑   B. 电解质紊乱   C. 大出血休克

    D. 感染   E. 药物中毒

9. 收缩压、舒张压持续升高，应警惕发生（ ）

    A. 脑疝   B. 脑出血   C. 高血压危象

    D. 休克   E. 电解质紊乱

10. 瞳孔散大是指瞳孔直径大于（ ）mm

    A. 2   B. 3   C. 4   D. 5   E. 6

二、多选题

1. 临床常用的病情观察方法有（ ）

    A. 视诊   B. 听诊   C. 触诊   D. 叩诊   E. 嗅诊

2. 意识障碍一般可分为（　　）

　　A. 嗜睡　　　　　　　　B. 意识模糊　　　　　　　C. 谵妄

　　D. 昏睡　　　　　　　　E. 昏迷

3. 常见的异常步态有（　　）

　　A. 蹒跚步态　　　　　　B. 醉酒步态　　　　　　　C. 共济失调步态

　　D. 剪刀步态　　　　　　E. 慌张步态

4. 下面属于抢救室内的"五定"制度的有（　　）

　　A. 定点安置　　　　　　B. 定数量　　　　　　　　C. 定期检查维修

　　D. 定期交接记录　　　　E. 定专人管理

5. 预防卧床患者发生压疮，做法正确的是（　　）

　　A. 每 2 小时协助患者翻身 1 次　　　B. 及时更换床单、被罩

　　C. 按摩受压部位的皮肤　　　　　　D. 保持会阴部清洁干燥

　　E. 翻身时不拖拉患者

第16章 临终护理

第一节 临终关怀

一、临终患者的概念和意义

临终关怀一词源于中世纪,又称安宁照顾、终末护理、善终服务、安息护理等。临终关怀是指社会各层次人员如医生、护士、志愿者、社会工作者及政府和慈善团体人士等组成的团队向临终患者及其家属提供的包括心理、生理和社会等方面的一种全面性支持和照料。其目的是提高临终患者的生命质量,使其能够无痛苦、舒适地走完人生的最后一程,且维护和增强家属的身心健康。

临终患者是指医学上已经判定在当前医学技术水平条件下治愈无望,估计在 6 个月内将要死亡的人。具体包括:

①恶性肿瘤晚期患者;

②衰老并伴有多种慢性疾病、极度衰竭即将死亡者;

③多器官功能衰竭病情危重者;

④严重心肺疾病失代偿期病情危重者;

⑤脑卒中并危及生命安全者;

⑥其他处于濒死状态者。

二、临终关怀的理念和组织形式

(一)临终关怀对临终患者、患者家属、医学及社会均具有重要意义

临终关怀的理念有以下几点。

1. 以照料为中心 临终关怀适用于生命即将结束、各种疾病晚期、治疗不再生效的患者进行照护,应在死亡前 3~6 个月实施临终关怀。针对此类患者不是通过治疗疾病使其免于死亡,而是通过对其全面的身心照料,提供临终前适度的姑息性治疗,减轻痛苦,控制症状,消除恐惧、焦虑,获得心理、社会支持,使其得到最后的安宁。其目标从以治愈为主的治疗转变为以对症为主的照料。

2. 提供整体全面的照护 也就是全程、全方位照护,包括对临终患者的心理、生理、社会等方面给予关心和照护,提供 24 小时护理服务,照护患者同时也要关心患者家属,既为患者进

行生前照护又为死者家属提供居丧照料。

3. 提高临终患者生命质量　临终关怀不以延长临终患者的生存时间为目的,以提高临终阶段的生存质量为宗旨。

4. 维护患者的尊严和权利　实行人道主义,使临终患者在人生的最后一程得到热情照顾和关怀,体现生存的意义、生命的价值和尊严。

5. 对患者加强死亡教育,让其接纳死亡　临终关怀认为生命是有限的,将死亡视为生命的一部分,死亡是一个必经的过程。医务人员虽然尽力对临终患者进行了治疗和护理,其却因疾病不能治愈而仍不可避免地死亡。教育临终患者把生命的高质量和生命的有效价值真正统一起来,善始善终,让患者无憾地走完人生的旅途。

(二)目前世界范围内临终关怀的机构和服务形式呈现多样化

从目前发展状况来看,临终关怀病房的形式较为多样化。

1. 独立的临终关怀院　具有一定的医疗、护理设备及娱乐设施,家庭化的危重病房设置,提供适宜临终关怀的陪护制度,且配备一定数量和质量的专业人员,为临终患者提供临终服务,如香港的白普里宁养中心、上海南汇护理院等。

2. 附设临终关怀机构　在养老院、护理院、医院等机构中设置"临终关怀病房""临终关怀病区"等,主要为临终患者提供照护。

3. 居家式临终关怀　也称为居家照护,是临终关怀服务方式之一,针对不愿离开自己家的临终患者,使其得到临终关怀服务。医护人员根据临终患者的病情决定访视频次,并提供临终照护,使他们能感受到亲人的关怀和体贴,减轻心理上和生理上的痛苦,安宁舒适地离开人间。

4. 癌症患者俱乐部　这是一个具有临终关怀性质的群众性自发组织,其宗旨是促进癌症患者互相帮助、互相关怀,愉快地度过生命的最后一程。

第二节　濒死与死亡

一、濒死与死亡的定义

濒死即临终,指患者在已接受治疗性或姑息性治疗后,虽然意识清醒,但病情加速恶化,各种迹象显示生命即将终结。

濒死阶段和整个生命过程相比是很短暂的,和数十年的生存经历相比,也不过是几个月、几天、几小时甚至是几分钟。这个阶段又称为"死程",原则上属于死亡的一部分,但由于其有可逆性,故不属于死亡,但在死亡学中却占有重要地位,因此,濒死生理、濒死心理及濒死体验等一直是医护工作者、临终关怀学家和死亡学家所关注和研究的对象。

传统的死亡概念是指心肺功能的停止。美国《布拉莱法律辞典》将死亡定义为:"血液循环全部停止及由此导致的呼吸、心跳等身体重要生命活动的终止。"即:死亡是指个体的生命功能永久终止。

二、死亡的标准

将呼吸、心跳的永久性停止作为判断死亡的标准在医学已经沿袭了数千年,但呼吸停止、心脏停搏的人并非必死无疑,在临床上通过及时有效的心内注射药物、心肺复苏技术、心脏起搏技术等可使部分人恢复心跳和呼吸。

1968 年,世界第 22 次医学大会提出了新的死亡概念,即脑死亡,又称全脑死亡,包括大脑、小脑、中脑、和脑干的不可逆死亡;并制定了世界上第一个脑死亡的诊断标准,提出不可逆的脑死亡是生命活动结束的象征。其诊断标准为如下。

1. 无感受性和无反应性 对刺激完全无反应,即使剧痛刺激也不能引出反应。
2. 无运动、无呼吸 观察 1 小时后,撤去人工呼吸机 3 分钟,仍无自主呼吸。
3. 无反射 瞳孔散大、固定、对光反射消失;无吞咽反射;无角膜反射;无咽反射和跟腱反射。
4. 脑电波平坦

符合上述 4 条标准,24 小时内多次复查后结果无变化,且排除两种情况,即体温过低（<32.2℃）和刚服用过巴比妥类药物等中枢神经系统抑制药的影响,其结果有意义,即可宣告死亡。

同年,WHO 建立了国际医学科学组织委员会,也提出了类似脑死亡的 4 条诊断标准:①对环境失去一切反应,完全无反射和肌肉活动;②停止自主呼吸;③动脉压下降;④脑电图平直。

目前,联合国的成员国中已有 80 多个国家承认脑死亡的标准,但至今尚未统一标准。世界上许多国家还是采用"哈佛标准"或应用与其相近的标准。纵观世界各国,有的是有明确的立法,通过法律来确认脑死亡,也有的虽然没有明确的立法,但脑死亡已达成共识。

三、死亡过程的分期

医学上将死亡分为三期:濒死期、临床死亡期及生物学死亡期。

(一)濒死期

濒死期又称临终期,是临床死亡前主要生命器官功能极度衰弱、逐渐趋向停止的时期。此期的主要特点是中枢神经系统脑干以上部位的功能处于抑制状态或丧失,而脑干功能依然存在,表现为各种反射减弱或逐渐消失,肌张力减退或消失,意识模糊或丧失;循环系统功能减退,血压下降,心跳减弱,表现为皮肤湿冷,四肢发绀;呼吸系统功能进行性减退,表现为出现潮式呼吸或间断呼吸,呼吸微弱;代谢障碍;肠蠕动减弱,逐渐停止;感觉消失;视力减退等。各种迹象表明生命即将终结,是死亡过程的开始阶段。部分猝死患者可不经过此期而直接进入临床死亡期。

(二)临床死亡期

临床死亡期是临床上判断死亡的标准,此期中枢神经系统的抑制过程由大脑皮层扩散到皮层以下部位,延髓处于深度抑制状态。表现为心跳、呼吸完全停止,瞳孔散大,各种反射消失,但各种组织细胞仍有微弱而短暂的代谢活动。此期一般持续 5～6 分钟,若得到及时有效的抢救治疗,生命有复苏的可能,但超过这个时间,大脑将发生不可逆的改变。不过大量的临床资料证明:低温条件下,临床死亡期可延长至 1 小时或更久。

(三)生物学死亡期

生物学死亡期是指全身器官、组织、细胞生命活动停止,也称细胞死亡。此期从大脑皮层开始,整个中枢神经系统和各器官新陈代谢完全停止,且出现不可逆的改变,不能复苏。相继出现尸冷、尸斑、尸僵及尸体腐败等现象。

1. 尸冷　死亡后因体内产热停止,散热继续,故尸体温度(直肠温度)逐渐下降,称尸冷,是死亡后最早发生的尸体现象。死亡后尸体温度的下降有一定规律,一般情况下最初死亡后 10 小时内尸温下降速度约为每小时 1℃,10 小时后为每小时 0.5℃,24 小时左右,尸温与环境温度一致。

2. 尸斑　死亡后由于地心引力的作用及血液循环停止,血液向身体的低位坠积,皮肤呈现条纹状或暗红色斑块,称为尸斑。一般尸斑出现的时间是死亡后 2~4 小时,易发生于尸体的低位。故患者死亡应及时将其安置为仰卧位,以防面部颜色改变。

3. 尸僵　尸体肌肉僵硬,关节固定称尸僵。三磷酸腺苷学说认为死后肌肉中 ATP 不断分解而不能再合成,致使肌肉收缩,尸体变硬。尸僵一般在死亡后 1~3 小时开始出现,4~6 小时扩展到全身,12~16 小时发展至最硬,24 小时后肌肉逐渐变软,尸僵开始减弱,称为尸僵缓解。

4. 尸体腐败　死亡后机体组织的脂肪、蛋白质和糖类因腐败细菌作用而分解的过程称为尸体腐败,常表现为尸绿、尸臭等,一般死后 24 小时先出现在右下腹,逐渐扩展至全腹,最后波及全身。

第三节　患者死亡后的护理

一、尸体护理

【目的】
1. 尊重死者,清洁尸体,维护良好的姿势和尸体外观。
2. 易于辨认。
3. 慰藉家属,减少哀痛。

【操作前准备】
1. 评估并解释
(1)评估:接到医生开具的死亡通知后,护士再次核实,并填写尸体鉴别卡。
(2)解释:通知死者家属及相关单位并向丧亲者解释尸体护理的目的、方法、注意事项及配合要点。
2. 护士准备　衣帽整洁,戴口罩,修剪指甲,洗手,戴手套。
3. 用物准备
(1)治疗车上层:血管钳、剪刀、尸体鉴别卡 3 张、大头针 3 根、手套、手消毒液、松节油、绷带、不脱脂棉球、梳子、擦洗用具、尸袋或包尸单、衣裤、鞋、袜等,有伤口者备换药敷料、必要时备隔离衣等。
(2)治疗车下层:医用垃圾桶、生活垃圾桶、利器盒。
(3)其他:必要时备屏风。
4. 环境准备　肃穆、安静、屏风或隔帘遮挡。

【注意事项】

1. 需在医生开出死亡通知,并得到家属同意后,方可进行尸体护理。

2. 与家属沟通中,护士应具有爱心和同情心,语言体现对死者家属的体贴和关心,合理使用体态语言。

3. 尸体护理应及时进行,以防尸体僵硬。

4. 护士应以高尚的职业道德和情感,尊重死者,认真、严肃地做好尸体护理工作。

5. 传染病患者的尸体应按照消毒隔离技术进行操作,使用消毒液擦洗身体,用消毒液浸泡的棉球填塞各孔道,尸体用尸单包裹后装入不透水的袋中,并做传染标识。

二、丧亲者的护理

死者家属即丧亲者,主要指失去配偶、子女及父母者(直系亲属),丧亲者在居丧期的痛苦是巨大的,他们承受痛苦的时间多比患者还长,因为多数情况下家属首先得知病情,且其痛苦在患者去世后相当长的一段时间都持续存在。这种悲伤的过程对其工作、生活、身心健康均有很大的影响,因此,做好居丧期的护理工作是护士的重要工作之一。

(一)丧亲者的心理反应

安格乐(Engel)1964年提出了悲伤过程的6个阶段。

1. **冲击与怀疑期** 本阶段的特点是否认,暂时拒绝接受死亡事件,让自己有充分的时间加以调整,此期在意外死亡事件中表现得最明显。

2. **逐渐承认期** 意识到亲人确已死亡,于是出现发怒、自责、空虚和哭泣等痛苦表现,此期典型特征是哭泣。

3. **恢复常态期** 丧亲者带着悲痛的心情着手处理死者的后事,准备丧礼。

4. **克服失落感期** 此期是设法克服痛苦的空虚感,却仍不能以新人代替逝去的、可依赖的人,常忆过去的事情。

5. **理想化期** 此期丧亲者产生想象,认为逝去的人是完美的,为过去对已故者不好的行为感到自责。

6. **恢复期** 此阶段大部分机体功能得以恢复,但悲哀的感觉没有简单消失,常忆起逝者,且永远怀念逝者。恢复的速度与原有的悲哀体验、所逝去人的重要性、对自己的支持程度等因素相关。

据观察,丧亲者经历上述6个阶段大概需要1年的时间,但丧偶者可能要经历2年甚至更长的时间。

(二)影响丧亲者居丧期悲伤心理的因素

1. **对死者的亲密度及依赖程度** 丧亲者对死者生活上、情感上、经济上的依赖性越强,原有的关系越亲密,丧亲者的悲伤程度越重,亲人死亡之后的调适难度越大。

2. **患者死亡原因及病程的长短** 如果丧亲者已有预期的思想准备,悲伤程度相对较轻;如果死者是因意外突然死亡,丧亲者心理毫无准备,受到的打击将会很大,易产生内疚、自责等心理。

3. **死者的年龄与家人年龄** 死者的年龄越轻,丧亲者越易产生不舍和怜惜之情。丧亲者的年龄与其人格的成熟度,并与解决、处理后事的能力相关。

4. **家属的性格与文化水平** 性格外向的丧亲者,悲伤能够及时宣泄出来,居丧悲伤期会相对较短,而性格内向的丧亲者则悲伤持续时间较长。文化水平较高的丧亲者多能理解死亡,一般能够理性面对死亡现象。

5. 其他支持系统　丧亲者各种社会活动、宗教信仰、亲朋好友等能提供支持,满足其需要,对缩短哀伤期有一定的作用。

6. 死者的家庭角色　丧亲者失去亲人后生活改变越大,越难适应新的生活,如老年丧子,中年丧偶等。

(三)丧亲者居丧期的护理

1. 做好死者的尸体护理　做好尸体护理能够体现对死者的尊重,是对丧亲者心理的极大抚慰。

2. 尽量满足丧亲者的需要　丧亲是人生中最痛苦的经历,护理人员应尽量满足丧亲者的需求,无法做到的要耐心解释,善言相劝,以取得其合作与谅解。

3. 心理疏导　鼓励丧亲者面对现实,宣泄感情,认真聆听他们的倾诉。应该给予丧亲者一定的时间,创造适当的环境,让他们能够将悲伤的情感宣泄出来。

4. 鼓励丧亲者之间相互安慰　护士观察并发现丧亲者中的"坚强者"和重要人物,鼓励他们相互安慰,互相支持和帮助,帮助丧亲者面对失去亲人的痛苦,引导其独立生活的潜能。

5. 协助解决实际困难　患者去世后,丧亲者会面临许多需要解决的家庭实际问题,临终关怀中医护人员应了解家属的实际困难,并积极地提供支持和帮助,如子女问题、家庭组合、经济问题、社会支持系统等,使丧亲者感受到人世间的温情。

6. 协助建立新的人际关系　协助和劝导丧亲者对死者做出感情撤离,逐步与他人建立新的人际关系。

7. 协助培养兴趣爱好　鼓励丧亲者参加各类社会活动,协助丧亲者重新建立新的生活方式,寻求新的感受与经历;鼓励丧亲者积极参加各种社会活动,通过活动改善获得心理的安慰,内心的郁闷尽快从悲伤中解脱出来,在疏导过程中注意家属的悲伤程度、悲伤时间、信仰、社会风俗、文化、性格、兴趣爱好等方面的差异。

8. 丧亲者随访　对丧亲者要进行追踪式照护和服务,可以通过电话、信件、访视等方式对死者家属进行追踪随访,使其获得关爱和支持。

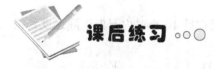

课后练习

单选题

1. 临终关怀一词源于中世纪,又称善终服务、安宁照顾、终末护理及( )等
    A. 安息护理　　　　　　B. 居家护理　　　　　　C. 尸体护理
    D. 心理护理　　　　　　E. 老年护理

2. 临终关怀对临终患者、患者家属、医学及( )均有重要意义
    A. 医师　　　　B. 护士　　　　C. 护工　　　　D. 社会　　　　E. 志愿者

3. 下列属于临终关怀理念的是( )
    A. 宣传安乐死　　　　　B. 鼓励回家　　　　　　C. 提供整体全面的照护
    D. 心理安慰　　　　　　E. 降低生命质量

4. 当前,世界范围内临终关怀的机构和服务形式呈现(　)、本土化的特点

    A. 混合化　　　　　　　　B. 复杂化　　　　　　　　C. 单一化

    D. 简单化　　　　　　　　E. 多样化

5. 下列不属于在临床上可以使部分人恢复心跳和呼吸而使其生命得以挽救的方式是(　)

    A. 心脏起搏　　　　　　　　B. 心内注射药物　　　　　　C. 心肺复苏

    D. 心理护理　　　　　　　　E. 电除颤

6. 临终期患者的表现不包括(　)

    A. 各种反射减弱或逐渐消失　　B. 肌张力减退或消失　　　C. 意识模糊或丧失

    D. 呼吸停止　　　　　　　　E. 心跳减弱

7. 下列不属于脑死亡的诊断标准的是(　)

    A. 有无感受性和反应性　　　B. 无运动、无呼吸　　　　C. 无反射、瞳孔散大、固定

    D. 脑电波平坦　　　　　　　E. 意识模糊或丧失

8. WHO 建立了国际医学科学组织委员会,也提出了类似脑死亡的四条诊断标准:①对环境失去一切反应,完全无反射和肌肉活动;②停止自主呼吸;③动脉压下降及(　)

    A. 呼吸兴奋　　　　　　　　B. 呼吸抑制　　　　　　　C. 脑电图平直

    D. P 波消失　　　　　　　　E. S-T 段变短

9. 医学上一般将死亡分为三期:濒死期、临床死亡期及(　)

    A. 生物学死亡期　　　　　　B. 浅度昏迷期　　　　　　C. 中度昏迷期

    D. 深度昏迷期　　　　　　　E. 休克期

10. 临床死亡期(clinical death stage)是临床上判断死亡的标准,此期一般持续(　)分钟,若得到及时有效的抢救治疗,生命有复苏的可能

    A. 2～3　　　　　　　　　　B. 5～6　　　　　　　　　C. 10～15

    D. 15～20　　　　　　　　　E. 20～30

11. 下列不属于生物学死亡期出现的现象是(　)

    A. 尸冷　　　　　　　　　　B. 尸斑　　　　　　　　　C. 尸僵

    D. 尸体腐败　　　　　　　　E. 皮肤潮红

12. 死亡后尸体温度的下降有一定规律,一般情况下死亡后 10 小时内尸温下降速度约为每小时(　)℃

    A. 1　　　　B. 2　　　　C. 3　　　　D. 4　　　　E. 5

13. 死亡后尸体温度的下降有一定规律,一般情况下死亡 10 小时后尸温下降速度约为每小时(　)℃

    A. 0.5　　　B. 1.5　　　C. 2.5　　　D. 3.5　　　E. 4.5

14. 一般尸斑出现的时间是死亡后(　)小时,最易发生于尸体的最低部位

    A. 1～2　　　B. 2～3　　　C. 2～4　　　D. 4～6　　　E. 6～8

15. 尸体腐败,常见表现有尸臭、尸绿等,一般死后(　)小时先在右下腹出现,逐渐扩展至全腹,最后波及全身

    A. 4　　　　B. 8　　　　C. 12　　　　D. 16　　　　E. 24

第 17 章　医疗与护理文件

医疗文件与护理文件是患者住院的档案资料,也是医疗护理教学、科研、管理及法律的重要依据,在患者出院后由医院负责统一保管。它记录了患者疾病发生、诊断、治疗、发展及转归的全过程,由医生和护士一起共同完成。护理记录是病历资料的重要组成部分,是护士对患者的病情观察和根据医嘱对患者实施的护理过程的客观原始文字记录。所以,医疗与护理文件必须书写规范并统一保管,以保证其正确性、完整性和原始性。

第一节　医疗与护理文件的记录和管理

医疗与护理文件包括医疗和护理两部分。医疗文件主要包括病程记录(case file),会诊病历、手术记录、术后记录、出院记录等。护理文件主要包括医嘱单、体温单、护理记录单、病区交班报告、手术患者交接记录单等。医护人员在医疗与护理文件的记录和管理中必须明确准确记录,做到客观、真实、及时、准确、完整、规范。

一、医疗与护理文件的记录

(一)医疗与护理文件记录的基本要求

1. 及时、准确、完整、简要、清晰是书写各项医疗与护理记录的基本原则。医疗与护理记录不得拖延或提早,不能漏记、错记。只有在抢救患者时,不能及时记录的可在抢救结束后 6h 内据实补记,并注明抢救完成时间和补记时间。内容真实、无误、重点突出、简洁、流畅,使用医学术语和公认的缩写,字迹清晰、整洁,不得涂改、剪贴。

2. 医疗与护理文件书写应当采用蓝黑墨水,文字工整、清晰,表述准确,语句通顺,标点正确,记录者签全名。

3. 如医疗与护理文件书写过程中出现错误时,可由本人或上级护士审查时用红色墨水笔在错误处划双线后将正确的记录补上,保留原记录清楚、可辨,并注明修改时间,签上修改人全名,不得采用刮、粘、涂等方法掩盖或去除原来的内容。

4. 医疗与护理文件记录按照规定的内容书写后并由相应医护人员签名确认。

5. 实习、试用期医护人员书写的医疗与护理文件,应当经过本医疗机构注册的医护人员审阅、修改并签名确认。进修医护人员由医疗机构根据其胜任本专业工作实际能力进行认定后书写记录。

6. 医疗与护理文件书写一律使用阿拉伯数字书写日期和时间,采用 24 小时制记录。

(二)医疗与护理文件记录的意义

1. 提供信息 护理文件记录了患者体温、脉搏、呼吸、血压、出入量、病情观察等内容,是医生了解患者的病情进展、进行明确诊断并制订和调整治疗方案的重要参考依据之一。医疗与护理文件记录了患者病情变化、诊疗护理及疾病转归的全过程,是医护人员对患者进行正确诊疗、护理的依据。

2. 提供教学与科研资料 标准、完整的医疗与护理记录是最好的教学资料,它体现了理论在实践中的具体应用,也是科研的重要资料。它对回顾性研究具有重要的参考价值,一些特殊病例还可以作为进行个案教学分析与讨论的良好素材。

3. 提供制定政策的依据 各项医疗与护理记录,如护理记录单、危重患者护理观察记录等可反映出一个医院的医疗护理服务质量、医院管理、学术及技术水平。它既是医疗护理管理的重要信息资料,又是医院进行等级评定及对护理人员考核的参考资料,是卫生管理机构制定和调整政策的重要依据。

4. 提供法律依据 医疗与护理文件是具有法律效应的文件,是为法律所认可的证据。其内容反映了患者在住院期间接受诊疗与护理的具体情形,在法律上可作为医疗纠纷、人身伤害、保险索赔、犯罪刑事案件及遗嘱查验的证明。凡涉及以上诉讼案件,调查处理时都要将病案、护理记录作为依据加以判断,以明确医院及医护人员有无法律责任。因此,必须认真对待各项记录书写,对患者住院期间的病情、治疗、护理及时、完整、准确地记录,才能为法律提供有效依据并保护医务人员自身的合法权益。

5. 提供评价依据 标准、完整的医疗与护理记录也为流行病学研究、传染病管理、预防疾病调查等提供了统计学方面的资料。准确、完整的医疗护理文件的记录,为患者在诊疗和护理过程中疾病转归提供评价依据。

二、医疗与护理文件的管理

门诊病历和住院病历组成了医疗与护理文件,是医院重要的档案资料。门诊病历包括首页、副页和各种检查报告单,住院病历包括医疗记录、护理记录、检查记录和各种证明文件等。由于医疗与护理文件是医护人员临床实践的原始记录文件,对医疗、护理、教学、科研、执法等方面都至关重要,所以无论是在患者住院期间还是出院后均应妥善管理。

(一)管理要求

1. 各种医疗与护理文件按规定放置,记录和使用后必须放回原处。

2. 医疗与护理文件必须保持清洁、整齐、完整,防止污染、破损,不可拆散、丢失。

3. 患者及家属不得随意翻阅、复印医疗与护理文件,不得将医疗与护理文件带出病区;需要查阅、复印或将文件带离病区时,应由病区指定专门人员一起查阅,由病区人员负责复印或携带保管文件。

4. 医疗与护理文件应妥善保存。各种记录保存期限为:

(1)体温单、医嘱单、护理记录单作为病历的一部分随病历归档,患者出院后由病案室长期保存;

（2）门（急）诊病历档案的保存时间自患者最后一次就诊之日起不少于 15 年；

（3）病区交班报告本由病区保存 1 年，以备需要时查阅；

（4）其余不随病历归档的医疗及护理文件，如各类评估表、输液单等由病区保存至少 2 年后销毁。

5. 国务院卫生行政部门规定的以下病历资料，患者本人或其代理人、死亡患者近亲属或其代理人、保险机构有权复制，如：患者的门（急）诊病历、体温单、医嘱单、化验单（检验报告）、医学影像检查资料、特殊检查（治疗）同意书、手术同意书、手术及麻醉记录单、病理报告、护理记录、出院记录等。

6. 发生医疗事故纠纷，需要封存或启封死亡病例讨论记录、疑难病例讨论记录、上级医师查房记录、会诊记录、病程记录、各种检查报告单、医嘱单等时，必须在医患双方同时在场的情况下进行。封存的病历资料可以是复印件，并由监控医疗机构医疗服务质量的部门或者专、兼职人员保管。

（二）各类医疗与护理文件归档顺序及保存规定（各医院可根据医院具体情况有所变化）

1. 住院期间病历归档及排列顺序

（1）体温单（按时间先后顺序排列，并随病历归档）。

（2）长期医嘱单（按时间先后顺序排列，并随病历归档）。

（3）临时医嘱单（按时间先后顺序排列，并随病历归档）。

（4）首次病程记录（随病历归档）。

（5）病程记录（按时间先后顺序排列，并随病历归档）。

（6）会诊记录（按时间先后顺序排列，并随病历归档）。

（7）各种检验及检查报告（按时间先后顺序排列，并随病历归档）。

（8）护理记录单（按时间先后顺序排列，并随病历归档）。

2. 出院或死亡后病历归档及排列顺序

（1）住院病案首页。

（2）出院或死亡记录。

（3）入院记录。

（4）病史及体格检查。

（5）病程记录。

（6）各种检验及检查报告。

（7）护理记录单。

（8）医嘱单。

（9）体温单。

以上资料可因各医院要求不同而有所变化，但均应按时间顺序排列。目前不随档案的医疗与护理文件由科室根据医院规定的年限保存，年限到期后进行销毁，特殊要求特殊处理。

第二节　医疗与护理文件的书写

一、体温单

体温单为表格式,由眉栏、表格两部分组成,由护士填写。眉栏内容包括患者姓名、科室、床号、入院日期、住院病历号(或病案号)、住院日期等。表格内描绘体温、脉搏等,填写住院天数、手术后天数、呼吸、血压、大便次数、出入液量、体重、住院周数等。

(一)体温单的书写要求

1. 体温单内体温、脉搏用红蓝铅笔描绘,写在体温、脉搏、呼吸描记栏内的字用红笔填写。眉栏项目、日期及页数均用蓝笔填写。

2. 填写于体温、脉搏、呼吸描记栏内的时间用中文24小时制书写,其余时间、数字均使用阿拉伯数字表述,不书写计量单位。

3. 住院日期:住院日期首页第1日及跨年度第1日需填写年-月-日(如:2013-09-26)。每页体温单的第1日及跨月的第1日需填写月-日(如09-06),其余只填写日。

4. 住院天数:自入院当日开始计数,直至出院。手术后天数:用蓝笔填写,自手术次日开始计数,连续书写14天,若在14天内进行第2次手术,则将第1次手术天数作为分母,第2次手术天数作为分子填写。

(二)体温、脉搏、呼吸描记栏的记录要求

1. 体温

(1)患者入院、转入、手术、分娩、出院、死亡等,应当用红色笔在40～42℃之间纵向填写,并按24小时制中文书写,精确到分钟。手术除外,不写具体时间。转入时间由转入科室填写,死亡时间应当以"死亡于X时X分"的方式表述。

(2)体温用符号描绘:口温以蓝"●"表示,腋温以蓝"×"表示,肛温以蓝"○",耳温以蓝"△"表示。每小格为0.2℃,按实际测量度数,绘制于体温单35～42℃之间,相邻温度用实线相连,蓝色笔描绘。

(3)特殊情况记录:体温不升时,用红笔在35℃线以上两格写"不升"二字。发热患者,物理降温30分钟后复测体温以红圈"○"表示,划在物理降温前温度的同一纵格内,用虚线与降温前温度相连,红色笔描绘。

(4)"请假""外出"等未测量体温患者,在36℃线下用红笔纵向书写"请假""外出",每小格一字。以上情况体温及脉搏线不连接。

(5)重点体温:手术后患者每天8:00、12:00、16:00、20:00测量4次,连续测量3天;体温≥37.5℃患者每日8:00、12:00、20:00测量3次,连续测量至正常3天;体温≥38.5℃,每间隔4小时测量1次,连续测量至正常3小时;或遵医嘱。

2. 脉搏

(1)测量脉搏以红点"●"表示,每小格为4次/分,相邻的脉搏以实线相连,红色笔描绘。测量心率用红"○"表示,两次心率之间也用红色笔实线相连。

(2)脉搏与体温重叠时,先划体温符号,再用红色笔在体温符号外划"○"。

3. 呼吸

(1)以阿拉伯数字表述每分钟呼吸次数,用蓝色笔填写。

(2)如每日记录呼吸2次以上,在相应的栏目内上下交错记录。第1次记录在上方。

(3)如使用呼吸机的患者,呼吸不记录每分钟呼吸次数,直接在体温单记录呼吸栏内用蓝墨水笔记录"R"。

(三)特殊项目栏

包括:血压、总入量、总出量、大便、体重、身高及空白栏等需观察和记录的内容。

1. 血压

(1)记录频次:新入院患者当日应当测量并记录血压,根据患者病情及医嘱测量并记录,如为下肢血压应当标注。

(2)记录方式:收缩压/舒张压,记录单位:毫米汞柱(mmHg)。记录时不写单位,记为:120/80。

2. 总入量

(1)记录频次:每日记录1次,将前一日24小时总入量记录在相应日期栏内,不满24小时记录实际时间总量并注明,记录为:"(15小时)1500"。

(2)单位:毫升(mL),记录时无须填写。

3. 总出量

(1)记录频次:同总入量,每日记录1次,将前一日24小时总出量记录在相应日期栏内,不满24小时记录实际时间总量并注明,记录为"(15小时)1500"。

(2)单位:毫升(mL),记录时无须填写。

4. 大便

(1)记录频次:每日记录1次,将前24小时内大便次数记录在相应日期栏内。

(2)特殊情况:患者无大便,以"0"表示;灌肠后大便以"E"表示,分子记录大便次数,例:灌肠后大便1次,"1/E"表示;灌肠后无排便,"0/E"表示;灌肠后又排便1次又自行排便1次,用"$1\frac{1}{E}$"表示;大便失禁用"※"表示,人工肛门用"☆"表示(入院当日,每周第一天记录)。

(3)单位:次/日。

5. 体重

(1)记录频次:入院当日应当测量患者体重并记录,以后每周1次,或者根据患者病情及医嘱测量并记录。

(2)特殊情况:如因病情重或特殊原因不能测量者,在体重内可填写"卧床"。

(3)单位:千克(kg)。

6. 身高

(1)记录频次:新入院患者当日应当测量身高并记录。

(2)单位:厘米(cm)。

7. 空格栏　可根据患者病情,增加需观察内容和项目,如手术引流管量等。

二、医嘱单

医嘱是指医师在医疗活动中下达的医学指令。医嘱单分为长期医嘱单和临时医嘱单。

1. 医嘱一般包含"长期医嘱""临时医嘱",由经治医师在 HIS 系统中开具。护士点击执行并转抄医嘱至各类医嘱记录单。

2. 医嘱内容应当准确、清楚,并注明医嘱起始和停止的时间,应当具体到分钟,每项医嘱只包含 1 个内容。

3. 一般情况下,护士不执行口头医嘱。只有在抢救急危患者时执行口头医嘱,执行口头医嘱时护士应当复诵一遍,医护双方确认无误后方可执行,抢救结束后,医师应当即刻据实补记医嘱。

4. 每日当班护士查对上一班医嘱;护士长负责病区所有医嘱的查对。

5. 长期医嘱和临时医嘱。

(1)长期医嘱:有效时间在 24 小时以上的医嘱。指医生自开写医嘱起,直至医生注明医嘱停止时间后,该医嘱停止执行。长期备用医嘱指有效时间在 24 小时以上,必要时用,两次执行期间有时间间隔,由医生注明停止日期后失效。

(2)临时医嘱:有效时间在 24 小时以内的医嘱。临时医嘱应严格在指定时间内执行,并在临时医嘱栏内注明执行时间和执行人。有的临时医嘱需立即执行(ST),一般只执行 1 次。临时备用医嘱(SOS)指自医生开写医嘱起,12 小时内有效,必要时用,过期未执行则失效。每项医嘱执行后均应及时注明执行时间并签名。

6. 药物过敏试验及结果。由医生在临时医嘱单开具,护士执行后将皮试结果填写在该医嘱后的括弧内,阳性结果用红色"＋"表示,阴性结果以蓝色"－"表示,注明执行时间和执行人。打印医嘱后"＋"用红笔描红,并在患者床头作医院统一标记。

7. 转院、出院、死亡医嘱由医生在临时医嘱栏开具,这时即表明全部医嘱已停止。死亡医嘱要用红笔书写心跳、呼吸停止死亡时间。电子医嘱打印后用红钢笔在该字段下方划横线。同时转院、出院、死亡医嘱应用红墨水笔纵行在体温单 40℃ 以上相应时间栏内填写。

8. 医嘱单书写要求。

(1)医嘱应紧靠医嘱栏左侧线书写,不得空格。

(2)同一患者若有数条医嘱,且时间相同时,医师、护士均需在首条和尾条医嘱签名,余项用点作标记;医嘱执行后,执行者必须签名并注明执行时间。

三、护理病历

(一)护理记录单

护理记录单是护理过程的客观记录,记录了患者病情发生特殊变化时的病情观察和采取的护理措施和效果。记录的频次或停止记录时间应当根据病情或医嘱决定。具体记录频次为:新患者及手术患者(含手术当日)前 3 天每天记录 1 次;病危患者每天记录 1 次;病重患者 2 天记录 1 次;一级护理无病危及病重的患者 3 天记录 1 次;二级、三级护理患者每周记录 1 次;病情变化随时记录,检查结果异常及时记录。

护理记录单适用范围:

（1）一般病区医嘱告知"病危"或"病重"的患者；

（2）新入院患者、围手术期患者观察和护理的记录；

（3）一般住院患者病情发生变化、需要监护和观察的患者；

（4）一般患者根据医嘱要求需要观察某些症状、体征的患者，或某些特殊治疗需要重点观察某些症状、体征或其他特殊情况的患者；

（5）首次记录、出院记录、术后记录写在格式化模板中；

（6）护理记录单排序：原则上按照时间顺序排列，术后护理记录单放在首次护理记录单后。

（二）新生儿患者护理记录单

适用于新生儿科的全部患儿，若需要呼吸支持及记出入量的患儿，加用新生儿患者特别护理记录单。

（三）ICU、CCU护理记录单

重症监护室的患者使用"ICU护理记录单"记录，冠心病重症监护室患者使用"CCU护理记录单"记录。特殊专科重症监护记录单由医院根据以上记录单填写内容，结合各专科特点自行制订。

四、入院患者护理评估表

入院患者护理评估单指患者入院后由护士对患者的第一次护理过程的记录。由责任护士对患者进行评估后填写，不得主观臆断。本表是为患者入院后制订护理措施的重要依据，应在患者入院后24小时内完成，保存电子病历档案，无须打印纸质档，无须跟随患者病历归档。

五、入院须知单

入院须知单，是患者入院时对医院规章制度的宣教，由责任护士告知患者及家属后进行填写，由患者或家属签名。眉栏填写完整，字迹工整，应在患者入院后24小时内完成。

六、输液记录单

可以使用系统打印输液记录单或自行设计输液记录单，护士输液后及时注明执行时间及执行人，要求字迹工整可辨。

七、手术安全核查表、手术部位标识表

手术安全核查表、手术部位标识表由手术医师、手术室护士（或手术室责任护士）及麻醉医师填写。眉栏填写完整，无遗漏，签名完整，字迹清晰可认，无涂改。

八、病区交班报告

病区交班报告主要记录值班期间病区的动态变化及患者病情的动态变化，由值班护士书写。通过病区交班报告接班护士能全面掌握整个病区的动态情况，明确病区工作重点。

(一)交班内容

1. 病区患者总数统计,患者流动情况记录。注明出院、转出、死亡患者时间,转出患者注明转往的医院、科别,死亡患者简要记录抢救过程及死亡时间。

2. 新入院、转入患者注明入院或转入的原因、时间、主诉、主要症状、体征、既往重要病史(尤其是过敏史),存在的护理问题及下一班需注意观察的事项,给予的治疗,护理措施。

3. 对危重患者、有异常情况及做特殊检查或治疗的患者应写明主诉、生命体征、神志、病情动态、特殊抢救及治疗护理,下一班需重点观察和注意的事项。

4. 手术患者、准备手术的患者,应写明术前准备和术前用药情况等。当天手术患者须写明麻醉方式、手术名称及过程、麻醉清醒时间,回病房后的生命体征、伤口、引流、排尿及镇痛药使用情况。

5. 产妇应报告胎次、产式、产程、分娩时间、会阴切口或腹部切口及恶露情况等。

6. 老年、小儿及生活不能自理的患者,应记录患者的生活护理情况、心理状况和需要接班者重点观察及完成的事项。夜间记录还应注明患者的睡眠情况。

(二)书写顺序

1. 蓝笔填写眉栏各项,如病区、日期、时间、患者总数和入院、出院、转出转入、手术、分娩、病危及死亡患者数等。

2. 先写离开病区的患者(出院、转出、死亡),再写进入病区的患者(入院、转入),然后写需要交班的患者(手术、危重、分娩及有异常情况的患者)。同一栏内容按床号先后顺序书写。

(三)书写要求

1. 本着真实、全面、简明扼要、重点突出的原则认真书写。

2. 字迹清楚、不得随意涂改、粘贴,日间用蓝笔书写,夜间用红笔书写,或根据医院规定统一用蓝笔书写。

3. 书写时依次按姓名、床号、住院病历号、诊断,再简要记录病情、治疗和护理。

4. 对新入院、转入、手术、分娩患者,在诊断的右下角分别用红笔注明。

5. 转入、手术、分娩、危重患者用红笔注明“危”或做红色标记。

6. 写完后,注明页数并签全名。

7. 护士长应对每班的病区交班报告进行检查,符合质量后签全名。

九、电子病历使用及书写规范

1. 记录格式要求 “首次护理记录”及“出院记录”书写在独立模板中。护理记录单记录意识,导管名称用数字标识,具体标识见每页记录单。出入量项目栏每行只能记录一种药物或入(出)量物质,不需要统计出入量者剂量写在项目栏,需要统计出入量者将量统计在出入量栏,便于计算机自动统计出入量。三升袋可不用列出具体药名。病情观察栏文字需空两字书写。专科不观察项目可不填写。

2. 选用字体 默认系统设置。

3. 时间 时间均用24小时制。

4. 页码 手工填写页码。

5. 打印　采用 A4 纸单面打印或双面打印,要求一本病历必须一致。

6. 记录单　记录单中需要用红颜色笔处理的地方,打印后需要用红笔画红线或描红,如:统计 24 小时出入量、转科医嘱、死亡医嘱、过敏药物描红+等,如青霉素(+)。

7. 签名　每次记录保存后自动电子签名。由护士本人核对后每页签一个全名确认,签名要求字迹工整,无涂改。原则上需要本人签名,若因特殊情况需要立即归档的病历,则由科室指定的上级护士或护士长审阅后本人签名。不得代签他人姓名。护理病历打印后在归档前需签名完毕。

8. 修改　打印出来审核时发现错误,可用红笔划两横线,在上方写上正确的,在下方用红笔签上全名及日期。修改权限者:护士长、上级护士、护士本人。每页修改不超过 3 处,每处不超过 3 个字,修改后需在电子病历上进行修改存档。也可以修改后再打印签名核对。修改时,电子病历系统应当进行身份识别、保存历次修改痕迹、标记准确的修改时间和修改人信息。

9. 医嘱单打印　医嘱满页或开具出院医嘱后,打印医嘱,对需要用红笔标记的地方进行标记。由管床医师、护士长及办公班护士三人签名确认。

10. 医嘱查对　下一班护士查对上一班的所有医嘱的处理及落实情况。查对者将《病人医嘱本(K 表)》调出查对后,在《医嘱查对登记本》上用蓝笔签字。护士长查对每日医嘱,并用蓝笔签名。护士长每周组织一次大查对,查对未停止的长期医嘱,检查临时医嘱的执行情况,查对后在《医嘱查对登记本》上用红笔记录并签字。记录要求:字迹工整,干净整洁,无涂改,签名清晰可辨。

课后练习

一、单选题

1. 医疗与护理文件记录的基本原则是什么(　　)
　　A. 及时、准确、完整　　　　B. 及时、完整、简要　　　C. 及时、准确、完整、简要、清晰
　　D. 准确、完整、简要　　　　E. 完整、简要、清晰

2. 住院期间住院病历的最前面应该排放哪种医疗、护理文件(　　)
　　A. 体温单　　　　　　　　　B. 长期医嘱单　　　　　　C. 临时医嘱单
　　D. 护理记录单　　　　　　　E. 病程记录

3. 在绘制体温单时,分别表示口温、腋温和肛温的符号是(　　)
　　A. ×、○、●　　　　　　　B. ×、●、○　　　　　　C. ○、●、×
　　D. ●、×、○　　　　　　　E. ○、×、●

4. 绘制体温单时,每一小格表示多少(　　)
　　A. 0.2　　B. 0.1　　C. 0.4　　D. 0.5　　E. 1

5. 绘制体温单,填写大便符号,表示未解大便、大便失禁、人工肛门、灌肠的符号是(　　)
　　A. 0、☆、※、E　　　　　　B. 0、※、☆、E　　　　　C. 0、E、※、☆

D. E、0、※、☆　　　　　　　　　E. ☆、0、※、E

6. 患者入院护理评估单,应在多少时间内完成(　)

　　A. 24 小时　　　　　　　　B. 12 小时　　　　　　　　C. 6 小时

　　D. 出院以前　　　　　　　　E. 4 小时

7. 护理记录每周记录 1 次的是以下哪种患者(　)

　　A. 一级护理患者　　　　　　B. 二级或三级护理患者　　　C. 病重患者

　　D. 病危患者　　　　　　　　E. 手术后 3 天患者

8. 病区交班报告是由谁来书写(　)

　　A. 当班护士　　　　　　　　B. 当班医生　　　　　　　　C. 助理护士

　　D. 病区护士长　　　　　　　E. 科室主任

9. 如医疗与护理文件书写过程中出现错误时,以下处理方法正确的是(　)

　　A. 由本人直接用涂改液涂改,签上全名

　　B. 用蓝色墨水笔画双线涂改,并签全名

　　C. 将原纪录划掉,直接修改既可

　　D. 用刀片刮去原纪录,写上正确的既可

　　E. 用红色墨水笔划双线后将正确的记录补上,保留原记录并注明修改时间,签上修改
　　　人全名

10. 手术后的患者体温应该如何测量(　)

　　A. 每天 8:00、12:00、16:00、20:00 测量 4 次,连续测量 3 天

　　B. 每天 8:00、12:00、20:00 测量 3 次,连续测量 3 天

　　C. 每天 8:00、12:00、20:00 测量 3 次,只测量 1 天

　　D. 每天 8:00、12:00、16:00、20:00 测量 4 次,只测量 1 天

　　E. 每天 8:00、12:00、18:00、20:00 测量 4 次,连续测量 3 天

二、多选题

1. 以下哪些患者的护理记录应当每天记录 1 次(　)

　　A. 新入院患者前 3 天　　　　B. 手术后患者前 3 天　　　　C. 病危患者

　　D. 病重患者　　　　　　　　E. 无病危、病重的一级护理患者

2. 护理记录单适用于哪些患者(　)

　　A. 一般病区医嘱告知"病危"或"病重"的患者

　　B. 新入院患者、围手术期患者

　　C. 一般住院患者病情发生变化、需要监护和观察的患者

　　D. 根据医嘱要求需要观察某些症状、体征的患者

　　E. 某些特殊治疗需要重点观察某些症状、体征或其他特殊情况的患者

3. 患者出院后由医院统一保管的纸质资料有(　)

　　A. 长期医嘱单　　　　　　　B. 临时医嘱单　　　　　　　C. 护理记录单

　　D. 体温单　　　　　　　　　E. 患者入院护理评估表

4. 医疗与护理文件记录的意义是( )

    A. 提供信息　　　　　　B. 提供教学与科研资料　C. 提供制订政策的依据

    D. 提供法律依据　　　　E. 提供评价依据

5. 患者本人或其代理人、保险机构有权复制病历资料的有哪些( )

    A. 患者的门(急)诊病历　　B. 手术同意书　　　　　C. 手术及麻醉记录单

    D. 病理报告　　　　　　E. 护理记录

第二篇　现代护理操作技术

第 18 章　无菌技术操作方法

第一节　洗　手

一、概述

(一)洗手的基本概念

手卫生(hand hygiene)是指医务人员洗手、卫生手消毒和外科手消毒的总称。

1. **洗手**　洗手(hand washing)是指医务人员用肥皂(或皂液)和流动水洗手,去除手部皮肤污垢、碎屑和部分致病菌的过程。

2. **卫生手消毒**　卫生手消毒(antiseptic hand rubbing)是指医务人员用速干手消毒剂揉搓双手,以减少手部暂居菌的过程。

3. **外科手消毒**　外科手消毒(surgical hand antiseptis)是指外科手术前医务人员用肥皂(或皂液)和流动水洗手,再用手消毒剂清除或者杀灭手部暂居菌和减少常居菌的过程。使用的手消毒剂可具有持续抗菌活性。

(二)手卫生设施

是指用于洗手与手消毒的设施,包括洗手池、水龙头、流动水、清洁剂、干手用品、速干手消毒剂等。

(三)手卫生管理

我国卫生部(现国家卫生和健康委员会)于 2009 年 4 月 1 日颁布的《医务人员手卫生规范》是医疗机构在医疗活动中管理和规范医务人员手卫生的标准和指南。医院应加强手卫生的规范化管理,制定相应的管理制度,定期开展培训,提高医务人员手卫生的依从性,做好监督指导和监测。

二、洗手技术

(一)目的

清除手上的污垢和大部分暂居菌,切断通过手传播感染的途径,以保护患者或医务人员。

(二)洗手的指征

1. 直接接触患者前后,接触不同患者之间,从同一患者身体的污染部位移动到清洁部位时,接触特殊易感患者前后。

2. 接触患者黏膜、破损皮肤或伤口前后,接触患者的血液、体液、分泌物、排泄物、伤口敷料之后。

3. 穿脱隔离衣前后,摘手套后。

4. 进行无菌操作前后,处理清洁、无菌物品之前,处理污染物品之后。

5. 当医务人员的手有可见的污染物或者被患者的血液、体液污染后。

(三)注意事项

1. 做到正确有效洗手,手的各部位洗净,特别是指尖、指缝、指关节等处。水温适当,水流不要过大,以免溅出。

2. 当手部有血液或其他体液等肉眼可见的污染时,应用清洁剂和流动水洗手;手部没有肉眼可见的污染时,可使用速干手消毒剂消毒双手代替洗手,揉搓方法与洗手相同。

3. 医护人员接触不同患者时均要应用速干手消毒剂涂擦双手,避免交叉感染。

三、卫生手消毒

(一)目的

清除致病微生物,预防交叉感染;避免污染无菌物品和清洁物品。

(二)洗手的指征

1. 接触患者的血液、体液和分泌物后及被传染性致病微生物污染的物品后。

2. 直接为传染性患者进行检查、治疗、护理后或处理传染病患者污物后。

(三)注意事项

1. 消毒手前先洗手并保持手部的干燥。

2. 消毒剂揉搓时方法正确,手的每个部位覆盖消毒剂,保证消毒效果。

四、外科手消毒

(一)目的

清除指甲、手部、前臂的污物和暂居菌,将常居菌减少到最低限度。

(二)评价

手消毒的流程及方法正确,达到外科手消毒的要求。

(三)注意事项

1. 外科手消毒前应先洗手。

2. 不同患者手术之间、手套破损或手被污染时,应重新进行外科手消毒。

3. 在整个手消毒过程中始终保持双手位于胸前并高于肘部。

4. 流水冲洗、涂抹及揉搓消毒剂、无菌巾擦干等应从手部开始,再向前臂、上臂下进行。

第二节 无菌包的使用及铺无菌盘法

一、无菌包的使用

(一)目的
用无菌包包裹无菌物品,以保持物品的无菌状态。

(二)计划
1. 护士准备 衣帽整洁,修剪指甲,洗手,戴口罩。

2. 用物准备
(1)无菌持物钳(镊)及其盛放的容器。
(2)无菌包(包内放无菌器械、敷料、无菌治疗巾等)。

3. 环境准备 操作环境清洁、宽敞,符合无菌操作原则和要求。

(三)实施步骤
1. 检查无菌包和无菌持物钳的名称、灭菌日期、灭菌指示带、有效期、包装有无破损、潮湿。

2. 将无菌包放在清洁干燥的平面上,解开系带卷放于包布下,或撕开粘贴的胶带、依次揭左右角,最后揭开内角,注意手不可触及包布内面。

3. 用无菌持物钳取出所需物品,放在已备好的无菌区域内。如包内物品一次未用完,则按原折痕包好,系带"一"字形包扎或用胶布粘贴好。

4. 注明开包日期及时间。

(四)评价
严格执行无菌操作规程,无菌物品取出过程中未被污染,包内剩余物品未被污染。

(五)注意事项
1. 无菌包应定期灭菌,如超过有效期、不慎污染包内物品或包布被浸湿,则不能继续使用,需重新灭菌。

2. 打开无菌包时手只能接触包布四角的外面,不可触及包布内面,包布不可垂于台下。

3. 取物时不可跨越无菌面。

4. 包内物品 1 次未用完,则按原折痕包好,注明开包日期和时间,有效期为 24 小时。

二、铺无菌盘法

(一)概念
无菌盘是将无菌治疗巾铺在清洁、干燥的治疗盘内,形成无菌区,放置无菌物品以备操作使用。

（二）目的

在治疗盘内形成无菌区域以放置无菌物品,供治疗和护理使用。

（三）计划

1. 护士准备　衣帽整洁,修剪指甲,洗手,戴口罩。

2. 用物准备

(1)无菌持物钳(镊)及其盛放的容器。

(2)无菌包(包内放无菌治疗巾)、治疗盘。

3. 环境准备　操作环境清洁、宽敞,符合无菌操作原则要求。

（四）实施步骤

1. 检查无菌包和无菌持物钳的名称、灭菌日期、有效期、灭菌指示带、包布有无潮湿、破损。

2. 打开无菌包,用无菌持物钳取出一块治疗巾,放于治疗盘内。

3. 双手捏住无菌巾上层两角的外面,轻轻抖开,由远到近,双折铺于治疗盘内,上层向远端呈扇形折叠,开口边向外。

4. 放入无菌物品。

5. 折叠拉平上层盖于物品上,上、下边缘对齐,开口处向上翻折两次,两侧边缘向下翻折1次。

6. 注明铺盘日期及时间。

（五）注意事项

1. 将无菌治疗巾铺在清洁、干燥的治疗盘内,避免无菌巾潮湿。

2. 铺盘时身体与无菌盘保持一定的距离,手不可触及无菌巾内面,不可跨越无菌区。

3. 铺好的无菌盘有效期不超过 4h。

第三节　穿脱隔离衣

（一）目的

保护医务人员避免受到血液、体液和其他感染性物质污染,或用于保护患者避免感染。

（二）操作前准备

1. 环境准备　清洁、宽敞。

2. 护士准备　衣帽整洁、修剪指甲、取下手表;卷袖过肘、洗手、戴口罩。

3. 用物准备　隔离衣一件,挂衣架,手消毒用物。

（三）操作步骤

穿脱隔离衣操作步骤见表18-1。

表 18-1　穿脱隔离衣操作步骤

步　骤	要点与说明
▲穿隔离衣	
·评估:患者的病情、治疗与护理、隔离的种类及措施、穿隔离衣的环境	根据隔离种类确定是否穿隔离衣
·取衣:查对隔离衣,取衣后手持衣领,衣领两端向外折齐,对齐肩缝	选择隔离衣型号,应能遮住全部衣服和外露的皮肤;查对隔离衣是否干燥、完好,有无穿过,如隔离衣已被穿过;隔离衣的衣领和内面视为清洁面,外面视为污染面。取衣时手持衣领,使清洁面朝向自己,露出肩袖内口
·穿袖:一手持衣领,另一手伸入一侧袖内,持衣领的手向上拉衣领,将衣袖穿好;换手持衣领,依上法穿好另一袖	
·系领:两手持衣领,由领子中央顺着边缘由前向后系好衣领	系衣领时袖口不可触及衣领、面部和帽子
·系袖口:扣好袖口或系上袖带	带松紧的袖口则不需系袖口
·系腰带:将隔离衣一边(约在腰下 5cm 处)逐渐向前拉,见到衣边捏住,同法捏住另一侧衣边。两手在背后将衣边边缘对齐,向一侧折叠,一手按住折叠处,另一手将腰带拉至背后折叠处,腰带在背后交叉,回到前面打一活结系好	后侧边缘须对齐,折叠处不能松散
如隔离衣被穿过,手不可触及隔离衣的内面	
隔离衣后侧下部边缘如有衣扣,则扣上	
穿好隔离衣后,双臂保持在腰部以上,视线范围内	
不得进入清洁区,避免接触清洁物品	
▲脱隔离衣	明确脱隔离衣的区域划分
·解腰带:解开腰带,在前面打一活结	如隔离衣后侧下部边缘有衣扣,则先解开
·解袖口:解开袖口,将衣袖上拉,在肘部将部分衣袖塞入工作衣袖内,充分暴露双手	不可使衣袖外侧塞入袖内
消毒双手	不能沾湿隔离衣
解衣领:解开领带(或领扣)	保持衣领清洁
脱衣袖:双手持带将隔离衣从胸前向下拉,两手分别捏住对侧衣领内侧清洁面下拉脱去袖子	衣袖不可污染手及手臂,双手不可触及隔离衣外面,如还需使用,一手伸入另一侧袖口内,拉下衣袖过手(遮住手),再用衣袖遮住的手在外面握住另一衣袖的外面并拉下袖子,两手在袖内使袖子对齐,双臂逐渐退出
·处理:将隔离衣污染面向里,衣领及衣边卷至中央,一次性隔离衣投入医疗垃圾袋中,如为需换洗的布制隔离衣放入污衣回收袋内清洗消毒后备用	如隔离衣还可使用,双手持领,将隔离衣两边对齐,挂在衣钩上;如挂在半污染区,清洁面向外;挂在污染区则污染面向外

(四)注意事项

1. 隔离衣只能在规定区域内穿脱,穿前检查有无潮湿、破损,长短须能全部遮盖工作服。

2. 隔离衣每日更换,如有潮湿或污染,应立即更换。接触不同病种患者时应更换隔离衣。

3. 穿脱隔离衣过程中避免污染衣领、面部、帽子和清洁面,始终保持衣领清洁。

4. 穿好隔离衣后,双臂保持在腰部以上,视线范围内;不得进入清洁区,避免接触清洁物品。

5. 消毒手时不能沾湿隔离衣,隔离衣也不可触及其他物品。

6. 脱下的隔离衣还需使用时,如挂在半污染区,清洁面向外;挂在污染区则污染面向外。

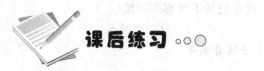

课后练习

一、单选题

1. 洗手是指外科手术前医务人员用肥皂(或皂液)和流动水洗手,再用手消毒剂( )手部暂居菌和减少常居菌的过程

    A. 消除　　　　　　　　B. 清除或杀灭　　　　　　　C. 杀灭

    D. 清洁　　　　　　　　E. 清洗

2. 我国卫生部(现国家卫生和健康委员会)于( )颁布的《医务人员手卫生规范》是医疗机构在医疗活动中管理和规范医务人员手卫生的标准和指南。医院应加强手卫生的规范化管理,制定相应的管理制度,定期开展培训,提高医务人员手卫生的依从性,做好监督指导和监测

    A. 2008 年 4 月 1 日　　　B. 2009 年 4 月 1 日　　　C. 2010 年 4 月 1 日

    D. 2012 年 4 月 1 日　　　E. 2013 年 4 月 1 日

3. 洗手的目的是清除手上的污垢和大部分暂居菌,切断通过( )传播感染的途径,以保护患者或医务人员

    A. 唾液　　　　B. 空气　　　　C. 手　　　　D. 体液　　　　E. 血液

4. 手卫生消毒目的是清除( ),预防交叉感染;避免污染无菌物品和清洁物品

    A. 病毒　　　B. 细菌　　　C. 灰尘　　　D. 致病微生物　　　E. 真菌

5. 外科手消毒目的是清除指甲、手部、前臂的污物和暂居菌,将常居菌( )程度

    A. 减少到最低　　　　　　B. 减少到最高　　　　　　　C. 减少到相对

    D. 增加　　　　　　　　E. 增加到减少

6. 通常情况下外科手消毒前应先( )

    A. 洗手　　　　　　　　B. 戴手套　　　　　　　　　C. 涂抹凡士林

    D. 用乙醇擦拭　　　　　E. 干净毛巾擦拭

7. 铺好的无菌盘有效期不超过( )小时

    A. 2　　　　　　B. 4　　　　　　C. 6　　　　　　D. 8　　　　　　E. 10

8. 隔离衣应( )更换 1 次。接触不同病种患者时应更换隔离衣

    A. 12 小时　　　　　　　B. 每天　　　　　　　　　C. 每两天

D. 每三天　　　　　　E. 每个星期

9. 脱下的隔离衣若挂在半污染区,清洁面向(　　);如挂在污染区,则污染面朝(　　)

A. 外、内　　　　　B. 内、内　　　　　C. 外、外

D. 内、外　　　　　E. 内、外均可

10. 穿好隔离衣后,双臂保持在(　　),视线范围内;只限在规定区域内,不允许进入清洁
区,避免接触清洁物

A. 腰部以上　　　　B. 胸部以上　　　　C. 腿部以上

D. 不触碰地面　　　E. 可以任意活动

二、多选题

1. 手卫生设施是指用于洗手与手消毒的设施,通常包括下列哪些设施(　　)

A. 洗手池　　　　　B. 水龙头　　　　　C. 流动水

D. 清洁剂　　　　　E. 干手用品、速干手消毒剂等

2. 洗手的指征是(　　)

A. 直接接触患者前后,接触不同患者之间,从同一患者身体的污染部位移动到清洁部
位时,接触特殊易感患者前后

B. 接触患者黏膜、破损皮肤或伤口前后,接触患者的血液、体液、分泌物、排泄物、伤口
敷料之后

C. 穿脱隔离衣前后,摘手套后

D. 进行无菌操作前后,处理清洁、无菌物品之前,处理污染物品之后

E. 当医务人员的手有可见的污染物或者被患者的血液、体液污染后

3. 洗手的注意事项有(　　)

A. 做到正确有效洗手,手的各部位洗净,特别是指尖、指缝、指关节等处。水温适当,
水流不要过大,以免溅出

B. 按照自己舒适的方式洗干净

C. 当手部有血液或其他体液等肉眼可见的污染时,应用清洁剂和流动水洗手;手部没
有肉眼可见的污染时,可使用速干手消毒剂消毒双手代替洗手,揉搓方法与洗手
相同

D. 医护人员接触不同患者时均要应用速干手消毒剂涂擦双手,避免交叉感染

E. 医护人员接触同一个患者清洁部位和污染部位时可以不需要洗手

4. 直接为传染性患者进行(　　)后,需要进行洗手

A. 检查　　　　　　　B. 治疗　　　　　　C. 护理后

D. 处理传染病患者污物后　　E. 查看患者病历

5. 下列无菌包注意事项正确的是(　　)

A. 无菌包应定期灭菌,如超过有效期、不慎污染包内物品或包布被浸湿,则需重新
灭菌

B. 打开无菌包时手只能接触包布四角的外面,不可触及包布内面,包布不可垂于台下

C. 取物时不可跨越无菌面

D. 包内物品1次未用完,则按原折痕包好,注明开包日期和时间,有效期为24小时

E. 无菌包打开后未使用,不需要标注时间,下次使用再写时间

第19章 生命体征的测量及异常护理

第一节 体温的测量

(一)目的

1. 判断体温有无异常。

2. 动态监测体温变化,分析热型及伴随症状。

3. 协助诊断,为预防、治疗、康复和护理提供依据。

(二)操作前准备

1. 评估并解释

(1)评估:患者的年龄、病情、意识、治疗情况,心理状态及合作程度。

(2)解释:向患者及家属解释体温测量的目的、方法、注意事项及配合要点。

2. 患者准备

(1)了解体温测量的目的、方法、注意事项及配合要点。

(2)体位舒适,情绪稳定。

(3)测体温前 20~30 分钟若有运动、进食、冷热饮、冷热敷、洗澡、坐浴、灌肠等,应休息30 分钟后再测量。

3. 护士准备　衣帽整洁,修剪指甲,洗手,戴口罩。

4. 用物准备

(1)治疗盘内备:容器 2 个(一为清洁容器,盛放已消毒的体温计;另一为盛放测温后的体温计)、含消毒液纱布、表(有秒针)、记录本、笔。

(2)若测肛温,另备润滑油、棉签、卫生纸。

5. 环境准备　室温适宜、光线充足、环境安静。

(三)操作步骤

1. 核对　携用物至患者床旁,核对患者床号、姓名。

2. 测量　选择测量体温的方法。

3. 取表　取出体温计,用消毒纱布擦拭。

4. 读数　评估体温是否正常,若与病情不符应重新测量,有异常及时处理。

5. 记录　将体温值记录在记录本上。

6. 协助　协助患者穿衣、裤,取舒适体位。

7. 消毒　体温计消毒备用。

8. 绘制　洗手后绘制体温单。

脉搏、呼吸、体温测量操作见图 19-1。

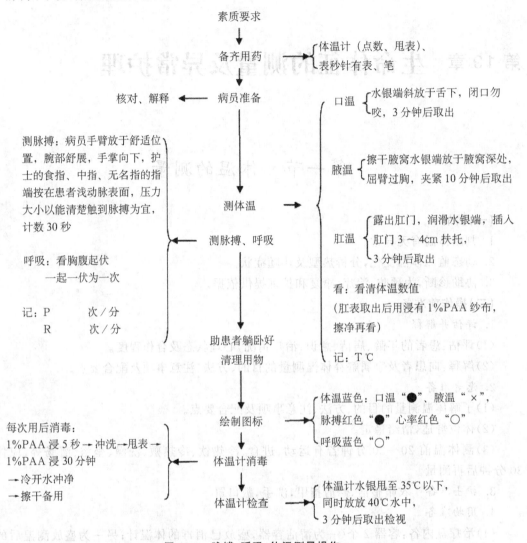

图 19-1　脉搏、呼吸、体温测量操作

(四)注意事项

1. 婴幼儿、精神异常、昏迷、口腔疾患、口鼻手术、张口呼吸者禁忌口温测量。腋下有创伤、手术、炎症，出汗较多者，肩关节受伤或消瘦夹不紧体温计者禁忌腋温测量。直肠或肛门手术、腹泻者禁忌肛温测量；心肌梗死患者不宜测肛温，以免刺激肛门引起迷走神经反射，导致心动过缓。

2. 婴幼儿、危重患者、躁动患者，应设专人守护，防止意外。

3. 测口温时，若患者不慎咬破体温计时，首先应及时清除玻璃碎屑，以免损伤唇、舌、口腔、食管、胃肠道黏膜，饮用蛋清或牛奶，以延缓汞的吸收。若病情允许，可食用粗纤维食物，加速汞的排出。

4. 避免影响体温测量的各种因素,如运动、进食、冷热饮、冷热敷、洗澡、坐浴、灌肠等。

(五)健康教育

1. 向患者及家属解释体温监测的重要性,学会正确测量体温的方法,以保证测量结果的准确性。

2. 介绍体温的正常值及测量过程中的注意事项。

3. 教会对体温的动态观察,提供体温过高、体温过低的护理指导,增强自我护理能力。

第二节　血压的测量

(一)目的

1. 判断血压有无异常。

2. 动态监测血压变化,间接了解循环系统的功能状况。

3. 协助诊断,为预防、治疗、康复、护理提供依据。

(二)操作前准备

1. 评估患者并解释

(1)评估:患者的年龄、病情、治疗情况,心理状态及合作程度。

(2)解释:向患者及家属解释血压测量的目的、方法、注意事项及配合要点。

2. 患者准备

(1)了解血压测量的目的、方法、注意事项及配合要点。

(2)体位舒适,情绪稳定。

(3)测量前有吸烟、运动、情绪变化等,应休息 15～30 分钟后再测量。

3. 护士准备　衣帽整洁,修剪指甲,洗手,戴口罩。

4. 用物准备　治疗盘内备:血压计、听诊器(stethoscope)、记录本(体温单)、笔。

5. 环境准备　室温适宜、光线充足、环境安静。

(三)操作步骤

1. 核对　携用物至患者床旁,核对患者床号、姓名。

2. 测量血压　患者取仰卧位或坐位,伸直肘部,手掌向上外展15°,保持血压计零点、肱动脉与心脏同一水平。放平血压计,水平放稳,打开水银槽开关,观察水银柱是否在零点。排尽袖带内空气,平整无折地缠于上臂中部,下缘距肘窝 2～3cm,松紧以能放入一指为宜,测量血压时嘱患者暂时保持安静。戴好听诊器,摸到肱动脉最明显处,将听诊器胸件紧贴肱动脉搏动最明显处,打气至肱动脉搏动音消失,再上升 20～30mmHg,然后以每秒 4mmHg 的速度慢慢放气。双眼平视水银柱刻度,听诊器出现的第一声搏动音,此时水银柱所指的刻度为收缩压;当搏动音突然减弱或消失时,此时水银柱所指的刻度为舒张压。

3. 整理血压计　排尽袖带内余气,扣紧压力活门,整理后放入盒内;血压计盒盖右倾 45°,使水银全部流回槽内,关闭水银槽开关,盖上盒盖,平稳放置。

4. 恢复体位　必要时协助穿衣、穿裤。

5. 记录　将所测血压值按收缩压/舒张压记录在记录本上。

(四)注意事项

1. 定期检测、校对血压计。测量前,检查血压计:玻璃管无裂损,刻度清晰,加压气球和橡胶管无老化、不漏气,袖带宽窄合适,水银充足、无断裂。检查听诊器:橡胶管无老化、衔接紧密,听诊器传导正常。

2. 对需密切观察血压者,应做到"四定",即定时间、定部位、定体位、定血压计,有助于测定的准确性和对照的可比性。

3. 发现血压听不清或异常,应重测。重测时,待水银柱降至"0"点,稍等片刻后再测量。必要时,作双侧对照。

4. 注意测压装置(血压计、听诊器)、测量者、受检者、测量环境等因素引起血压测量的误差,以保证测量血压的准确性。

5.《中国高血压防治指南》(2010 版)对血压测量的要求:应相隔 1~2 分钟重复测量,取 2 次读数的平均值记录。如果收缩压或舒张压的 2 次读数相差 5mmHg 以上,应再次测量,取 3 次读数的平均值记录。首诊时要测量两上臂血压,以后通常测量较高读数一侧的上臂血压。

(五)健康教育

1. 向患者及家属解释血压的正常值及测量过程中的注意事项。

2. 教导患者正确使用血压计和测量血压,帮助患者创造在家中自测血压的条件,以便患者能够及时掌握自己血压的动态变化。

3. 教会患者正确判断降压效果,及时调整用药。

4. 指导患者采用合理的生活方式,提高自我保健能力。

第三节 氧 疗 法

(一)目的

1. 纠正各种原因造成的缺氧状态,提高动脉血氧分压(PaO_2)和动脉血氧饱和度(SaO_2),增加动脉血氧含量(CaO_2)。

2. 促进组织的新陈代谢,维持机体生命活动。

(二)操作前准备

1. 评估患者并解释 ①评估:患者的年龄、病情、意识、治疗情况,心理状态及合作程度。②解释:向患者及家属解释吸氧法的目的、方法、注意事项及配合要点。

2. 患者准备 ①了解吸氧法的目的、方法、注意事项及配合要点。②体位舒适,情绪稳定,愿意配合。

3. 护士准备 衣帽整洁,修剪指甲,洗手,戴口罩。

4. 用物准备 ①治疗盘内备:小药杯(内盛冷开水)、纱布、弯盘、鼻氧管、棉签、扳手。②治疗盘外备:管道氧气装置或氧气筒及氧气压力表装置、用氧记录单、笔、标志。

5. 环境准备 室温适宜、光线充足、环境安静、远离火源。

(三)操作步骤

1. 核对 携用物至患者床旁,核对患者床号、姓名。

2. 清洁检查 用湿棉签清洁双侧鼻腔并检查。

3. **连接**　将鼻导管与湿化瓶的出口相连接。

4. **调节**　氧流量。

5. **湿润**　鼻氧管。

6. **插管**　将鼻氧管插入患者鼻孔1cm。

7. **固定**　将导管环绕患者耳部向下放置并调节松紧度。

8. **记录**　给氧时间、氧流量、患者反应。

9. **观察**　缺氧症状、实验室指标、氧气装置无漏气并通畅、有无氧疗不良反应。

10. **停止用氧**　先取下鼻氧管。

11. **安置患者**　体位舒适，整理床单位。

12. **卸表**　卸下氧气表。

13. **用物处理**　一次性用物消毒后集中处理，氧气筒上悬挂空或满标志。

14. **记录**　停止用氧时间及效果。

氧疗法操作流程见图19-2。

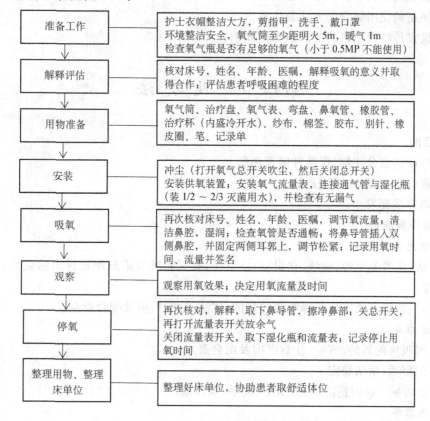

图19-2　氧疗法操作流程

（四）注意事项

1. 用氧前，检查氧气装置有无漏气，是否通畅。

2. 严格遵守操作规程，注意用氧安全，切实做好"四防"，即防震、防火、防热、防油。氧气瓶搬运时要避免倾倒撞击。氧气筒应放阴凉处，周围严禁烟火及易燃品，距明火至少5m，距暖气至少 1m,以防引起燃烧。氧气表及螺旋口勿上油,也不用带油的手装卸。

3. 使用氧气时,应先调节流量后应用。停用氧气时,应先拔出导管,再关闭氧气开关。中途改变流量,先分离鼻氧管与湿化瓶连接处,调节好流量再接上。以免一旦开关出错,大量氧气进入呼吸道而损伤肺部组织。

4. 常用湿化液灭菌蒸馏水。急性肺水肿用 20%～30% 乙醇,具有降低肺泡内泡沫的表面张力,使肺泡泡沫破裂、消散,改善肺部气体交换,减轻缺氧症状的作用。

5. 氧气筒内氧勿用尽,压力表至少要保留 0.5mPa(5kg/cm^2),以免灰尘进入筒内,再充气时引起爆炸。

6. 对未用完或已用尽的氧气筒,应分别悬挂"满"或"空"的标志,既便于及时调换,也便于急用时搬运,提高抢救速度。

7. 用氧过程中,应加强监测。

(五)健康教育

1. 向患者及家属解释氧疗的重要性。

2. 指导正确使用氧疗的方法及注意事项。

3. 积极宣传呼吸道疾病的预防保健知识。

第四节　吸　痰　法

(一)目的

1. 清除呼吸道分泌物,保持呼吸道通畅。

2. 促进呼吸功能,改善肺通气。

3. 预防并发症发生。

(二)操作前准备

1. 评估患者并解释

(1)评估:患者的年龄、病情、意识、治疗情况,有无将呼吸道分泌物排出的能力,心理状态及合作程度。

(2)解释:向患者及家属解释吸痰的目的、方法、注意事项及配合要点。

2. 患者准备

(1)了解吸痰的目的、方法、注意事项及配合要点。

(2)体位舒适,情绪稳定。

3. 护士准备　衣帽整洁,修剪指甲,洗手,戴口罩。

4. 用物准备

(1)治疗盘内:备有盖罐 2 只(试吸罐和冲洗罐,内盛无菌生理盐水)、一次性无菌吸痰管数根、无菌纱布、无菌血管钳或镊子、无菌手套、弯盘。

(2)治疗盘外:备电动吸引器或中心吸引器。必要时备压舌板、张口器、舌钳、电插板等。

5. 环境准备　室温适宜、光线充足、环境安静。

(三)操作步骤

1. 核对　携用物至患者床旁,核对患者床号、姓名。

2. 调节　接通电源,打开开关,检查吸引器性能,调节负压。

3. 检查　检查患者口、鼻腔,取下活动义齿。

4. 体位　患者头部转向一侧,面向操作者。

5. 试吸　连接吸痰管,在试吸罐中试吸少量生理盐水。

6. 吸痰　一手反折吸痰管末端,另一手用无菌血管钳或者戴手套持吸痰管前端,插入口咽部(10～15cm),然后放松导管末端,先吸口咽部分泌物,再吸气管内分泌物。

7. 抽吸　吸痰管退出时,在冲洗罐中用生理盐水抽吸。

8. 观察　观察气道是否通畅;患者的反应,如面色、呼吸、心率、血压等;吸出液的色、性质。

9. 安置患者　拭净脸部分泌物,体位舒适,整理床单位。

10. 整理用物　吸痰管按一次性用物处理,吸痰的玻璃接管插入盛有消毒液的试管中浸泡。

11. 记录　洗手后记录。

(四)注意事项

吸痰操作流程见图 19-3。

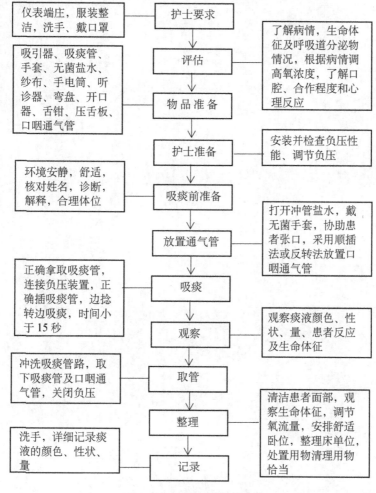

图 19-3　吸痰操作流程

1. 吸痰前,检查电动吸引器性能是否良好,连接是否正确。

2. 严格执行无菌操作,每次吸痰应更换吸痰管。

3. 每次吸痰时间<15s,以免造成缺氧。

4. 吸痰动作轻稳,防止呼吸道黏膜损伤。

5. 痰液黏稠时,可配合叩背、蒸气吸疹入、雾化吸入,提高吸痰效果。

6. 电动吸引器连续使用时间不宜过久;贮液瓶内液体达 2/3 满时,应及时倾倒,以免液体过多吸入马达内损坏仪器。贮液瓶内应放少量消毒液,使吸出液不致黏附于瓶底,便于清洗消毒。

(五)健康教育

1. 教会清醒患者吸痰时正确配合的方法,向患者及患者家属讲解呼吸道疾病的预防保健知识。

2. 指导患者呼吸道有分泌物时应及时吸出,确保气道通畅,改善呼吸,纠正缺氧。

第20章 饮食及排泄的护理

第一节 鼻饲法

(一)定义

鼻饲法是将导管经鼻腔插入胃内,从管内灌注流质食物、水分和药物的方法(上消化道出血、食管静脉曲张及鼻腔、食管手术的患者不可采用鼻饲)。

1. **优点** 简单、易行、容易置入、早期即可使用,通常耐受较好。

2. **缺点** 返流、误吸、鼻窦炎、上呼吸道感染的发生率增加、鼻咽损伤等,胃内滞留、误吸风险高,只能短期使用。

(二)目的

对昏迷患者或不能由口进食者,以鼻胃管供给食物和药物,以维持患者营养和治疗的需要。常用于不能由口进食者,如昏迷、口腔疾病、口腔手术后的患者;早产婴儿和病情危重的患者;拒绝进食的患者。

(三)适应证及禁忌证

1. **鼻饲法的适应证**

(1)不能由口进食者,如昏迷、口腔疾病及口腔手术后或不能张口者(如破伤风患者)。

(2)拒绝进食的患者。

(3)早产儿和病情危重的婴幼儿。

2. **鼻饲法的禁忌证**

食道下段静脉曲张、食道壅塞、胃底静脉曲张及有心脏病史者慎用。

(四)评估

1. 患者病情及治疗情况。

2. 患者的心理状态与合作程度。

3. 患者鼻腔黏膜是否肿胀、炎症,有无鼻腔息肉等。

(五)用物准备

治疗碗、胃管、镊子、石蜡油、纱布2块、压舌板、50mL注射器、听诊器、治疗巾、棉签、手电筒、温开水、鼻饲饮食200mL(温度38～40℃)、橡皮圈、胶布、弯盘。

(六)操作步骤

1. 备齐用物至患者床边并核对患者。对神志清醒做好心理护理,消除患者的紧张恐惧情绪,使患者能积极主动配合操作。

2. 协助神志清醒者的患者取平卧位,颌下铺治疗巾,清洁鼻腔。

3. 戴无菌手套,用液状石蜡纱布润滑胃管前段 15～20cm,一手用纱布托持胃管,另一手用镊子夹住胃管,沿一侧鼻孔轻轻插入至咽喉时(14～16cm 处)患者可能出现恶心反应。

4. 胃管插入长度的测量方法是从患者鼻尖至耳垂再至剑突的长度(或发际至剑突的长度),成人 45～55cm,婴幼儿 14～18cm。

5. 昏迷患者因吞咽反射和咳嗽反射消失,不能合作。为提高插管的成功率,临床采用双枕垫头快速插管法,将两枕垫于患者头下,使其下颌尽量贴近胸骨柄,置胃管入鼻腔后双手快速插管,使管端沿食道后壁滑行至胃内,此方法适用于昏迷不能合作者,快速有效,可减轻对咽喉部黏膜的刺激。

6. 置管到预定长度时,可用抽吸胃液法或用听诊器在胃部听气过水声等方法确定胃管在胃内。鼻饲时,回抽有胃液时,观察有无消化道出血或胃潴留,如无异常可缓慢注入少量温开水,然后再灌注鼻饲药物或流食。药物应将药片研碎,溶解后灌入。鼻饲速度应缓慢并随时观察患者的反应。

7. 鼻饲后,用温水 20mL 冲洗胃管,避免食物残留在胃管内发酵或变质,引起患者胃肠炎或堵塞管腔。将胃管末端盖帽固定,并用纱布包好,皮筋系紧,用安全别针固定于枕旁。保持半卧位 30～60 分钟后再恢复平卧位。

8. 用胶布粘贴法固定胃管于鼻翼或颊部。由于患者鼻部出汗或分泌油脂、患者翻身活动等,胶布都有可能脱落,从而导致胃管脱出。

9. 整理床单位,清理用物,将注射器洗净后放入治疗碗内,盖纱布备用。根据医嘱记录患者反应及鼻饲量。

10. 拔管时,指导患者做深呼吸,待慢慢呼气时完成拔管动作,纱布包裹胃管置于弯盘内。昏迷患者拔管到咽喉处时反折胃管快速拔出,以免液体滴入气管。

11. 清洁患者口鼻、面部,擦去胶布痕迹,协助患者漱口,再次核对,并协助患者取舒适卧位,整理床单位。

12. 携用物至治疗室整理用物,洗手,摘口罩,记录。

(七)注意事项

1. 插管动作应轻柔,以免损伤食道黏膜。每次鼻饲量不应超过 200mL,间隔时间不少于 2 小时。需经鼻饲管使用药物时将药物碾碎,溶解后再灌入。

2. 插管动作要轻稳,特别在食管的三个狭窄处:环状软骨水平处、气管分叉处、食管通过膈肌处。每次喂食前必须检查胃管确定在胃内方可喂食。

(八)鼻饲管的护理

1. 鼻饲前将床头抬高 40°～60°,保持 60° 1 小时后再降低至 30°,再过半小时,恢复平卧位。

2. 鼻饲后 1 小时内不可翻身、搬动患者。

3. 避免进食过程中及进食后的呛咳、返流、呕吐,减少肺炎的发生。

4. 鼻饲管一定要贴上管道标识,注明插管的日期及插入长度。

(九)健康教育

告知患者在带管和鼻饲过程中要适度活动,避免胃管脱出。

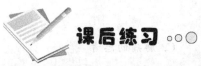

课后练习

一、单选题

1. 鼻饲液的温度( )℃
   A. 35　　　　　　B. 36　　　　　　C. 37～38　　　　　　D. 38～40　　　　　　E. 40

2. 鼻饲后用温水( )冲洗胃管,避免食物残留在胃管内发酵或变质,引起患者胃肠炎或堵塞管腔
   A. 15mL　　　　B. 20mL　　　　C. 25mL　　　　D. 30mL　　　　E. 35mL

3. 鼻饲后保持半卧位( )分钟后再恢复平卧位
   A. 10～30　　　B. 20～40　　　C. 25～45　　　D. 30～60　　　E. 40～60

4. 下列关于鼻饲法常用于不能由口进食者错误的是( )
   A. 昏迷、口腔疾病、口腔手术后的患者　　　B. 颅脑外伤的患者
   C. 早产婴儿　　　　　　　　　　　　　　D. 病情危重的患者
   E. 拒绝进食的患者

5. 每次鼻饲饮食的量是多少( )mL
   A. 400　　　　　B. 350　　　　　C. 300　　　　　D. 200　　　　　E. 250

6. 婴幼儿胃管插入长度( )cm
   A. 14～18　　　B. 12～15　　　C. 13～16　　　D. 14～16　　　E. 15～17

7. 鼻饲前应将床头抬高( )
   A. 30°～50°　　B. 50°～70°　　C. 40°～60°　　D. 25°～45°　　E. 20°～50°

8. 鼻饲后( )小时内不可翻身搬动患者
   A. 0.5　　　　　B. 1　　　　　　C. 1.5　　　　　D. 2　　　　　　E. 2.5

9. 插胃管时,将胃管插入咽喉( )cm处,可能出现恶心反应
   A. 14～16　　　B. 11～16　　　C. 12～15　　　D. 13～17　　　E. 14～17

10. 下列那一项不是鼻饲法的禁忌证( )
    A. 食道下段静脉曲张　　　B. 食道壅塞　　　　　C. 肠梗阻
    D. 胃底静脉曲张　　　　　E. 有心脏病病史者慎用

二、多选题

1. 鼻饲法的适应证( )
   A. 不能由口进食者　　　B. 拒绝进食者　　　C. 早产儿和病情危重的婴儿
   D. 腹部手术者　　　　　E. 外伤的患者

2. 鼻饲法的优点( )
   A. 简单　　　　　　　　B. 易行　　　　　　C. 容易置入
   D. 早期即可使用　　　　E. 通常耐受较好

3. 鼻饲法的用物准备( )
   A. 治疗碗、镊子、鼻饲饮食200mL　　　B. 纱布2块、压舌板

C. 50mL 注射器、听诊器、橡皮圈、胶布　　D. 治疗巾、棉签、手电筒、温开水

E. 石蜡油、弯盘、胃管

4. 下列哪些选项是鼻饲法的禁忌证（　　）

A. 食道下段静脉曲张　　　B. 食道壅塞　　　　　C. 胁痛的患者

D. 胃底静脉曲张　　　　　E. 有心脏病史者慎用

5. 鼻饲法的注意事项（　　）

A. 插管动作应轻稳

B. 每次鼻饲量不能超过 200mL

C. 间隔时间不少于 2 小时

D. 每次喂食前必须检查胃管是否在胃内

E. 需经鼻饲管使用药物时将药物碾碎，溶解后再灌入

第二节　口腔护理

(一)定义

口腔护理时根据患者病情和口腔情况，采用恰当的口腔护理溶液，运用特殊的口腔护理手段，为患者清洁口腔的方法。常用于高热、昏迷、危重、禁食、鼻饲、口腔疾病，术后生活不能自理的患者。

(二)目的

1. 保持口腔清洁、湿润，预防口腔感染等并发症。

2. 去除口臭、牙垢，使患者舒适，促进食欲，保持口腔正常功能。

3. 观察口腔黏膜、舌苔和特殊口腔气味，提供病情变化的动态信息，协助诊断。

(三)适应证

禁食、高热、昏迷、术后、口腔疾病等生活不能自理的患者。

(四)评估

1. 病情和自理能力的评估。

2. 患者对牙齿保健知识了解程度的评估。

3. 口腔情况的评估，如口唇、黏膜、牙龈、牙齿(义齿)、舌、气味和 pH 值等。

(五)用物准备

1. 口护包内备：治疗巾、治疗碗、弯血管钳、镊子、棉球、压舌板、吸水管、漱口杯。必要时准备开口器。

2. 口护包外备：弯盘、手电筒、漱口液等。

(六)操作步骤

1. 洗手、戴口罩。

2. 携用物至床旁，核对并向患者解释口腔护理的方法，并愿意接受配合操作。

3. 侧卧或仰卧，头偏向一侧。

4. 铺治疗巾，置弯盘于口角旁润湿口唇。

5. 嘱患者张口，昏迷患者用开口器放于臼齿处，持手电筒、压舌板观察口腔，酌情取

下义齿。

6. 拧干棉球,嘱上下齿咬合,压舌板撑开左颊部从内测向门齿,纵向擦洗齿外侧面,先左后右。

7. 嘱患者张开上下齿,擦齿左上内、左上咬合面,左下内、左下咬合面。

8. 弧形擦洗左颊黏膜。

9. 同法擦洗右侧。

10. 擦洗硬腭、舌面及舌下。

11. 协助患者漱口、再观察口腔情况,擦唇。

12. 撤回用物,整理床单位,再次核对。

13. 携用物至治疗室整理用物,洗手,摘口罩,记录。

(七)注意事项

1. 昏迷患者禁忌漱口,以免引起误吸。

2. 昏迷、牙关紧闭的患者用开口器时,应从臼齿处放入,不可使用暴力。

3. 擦洗过程中,动作应轻柔,避免损伤黏膜及牙龈。

4. 擦洗时,一次只能夹取 1 个棉球,切忌遗留在患者口腔内。

5. 棉球应完全包住钳端,每个部位最少 1 个棉球。棉球拧至不滴水为宜,不可过湿,以防患者将溶液吸入呼吸道。

6. 擦洗舌面及硬腭勿过深。

7. 长期应用抗生素、激素者注意观察有无真菌感染。

8. 传染病患者用物须按消毒隔离原则准备、执行和处理。

(八)健康教育

1. 向患者解释保持口腔卫生的重要性。

2. 介绍口腔护理的相关知识,并根据患者存在的问题进行有针对性的指导。

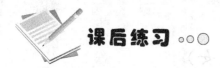

课后练习

一、单选题

1. 下列关于口腔护理的适应证错误的是( )

    A. 禁食、高热　　　　　B. 昏迷　　　　　C. 术后

    D. 口腔疾病　　　　　E. 活动自如患者

2. 下列哪项不是口腔护理的适应证( )

    A. 禁食　　　B. 高热　　　C. 昏迷　　　D. 术后　　　E. 口臭

3. 做口腔护理前应评估患者口腔情况,不包括下列哪项( )

    A. 口唇、黏膜　　　B. 唾液　　　C. 牙龈　　　D. 牙齿　　　E. 舌

4. 下列哪项不是口护包外应备的用物( )

    A. 压舌板　　　B. 弯盘　　　C. 手电筒　　　D. 漱口液　　　E. 棉签

5. 遇有真菌感染的患者,口腔护理应用的漱口液是( )

    A. 1‰~3‰过氧化氢   B. 2%~3%硼酸   C. 0.9%氯化钠

    D. 1%~4%碳酸氢钠   E. 30%乙醇

6. 以下哪种患者不需行特殊口腔护理( )

    A. 高热患者   B. 昏迷患者   C. 下肢外伤患者

    D. 危重患者   E. 禁食患者

7. 为昏迷患者作口腔护理时,应特别注意不可( )

    A. 头转向一侧   B. 钳夹紧棉球擦拭   C. 帮助患者漱口

    D. 使用张口器开口   E. 取下假牙,用牙刷清洁

8. 假牙患者,口腔护理时,取下假牙暂时不用,应放在( )

    A. 热水中   B. 冷开水中   C. 乙醇中

    D. 清洗消毒液中   E. 朵贝尔漱口液

9. 口腔护理时,对长期用抗生素者,应注意观察口腔黏膜( )

    A. 有无溃疡   B. 有无真菌感染   C. 口唇是否干裂

    D. 有无口臭   E. 牙龈是否肿胀出血

10. 最常用的口腔护理溶液是( )

    A. 0.1%醋酸溶液   B. 0.02%呋喃西林溶液   C. 0.02%氯己定溶液

    D. 1%~4%碳酸氢钠溶液   E. 生理盐水

二、多选题

1. 口腔护理的适应证( )

    A. 高热   B. 昏迷   C. 危重   D. 禁食   E. 口腔疾病

2. 口腔护理的目的( )

    A. 口腔清洁、湿润,预防口腔感染   B. 去除口臭、牙垢,使患者舒适

    C. 促进食欲   D. 利于观察口腔黏膜、舌苔和特殊口腔气味

    E. 提供病情的动态变化

第三节 导尿术(女)

(一)定义

导尿术,是在严格的无菌操作下将无菌导尿管经尿道插入膀胱引出尿液的技术。

(二)目的

1. 直接从膀胱导出不受污染的尿标本,做细菌培养,测量膀胱容量、压力及检查残余尿量,鉴别尿闭及尿潴留,以助诊断。

2. 为尿潴留患者放出尿液,以减轻痛苦。

3. 盆腔内器官手术前,为患者导尿,以排空膀胱,避免手术中误伤。

4. 昏迷、尿失禁或会阴部有损伤时,保留导尿管以保持局部干燥,清洁。某些泌尿系疾病患者手术后,为促使膀胱功能的恢复及切口的愈合,常需做留置导尿术。

5. 抢救休克或垂危患者,正确记录尿量、比重,以观察肾功能。

(三)适应证

1. 各种下尿路梗阻所致尿潴留。
2. 危重患者抢救。
3. 膀胱疾病诊断与治疗。
4. 进行尿道或膀胱造影。
5. 留取未受污染的尿标本做细菌培养。
6. 产科手术前的常规导尿。
7. 膀胱内药物灌注或膀胱冲洗。
8. 探查尿道有无狭窄,了解少尿或无尿原因。

(四)评估

1. 患者病情、临床诊断、导尿的目的。
2. 观察患者意识状态、生命体征和患者心理状态。
3. 患者合作理解程度。
4. 膀胱的充盈度、局部皮肤情况。

(五)用物准备

无菌导尿包:内有治疗碗 1 个,尿管 2 根,小药杯 1 个,血管钳 2 把,液状石蜡棉球 1 个,标本瓶 1 个,洞巾 1 块,纱布数块,20mL 注射器 1 个(内有生理盐水 20mL);外阴初步消毒用物:无菌治疗碗 1 个(内盛消毒液棉球 10 余个,血管钳 1 把),清洁手套 1 只。

其他:无菌持物钳,无菌手套,消毒溶液(碘伏),中单,便盆,毛巾等。

(六)操作步骤

1. 携用物至床旁,核对,向患者说明导尿目的,以取得合作。
2. 能自理者嘱患者清洗外阴,对于不能起床者,护士协助洗净外阴。
3. 操作者站在患者右侧,患者取仰卧位,屈髋屈膝,双腿略向外展,脱去对侧裤腿,盖在近侧腿上,对侧大腿用毛巾遮盖,露出会阴,注意患者保暖。
4. 将小橡胶单及治疗巾垫于患者臀下,弯盘置于近会阴处,换药碗与弯盘放于会阴和两腿之间,用碘伏棉球擦洗外阴(阴阜及大阴唇),再分开大阴唇,擦洗小阴唇及尿道口,自外向内,由上而下,每个棉球限用 1 次。擦洗尿道口时,在尿道口轻轻旋转向下擦洗,共擦洗 2 次,第二次的棉球向下擦洗至肛门,将污棉球放于弯盘内,撤去换药碗,弯盘置于床尾。
5. 取下无菌导尿包置于患者两腿之间,打开导尿包,倒碘伏棉球于小杯内戴无菌手套,铺孔巾,使孔巾与导尿包包布形成无菌区。
6. 取一弯盘置于患者左侧孔巾口旁,用石蜡油棉球润滑导尿管前端后放于孔巾口旁的弯盘内,用左手分开并固定小阴唇,右手用止血钳夹碘伏棉球自上而下,由内向外分别消毒尿道口(在尿道口轻轻旋转消毒后向下擦洗,共 2 次)及小阴唇,每个棉球限用 1 次。擦洗完毕将止血钳丢于污弯盘内。
7. 用另一止血钳持导尿管对准尿道口慢慢插入尿道 4～6cm,见尿液流出,再插入 1cm 左右,松开左手,固定导尿管,将尿液引出。
8. 若需做尿培养,用无菌标本瓶接取,盖好瓶盖。
9. 导尿毕,拔出导尿管,脱去手套,放于弯盘内,撤下孔巾,擦洗外阴,协助患者穿裤。再次核对,整理床铺,清理用物,做好记录后送验标本。

(七)注意事项

1. 严格无菌操作,预防尿路感染。

2. 插入尿管动作要轻柔,以免损伤尿道黏膜。若插入时有阻挡感(切忌蛮插)可更换方向(也可稍退2～3cm,向导尿管中灌注液状石蜡,润滑尿道),再插见有尿液流出时再插入2cm,勿过深或过浅,切勿反复抽动尿管。

3. 选择导尿管的粗细要适宜,对小儿或疑有尿道狭窄者,尿管宜细。

4. 对膀胱过度充盈者,排尿宜缓慢,以免骤然减压引起出血或晕厥。对膀胱高度膨胀且又极度虚弱的患者,第一次导尿量不可超过1 000mL,以防大量放尿,导致腹腔内压急剧下降,大量血液滞留于腹腔血管内,导致血压下降,产生虚脱,亦可因膀胱突然减压,导致膀胱黏膜急剧充血,引起血尿。

5. 留置导尿时,应经常检查尿管固定情况,有否脱出,必要时以无菌药液每日冲洗膀胱1次;每隔5～7天更换尿管1次,再次插入前应让尿道松弛数小时,再重新插入。

6. 膀胱过度充盈患者导尿时速度不能过快,否则可以产生休克或膀胱出血,此时应缓慢分次放出尿液,每次150～200mL,反复多次,逐渐将膀胱放空。

(八)健康教育

1. 指导长期留置尿管的患者进行膀胱功能训练及骨盆底肌的锻炼,以增强控制排尿的能力。

2. 告知患者尿袋高度要低于耻骨联合水平,防止逆行感染。

3. 告知患者在留置尿管期间防止尿管打折、弯曲、脱出、受压等,保持其通畅。

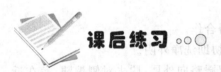

课后练习 ○○○

一、单选题

1. 正常尿液的颜色(　　)
   A. 淡黄色　　　B. 红色　　　C. 深黄色　　　D. 黄褐色　　　E. 透明

2. 正常人每次排出的尿量(　　)mL
   A. 100～150　　B. 200～400　C. 150～200　　D. 200～250　　E. 50～100

3. 正常人24小时尿量为(　　)mL
   A. 800　　　　B. 1 500　　　C. 1 000　　　　D. 2 000　　　E. 2 500

4. 为男性患者导尿时,应提起阴茎与腹壁成(　　)
   A. 60°　　　　B. 50°　　　　C. 30°　　　　D. 20°　　　E. 45°

5. 对膀胱过度充盈者,第一次放尿不可超过(　　)mL
   A. 800　　　　B. 1 500　　　C. 1 000　　　　D. 2 000　　　E. 2 500

6. 下列导尿的注意事项中错误的是(　　)
   A. 严格执行无菌操作技术,预防尿路感染
   B. 插入尿管动作要轻柔
   C. 选择导尿管的粗细要适宜
   D. 对膀胱过度充盈者,第一次放尿不可超过1500mL

　　E. 留置导尿时,应经常检查尿管固定情况

7. 女性患者导尿插入长度(　　)cm

　　A. 3～5　　　　B. 4～6　　　　C. 4～7　　　　D. 3～6　　　　E. 4～5

8. 男性患者导尿插入长度(　　)cm

　　A. 18～20　　　B. 18～22　　　C. 16～18　　　D. 20～22　　　E. 18～24

9. 诱导排尿术的目的是(　　)

　　A. 解除尿潴留　　　　　　　B. 解除尿失禁　　　　　　　C. 预防少尿

　　D. 预防多尿　　　　　　　　E. 清洁尿道

10. 留置导尿期间,为了训练患者膀胱功能,需定时夹管,一般(　　)小时

　　A. 6　　　　　　B. 8　　　　　　C. 4　　　　　　D. 7　　　　　　E. 5

二、多选题

1. 导尿的目的和作用是(　　)

　　A. 保持尿液引流通畅　　　　B. 清洁膀胱　　　　　　　C. 治疗膀胱疾病

　　D. 避免术中误伤膀胱　　　　E. 进行膀胱功能训练

2. 男性尿道三个狭窄(　　)

　　A. 尿道内口　　　　　　　　B. 球部　　　　　　　　　C. 膜部

　　D. 尿道外口　　　　　　　　E. 耻骨下弯

3. 下列导尿过程中哪些是正确的(　　)

　　A. 严格执行无菌操作技术

　　B. 第一次放尿不得超过1 000mL

　　C. 为男性患者导尿时,应提起阴茎与腹壁呈60°

　　D. 注意保护患者隐私

　　E. 为女性患者导尿若误入阴道,应拔出重插

4. 导尿的适应证(　　)

　　A. 各种下尿路梗阻所致尿潴留　　　　　　B. 危重患者抢救

　　C. 膀胱诊断与治疗　　　　　　　　　　　D. 进行尿道或膀胱造影

　　E. 产科手术前的常规导尿

5. 导尿的注意事项(　　)

　　A. 严格执行无菌操作技术,预防尿路感染

　　B. 插入尿管动作要轻柔

　　C. 选择导尿管的粗细要适宜

　　D. 对膀胱过度充盈者,第一次放尿不可超过1 000mL

　　E. 留置导尿时,应经常检查尿管固定情况

第四节　会阴护理

(一)定义及目的

会阴擦洗是临床工作中常用的护理技术,通过会阴护理可以保持患者会阴部清洁,促进患

者舒适,有利于会阴伤口的愈合,预防和减少生殖系统、泌尿系统的逆行感染。

(二)适应证

适用于长期卧床患者、妇产科手术后留置导尿管的患者、会阴及阴道手术后患者、产后1周的产妇、急性外阴炎患者、长期阴道流血的患者。

(三)评估

1. 患者的病情、活动合作能力、心理状态及需求。

2. 会阴部情况。

3. 有无大小便失禁、留置尿管。

(四)物品准备

治疗车、治疗巾、会阴垫、便盆、会阴擦洗盘(内置无菌弯盘、无菌镊子或消毒止血钳、无菌棉球若干、无菌纱布、碘伏棉球、棉签等)。

(五)操作步骤

1. 备齐用物携至床边,核对,向患者说明以取得患者配合,嘱患者排空膀胱。用屏风遮挡患者,请无关人员回避,保护患者隐私,脱下一条裤腿,注意保暖,取膀胱截石位暴露外阴。初步擦净外阴部的皮肤黏膜、分泌物及有无血迹等情况。

2. 将会阴擦洗盘放置于床边,给患者臀下垫会阴垫、便盆。用左手持干净的药液,用右手持大棉签进行擦洗。擦洗顺序:第1遍(自上而下,由外而内)阴阜→大腿内上1/3→大阴唇→小阴唇→尿道口→会阴→肛门。初步擦净会阴部的分泌物及血迹。

3. 第2遍(由内向外,自上而下):会阴→尿道口→小阴唇→大阴唇→肛门。1个棉球限用1次,可根据患者会阴情况决定擦洗次数,直至擦洗干净。

4. 最后用干棉球或干纱布擦干,撤便盆,垫巾,协助患者穿好裤子并换上清洁的会阴垫。

5. 整理床单元,再次核对,携用物至治疗室,整理用物,洗手,记录。

(六)注意事项

1. 擦洗时动作轻稳,擦洗顺序清楚。

2. 注意观察会阴皮肤黏膜情况,如有伤口在擦洗时应注意观察会阴伤口有无红肿、分泌物的性状、伤口愈合情况,如发现异常应向医生汇报,并配合处理。

3. 对留置导尿管的患者,应注意导尿管是否通畅,避免脱落或打结。

4. 每擦洗1名患者后护理人员应清洗双手,如有伤口并感染的患者应注意最后擦洗,以免交叉感染。

5. 擦洗溶液温度适中,冬天注意保暖。

6. 会阴擦洗每日2次,大便后应及时擦洗。

(七)健康教育

1. 向患者及其家属解释会阴护理方法,使其认识到会阴部清洁的重要性并主动参与护理。

2. 会阴部有伤口者,保持外阴的清洁,出现异常分泌物及不适感及时告知。

3. 留置尿管者保持引流管通畅,避免导尿管受压、扭曲、堵塞。

4. 勤换会阴垫及内衣裤。

5. 休息时应向会阴伤口的对侧卧。一方面,可使细菌尽量不侵及伤口;另一方面,可以改善局部伤口的血液循环,促进伤口愈合。

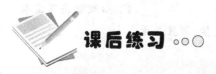

课后练习

一、单选题

1. 下列哪项不是会阴护理的适应证( )
   A. 长期卧床的患者　　　　　B. 急性外阴炎的患者　　　C. 产后1周的患者
   D. 下肢静脉曲张的患者　　　E. 长期阴道流血患者

2. 下列哪项不是会阴护理的注意事项( )
   A. 擦洗时动作轻稳　　　　　　　　B. 注意观察会阴皮肤黏膜情况
   C. 会阴擦洗每日3次　　　　　　　　D. 注意导管是否通畅
   E. 注意保暖

3. 第一遍会阴擦洗的顺序( )
   A.(自上而下、由外而内)阴阜、大腿内上、大阴唇、小阴唇、尿道口、会阴、肛门
   B.(自上而下、由外而内)阴阜、大腿内上、小阴唇、大阴唇、尿道口、会阴、肛门
   C.(自上而下、由外而内)阴阜、大腿内下、大阴唇、小阴唇、尿道口、会阴、肛门
   D.(自上而下、由外而内)阴阜、大腿内上、大阴唇、小阴唇、会阴、尿道口、肛门
   E.(自上而下、由外而内)大腿内上、阴阜、大阴唇、小阴唇、尿道口、会阴、肛门

4. 第二遍会阴擦洗的顺序( )
   A.(由内而外、自上而下)会阴、尿道口、小阴唇、大阴唇、肛门
   B.(由内而外、自上而下)会阴、尿道口、大阴唇、小阴唇、肛门
   C.(由内而外、自下而上)会阴、尿道口、大阴唇、小阴唇、肛门
   D.(由外而内、自下而上)会阴、尿道口、大阴唇、小阴唇、肛门
   E.(由外而内、自下而上)尿道口、会阴、大阴唇、小阴唇、肛门

5. 会阴部有伤口时,应采取( )卧位
   A. 左侧　　　　B. 右侧　　　　C. 平　　　　D. 俯　　　　E. 伤口侧

二、多选题

1. 下列哪些是会阴护理的注意事项( )
   A. 擦洗时动作轻稳　　　　　　　　B. 注意观察会阴皮肤黏膜情况
   C. 会阴擦洗每日3次　　　　　　　　D. 注意保护患者隐私
   E. 注意保暖

2. 下列哪项是会阴护理的适应证( )
   A. 长期卧床的患者　　　　　B. 急性外阴炎的患者　　　C. 产后1周的患者
   D. 下肢静脉曲张的患者　　　E. 长期阴道流血患者

3. 下列哪项是会阴护理的目的( )
   A. 去除异味　　　　　　B. 预防和减少感染　　　　　C. 防止皮肤破损
   D. 促进伤口愈和　　　　E. 增加患者舒适感

4. 会阴护理操作前的评估内容（ ）

    A. 患者的病情   B. 活动合作能力   C. 心理状态及需求

    D. 会阴部皮肤情况   E. 有无大小便失禁、留置尿管

第五节 灌肠法

(一)定义

将一定量的溶液通过肛管，由肛门经直肠灌入结肠，以帮助患者清洁肠道，排除粪便和积气，或供给药物和营养，达到确定诊断和治疗目的的方法。

(二)目的

1. 软化和清除粪便，驱除肠内积气。

2. 为肠道手术、检查做清洁肠道准备。

3. 高热降温、减轻中毒。

4. 清除肠道内有害物质。

(三)适应证及禁忌证

1. 适应证　各种原因引起的便秘及肠积气；结肠、直肠疾病检查及大手术前准备；高热降温等。

2. 禁忌证　急腹症、消化道出血、妊娠、严重心血管疾病等。

(四)评估

1. 患者的病情及治疗情况、灌肠的目的。

2. 患者的意识状态、生命体征、排便情况等。

3. 患者对灌肠的理解、配合程度。

(五)用物准备

治疗盘、一次性灌肠袋、灌肠液、水温计、液状石蜡、棉签、弯盘、卫生纸或纱布、一次性手套、输液架、便盆及浴巾、橡胶单和屏风。

(六)操作步骤

1. 备齐用物携至床边，核对，向患者解释，嘱其排尿，屏风遮挡。

2. 患者取左侧卧位，双膝屈曲，露出臀部，垫治疗巾及橡胶单于臀下，弯盘放于臀边。不能自我控制排便的患者可取仰卧位，臀下垫便盆。盖好被子，只暴露臀部，注意保暖。

3. 测量灌肠液温度后挂灌肠袋于架上，液面距肛门 40～60cm，润滑肛管，并排气，夹紧肛管。

4. 将肛管轻轻插入直肠(成人 7～10cm，小儿 4～7cm)，松开夹子，使溶液缓慢灌入。

5. 观察液体灌入情况，如灌入受阻，可稍移动肛管；有便意时，适当放低灌肠袋，并嘱患者深呼吸。

6. 液体将流完时，夹紧橡胶管，用卫生纸或无菌纱布包住肛管拔出，放弯盘内，擦净肛门。嘱患者平卧，保留 5～10 分钟后排便。

7. 再次核对患者，整理床单位，清理用物，做好记录并签字，如 1/E 表示灌肠后大便 1 次。

（七）注意事项

1. 掌握灌肠的温度、浓度、流速、压力和液量，如为伤寒患者灌肠，溶液不得超过 500mL，压力要低；降温灌肠应保留 30 分钟后排出，排便后 30 分钟测体温，并记录。

2. 灌肠过程中注意观察患者反应，若出现面色苍白、出冷汗、剧烈腹痛、脉速、心慌、气急等，立即停止灌肠并通知医生进行处理。

3. 禁忌证：急腹症、消化道出血、妊娠、严重心血管疾病等不宜灌肠。

4. 操作时尽量少暴露患者肢体，保护患者自尊心，并防止受凉。

5. 肝性脑病患者禁用肥皂水灌肠；充血性心力衰竭患者或水钠潴留患者禁用生理盐水灌肠。

（八）健康教育

1. 告知患者多吃一些粗纤维食物以利于排便。

2. 向患者及家属讲解维持正常排便习惯的重要性。

3. 指导患者及家属保持健康的生活习惯以维持排便。

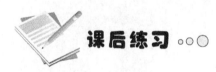

课后练习

一、单选题

1. 行大量不保留灌肠时如溶液流入受阻，应采取的措施是（　　）

　　A. 拔出肛管　　　　　　　　B. 可稍转动肛管　　　　C. 将肛管往前插入少许

　　D. 嘱患者转换体位　　　　E. 嘱患者深呼吸

2. 行大量不保留灌肠时，如患者感觉腹胀有便意，应采取的措施是（　　）

　　A. 拔出肛管，停止灌肠　　　　B. 可稍转动肛管，观察流速

　　C. 升高灌肠桶，快速灌入　　　　D. 降低灌肠桶，嘱患者深呼吸

　　E. 嘱患者忍耐

3. 行小量不保留灌肠配制"1.2.3"溶液时，50％硫酸镁、甘油和温开水的量分别为（　　）mL

　　A. 30,60,90　　B. 30,30,90　　C. 30,60,60　　D. 60,30,90　　E. 90,60,30

4. 保留灌肠时，肛管插入长度为（　　）cm

　　A. 7～10　　　　B. 15～20　　　　C. 21～24　　　　D. 10～14　　　　E. 12～14

5. 肛管排气时，肛管停留时间为（　　）分钟

　　A. 30　　　　B. 20　　　　C. 35　　　　D. 37　　　　E. 15

6. 下列哪些疾病禁用生理盐水灌肠（　　）

　　A. 肝昏迷　　　　　　　　B. 充血性心力衰竭　　　　C. 顽固性便秘

　　D. 伤寒　　　　　　　　　E. 高热惊厥

7. 肛管排气时，将肛管轻轻插入直肠为（　　）cm

　　A. 15～20　　　B. 21～25　　　C. 15～22　　　D. 7～10　　　E. 10～14

8. 为伤寒患者行大量不保留灌肠时,其灌肠液量及液面与肛门的距离是(　　)

    A. 1 000mL,50cm　　　　　B. 1 000mL,30cm　　　C. 500mL,20cm

    D. 500mL 以内,30cm　　　　E. 500mL 以内,40cm

9. 下列灌肠的卧位正确的是(　　)

    A. 大量不保留灌肠取右侧卧位　　　　B. 慢性痢疾患者取右侧卧位

    C. 阿米巴痢疾患者取右侧卧位　　　　D. 清洁灌肠取头高足低位

    E. 大量不保留灌肠取半坐卧位

10. 下列情况可实施大量不保留灌肠的患者是(　　)

    A. 中暑患者　　　　　　B. 心肌梗死患者　　　　C. 急腹症患者

    D. 消化道出血患者　　　E. 妊娠早期患者

二、多选题

1. 灌肠的注意事项是(　　)

    A. 掌握灌肠液的温度、浓度、流速、压力和液量

    B. 灌肠过程中注意观察患者反应

    C. 操作时注意保护患者隐私

    D. 肝性脑病患者禁用肥皂水灌肠

    E. 有禁忌证者忌灌肠

2. 灌肠的禁忌证是(　　)

    A. 急腹症患者　　　　　　B. 消化道出血患者　　　C. 妊娠早期患者

    D. 心肌梗死患者　　　　　E. 肠道手术的患者

3. 灌肠的适应证是(　　)

    A. 各种原因引起的便秘、肠胀气　　　B. 结肠、直肠疾病检查

    C. 大手术前准备　　　　　　　　　　D. 高热降温

    E. 妊娠早期患者

4. 保留灌肠的目的是(　　)

    A. 供给药物治疗肠道疾病　　　　　　B. 高热患者降温

    C. 解除便秘　　　　　　　　　　　　D. 减轻肠道对毒物的吸收

    E. 镇定催眠

5. 粪便嵌塞患者应做好哪些护理(　　)

    A. 早期使用栓剂　　　　　　B. 必要时先行油类保留灌肠,再做清洁灌肠

    C. 人工取便　　　　　　　　D. 大剂量使用泻药

    E. 做好健康教育

第21章　常用急救技术

心肺脑复苏（cardiopulmonary-cerebral resuscitation，CPCR）是使心搏、呼吸骤停患者迅速恢复循环、呼吸和脑功能所采取的抢救措施。

复苏成功的关键，不仅是心跳和呼吸的恢复，更重要的是中枢神经系统功能的恢复。脑组织的重量虽然只占身体重量的2％，其血流量却占心输出量的15％，而耗氧量则占全身耗氧量的20％，儿童和婴儿的脑耗氧量占50％，大脑对缺氧非常敏感。4～6分钟后脑细胞开始发生不可逆转的损害。因此，为挽救生命，避免脑细胞的死亡，越早开始心肺脑复苏术，复苏的成功率会越高。

一、病因

心搏骤停是指在正常或无重大病变的情况下，机体受到严重打击而导致心脏有效泵血功能的突然停止而引发的一系列临床综合征。

根据心搏骤停是否由心脏病变引起，将其分为心源性和非心源性两大类。

1. 心源性病因　常见病因有冠心病、心肌梗死、心肌炎等，以冠心病最多见。

2. 非心源性病因　常见病因有窒息、创伤、出血、药物过量、麻醉和手术意外，水、电解质和酸碱平衡严重紊乱等。

二、发病机制

根据心脏生物电活动情况及心电图表现，心搏骤停可分为4种类型。

1. 心室颤动　又称室颤，指心室肌发生极不规则的快速而又不协调的颤动，心电图呈现高大或细微的室颤波。

2. 心室静止　指心房、心室肌完全没有电活动，心房、心室均无收缩活动，心电图表现为一直线，或偶见P波。

3. 心电-机械分离　又称无脉搏心电活动，即心肌存在生物电活动但无有效的机械收缩。心电图表现为缓慢而弱的波形。

4. 无脉性室性心动过速　不能启动心脏机械收缩的快速致命性的心动过速，心排血量为零或接近为零。

以上4种类型的共同点是心脏不能有效地泵出血液而导致循环停止。

三、救治方法

心肺脑复苏包括基础生命支持和高级生命支持两个阶段。

1. **基础生命支持** 主要由人工循环(circulation)、开放气道(airway)、人工呼吸(breathing)三个步骤组成,简称"CAB"。

(1)人工循环:人工循环的方法有两种,胸外心脏按压术和胸内心脏按压术。

①胸外心脏按压术:将患者平卧于地板上或背部垫按压板,下肢抬高以利静脉血回流。救护者应靠患者胸部右侧,根据患者所处位置的高低采用跪式或加用脚凳等不同方式。成人按压部位在胸骨中下三分之一交界处。具体要求:按压频率:100~120次/分;按压深度:5~6cm;按压与放松比:1:1;人工呼吸频率:10~12次/分;潮气量:400~600mL/min;按压通气比:30:2。

连续操作五个周期,再检查脉搏、呼吸的恢复情况。如未恢复则继续做心脏按压和人工呼吸,以后每隔2分钟检查1次,检查判断时间不要超过10秒。

肋骨骨折是胸外心脏按压常见的并发症,多见于骨质较脆的老年人,应尽量避免。

②开胸心脏按压术:是指开胸后,救护者右手进胸,将心脏托于掌心,用拇指以外的4指握住心脏对准大鱼际肌群,以80次/分的频率,有节律地按压心脏,或将两手分别置于左右心室同时按压心脏。开胸心脏按压术在技术和条件上的要求都很高,需由专业医生进行操作。

(2)开放气道:首先患者取仰卧位,卧于平坦、坚硬的硬板或地面上,清除患者口鼻内的异物及分泌物,取下活动性义齿,同时开放气道,常用以下3种方法。

①仰头提颏法:施救者一手放在患者前额,手掌用力向后压使其头后仰,另一手的示、中两指抬起下颏,使耳垂、下颏尖的连线与地面垂直。注意操作时避免深压颏下软组织,以免压迫气道。

②托颈压额法:操作者一手抬起患者颈部,另一手小鱼际下压患者前额,使其颈部抬起,头后仰。托颈压额法禁用于有颈部损伤的患者。

③托颌法:施救者位于患者头顶侧,双手放置于患者头部两侧,肘部支撑在患者躺的平面上,双手掌心向头侧,拇指轻扶唇下,四指托住下颌,用力向上托举下颌,前移下颌骨。此法可使患者下颌上提,而不会使患者头部后仰和左右转动。因此,对可疑有头、颈部损伤者打开气道可采用此法。

(3)人工呼吸:人工呼吸是采用人工的方法,在外力作用下推动肺、胸廓或膈肌的活动,使气体被动进入或排出肺脏,达到进行气体交换的目的。人工呼吸的方法可分为两类,一类是徒手人工呼吸,其中以口对口人工呼吸最为常用;另一类是利用呼吸球囊或呼吸机等以取得最佳的人工呼吸。

(4)复苏成功的标志:大动脉搏动恢复,出现自主呼吸,意识恢复瞳孔由大变小并有对光反射,面色由发绀转为红润。

2. **高级生命支持** 是指通过辅助设备和药物,以维持更有效的血液循环和通气,尽最大努力恢复患者自主心跳和呼吸。它是基础生命支持的继续,主要包括呼吸支持、循环支持和脑复苏。

(1)呼吸支持:呼吸支持主要包括呼吸球囊或呼吸机的使用和呼吸道的管理。

(2)循环支持:循环支持主要包括建立通畅的静脉通路和恢复正常的心律。

(3)复苏用药:使用肾上腺素、血管加压素、利多卡因、碳酸氢钠、阿托品、纳洛酮、胺碘酮和溴苄胺等药物进一步生命支持。

(4)脑复苏:呼吸、心搏骤停引起脑损害的基本病理是脑缺氧和脑水肿。心肺脑复苏的最终目的不仅是恢复呼吸与心搏,更重要的是恢复中枢神经系统功能,从而使患者恢复智力和有质量的生活。因此,尽早实施维持呼吸、降温、高压氧治疗、应用脑复苏药物、防治复苏后的并发症及积极治疗原发病具有重要意义。

四、护理

1. 护理评估

(1)病史:评估患者有无呼吸道梗阻、创伤、心脑血管疾病等诱因存在。

(2)临床表现:对心搏骤停患者快速诊断具有重要意义。诊断主要依据有清醒患者意识突然丧失;大动脉搏动消失;呼吸停止。现场抢救时,具备这三点即可诊断。

(3)心搏骤停的临床评估

①意识状态的判断:抢救者轻轻摇动或轻拍患者的肩部并大声呼唤患者,如无反应即可判断为意识丧失。

②呼吸停止的判断:患者仰卧,头稍后仰。抢救者耳朵贴近患者的口鼻处,头转向患者胸部,看胸部有无起伏动作,判断患者有无自主呼吸或呼吸不足。

③心搏停止的判断:抢救者位于患者一侧,一只手的食指和中指并拢,先触摸到患者喉结,然后平喉结滑向靠近抢救者一侧的颈部,至胸锁乳突肌内侧凹陷处,轻轻触摸颈动脉搏动。无搏动即为心脏停搏。判断时间不超过10秒。

2. 护理措施　患者经抢救心跳、呼吸恢复后,病情尚未稳定,需继续严密监测生命体征,维持重要脏器功能稳定,加强基础护理及专科护理,防治感染。

(1)心电监测:密切观察患者心电的变化。如出现室性心动过速、频发室性早搏等立即通知医生并给予相应处理。

(2)血流动力学监测:密切监测患者中心静脉压、心排血量、血压、肺小动脉楔压、心排血指数和外周血管阻力等。根据心率变化及血压情况调节血管活性药的用量。

(3)末梢循环状况监测:通过观察口唇的颜色、指(趾)甲的颜色,静脉的充盈情况,皮肤及四肢温度和湿度等判断末梢循环情况。如肢体湿冷、指(趾)甲苍白发绀,提示末梢血管充盈不佳。如肢体温暖、指(趾)甲色泽红润、四肢静脉充盈良好,则表示循环状况良好。

(4)呼吸系统的监护:加强呼吸道管理。加强气道湿化,定时翻身、拍背,及时清除呼吸道分泌物,保持呼吸道畅通,合理应用抗生素防治感染。

(5)脑缺氧的监护:严密观察患者的神志、瞳孔、肢体活动等变化。如存在脑缺氧应及早降温和应用脱水剂。

(6)肾功能的监护:复苏后的患者需留置尿管监测尿量、尿的颜色、比重及尿素氮的变化。

(7)维持酸碱平衡:监测血气、生化等以了解患者体内酸碱平衡,密切观察有无烦躁不安、呼吸急促、多汗、皮肤潮红等呼吸性酸中毒的症状和体征,并及时采取防治措施。

(8)防治继发感染:在进行侵入性操作时要严格无菌技术,所用器械物品必须经过严格消毒灭菌并及时清除呼吸道内分泌物,勤翻身拍背,防止继发肺感染及压疮的发生。

课后练习 ○○○

单选题

1. 心肺脑复苏(cardiopulmonary-cerebral resuscitation，CPCR)是使心脏停搏、呼吸骤停患者迅速恢复循环、( )和脑功能所采取的紧急抢救措施

    A. 心跳   B. 体温   C. 氧饱和   D. 心率   E. 呼吸

2. 人体大脑是高度分化和耗氧最多的组织,对缺氧尤为敏感。脑组织的重量虽然只占身体重量的 2%,其血流量却占心输出量的 15%,而耗氧量则占全身耗氧量的 20%,儿童和婴儿的脑耗氧量占( )

    A. 20%   B. 30%   C. 40%   D. 50%   E. 60%

3. 瞳孔散大；60 秒后呼吸停止、大小便失禁；( )分钟后脑细胞开始发生不可逆转的损害

    A. 4~6   B. 6~8   C. 8~10   D. 10~12   E. 12~14

4. 大量实践证明,4 分钟内进行复苏者,可能有一半人被救活；4~6 分钟内进行复苏,10% 被救活；超过 6 分钟者成活率仅 4%；超过( )分钟者成活率几乎为零

    A. 10   B. 20   C. 30   D. 40   E. 50

5. 根据心搏骤停是否由心脏病变引起的,将其分为心源性和( )两大类

    A. 还原性   B. 非心源性   C. 氧化性   D. 非还原性   E. 以上均不正确

6. 根据心脏生物电活动情况及心电图表现,心搏骤停可分为( )、心室静止、心电-机械分离(EMD)、无脉性室性心动过速等四种类型

    A. 心房颤动   B. 心动过速   C. 心动过缓   D. 心室颤动   E. 以上均不正确

7. 基础生命支持,主要由人工循环、( )、人工呼吸三个步骤组成,简称"CAB"

    A. 开放气道   B. 观察瞳孔   C. 观察皮肤   D. 判断意识   E. 测量血压

8. 在行胸外心脏按压术时,根据 2015 版指南,按压深度至少( )但不应超过 6cm,超过此深度可能会出现并发症

    A. 1cm   B. 3cm   C. 5cm   D. 7cm   E. 9cm

9. 在行胸外心脏按压术时,根据 2015 版指南,按压频率应为( )次/分

    A. 100~120   B. 120~140   C. 140~160   D. 160~180   E. 180~200

10. 无论是单人操作还是双人操作,必须同时配合人工呼吸,成人不论单人或双人操作,均胸外心脏按压 30 次,口对口人工呼吸 2 次,即( )

    A. 1∶1   B. 10∶2   C. 15∶2   D. 30∶2   E. 40∶2

11. 在行胸外心脏按压术时,根据 2015 版指南,开放气道常用的方法有仰头提颏法、托颈压额法及( )

    A. 开口器开口法   B. 头偏向一侧法   C. 托颌法

    D. 插管法   E. 以上均不正确

12. 下列不属于复苏成功的标志的是( )
  A. 有大动脉恢复搏动 B. 面色由发绀转为红润
  C. 意识恢复 D. 出现自主呼吸及瞳孔由大变小并有对光反射
  E. 心跳消失

13. 高级生命支持主要有呼吸支持、循环支持和( )
  A. 脑复苏 B. 测量血压 C. 胸外按压
  D. 人工呼吸 E. 以上均不正确

14. 复苏中最常用、最有效的药物是( )
  A. 碳酸氢钠 B. 利多卡因 C. 血管加压素
  D. 肾上腺素 E. 阿托品

15. 脑复苏,心搏、呼吸骤停引起脑损害的基本病理是脑缺氧和( )
  A. 脑梗死 B. 颅内出血 C. 肺水肿
  D. 脑水肿 E. 以上均正确

第三篇 中医基础知识

第 22 章 中医基础理论

第一节 阴阳学说

一、阴阳的概念

阴阳概念的起源可以追溯到殷商时期的甲骨文中,"阳日""晦月"等关于阴阳的描述,西周末期用阴阳来解释季节更替、地震等自然现象。阴阳作为哲学概念成熟于战国与秦汉时期,并且以指导临床诊断和疾病的防治,《素问·阴阳应象大论》中指出:"阴阳者,天地之道也,万物之纲纪,变化之父母,生杀之本始,神明之府也。"

(一)阴阳的含义

古人对各种既相互关联又相互矛盾的事物或现象,如寒热、阴暗、昼夜等,就以日光的向背加以引申:向日为阳,背日为阴;向日的地方光明,温暖;背日的地方黑暗、寒冷,因此,以光明、黑暗、温暖、寒冷分阴阳。在此基础上把向日和背日所具有的种种现象与特征抽象出来,分别归属于阳和阴。如天地、日月、昼夜、水火、上下、升降、内外、动静等相互关联又相互对立的事物和现象,都以阴阳来加以概括。此外,《类经·阴阳类》说:"阴阳者,一分为二也。"既可代表相互对立的事物,又可代表同一事物内部存在的相互对立的两个方面。随着古人对阴阳理解的不断深化,又将阴阳建立在物质的运动变化上,并用来解释某些难以阐明的自然现象,如《素问·阴阳应象大论》曰:"清阳为天,浊阴为地;地气上为云,天气下为雨。"认为阴阳代表着两种相反的物质力量,且彼此间发生着作用,从而导致发生了自然变化。同时,自然界的阴阳变化是有一定的秩序和规律的,若发生紊乱则会发生某些改变或灾害。

古代医学家们将阴阳学说用于阐明生命的起源和本质,人体的生理功能和病理变化,疾病的诊断、治疗和预防的基本规律,成为中医学理论体系的哲学基础和重要组成部分,有效地指导着中医学的理论与实践,并产生了深刻而久远的影响。

(二)事物与现象阴阳属性的划分

如《素问·阴阳应象大论》中所说:"天地者,万物之上下也;阴阳者,气血之男女也;左右者,阴阳之道路也;水火者,阴阳之征兆也;阴阳者,万物之能始也。""阳"代表积极、进取、刚强等特性和具有这些特性的事物或现象;"阴"则代表消极、退守、柔弱等特性和具有这些特性的事物或现象。事物和现象相互对立的阴阳属性,是相比较而言的,是由其性质、位置、趋势等方面所决定的。一般来说,凡是运动的、外向的、上升的、温热的、无形的、明亮的、兴奋的、亢进的都属于阳;静止的、内守的、下降的、寒冷的、有形的、晦暗的、抑制的、衰退的都属于阴。

(三)阴阳的特性

1. 阴阳的普遍性　阴阳的属性并不局限于某一特定事物,而是普遍存在于各种事物和现象中,代表着相互对立而又联系的两个方面。如:阳具有炎热、积极、向上、进取、刚强等特性,因此凡具有这些特性的事物和现象都可以概括为阳;阴具有寒冷、消极、向下、退缩、阴柔等特性,因此凡具有这些特性的事物和现象都可以概括为阴。

2. 阴阳的相关性　用阴阳来概括或区分事物的属性,必须是相互关联的一对事物或现象,或是一个事物内部的两个方面,如水与火,天与地,男与女等。彼此间缺乏比较的不相关的事物和现象无从划分阴阳,如外与寒,昼与降是不能分阴阳的。

3. 阴阳的相对性　阴阳属性的划分,取决于双方在性质、位置、趋势、强弱等方面的比较。当比较的对象、时间、范围等发生变化时,比较的结果也同时发生变化。因此,事物或现象的阴阳属性,具有显著的相对性。这种相对性表现在以下 3 个方面。

(1)阴阳的相互转化:是指事物或现象的阴阳属性,在一定的条件下,可以向其对立面转化,即阴可以转化为阳,阳也可转化为阴。阴阳之间的相互转化,内在的原因是因为事物的不断运动,双方已倚伏着相互转化的因素;另一方面,事物转化还必须具备一定的条件。

(2)阴阳的无限可分性:即阴阳之中再分阴阳,如昼为阳,夜为阴;白天的上午与下午相对而言,则上午为阳中之阳,下午为阳中之阴;黑夜的前半夜与后半夜相对而言,则前半夜为阴中之阴,后半夜为阴中之阳。这一思想的体现最典型的是中国古代的太极图,图中充分体现了在阴中包含了阳,而阳中也包含了阴。

(3)比较中分阴阳:事物的阴阳属性常通过比较而划分。如一年四季中的春天,与冬天比较,则气候温暖的春天属阳,寒冷的冬天属阴;若与夏天比较,则其气候凉爽属阴。可见,比较的对象发生了改变,事物的阴阳属性也可以发生改变。

二、阴阳学说的基本内容

阴阳学说的基本内容,包括阴阳的对立制约、互根互用、消长平衡和相互转化四个方面。

(一)阴阳的对立制约

阴阳的对立制约,是指相互关联的阴阳双方存在相互斗争、抑制、排斥、约束的关系。一方面是指凡阴阳属性都是对立的,如上与下、天与地、动与静、升与降、明与暗、寒与热等;另一方面则是指在属性相对立的基础上,阴阳之间的相互制约。如夏季正当阳盛,但夏至以后,阴气却渐次而生,用以制约炎热的阳;冬季正当阴盛,但冬至以后则阳气渐复,用以制约严寒的阴。

相互对立着的双方,一方总是通过斗争对另一方起制约作用。有对立就有斗争,双方推动事物不断发展;相互制约防止对方过于亢盛,才能保持事物的相对稳定性。阴阳双方在对立斗争之中相互制约,使事物取得动态平衡。

在人体的正常生理状态下,阴阳两个对立面,不是平静和互不相关地共处于一个统一体中,而是在相互排斥、相互斗争的过程中完成着人的生长壮老的变化。阴阳的对立制约维持着人体的物质及功能的动态平衡状态,即"阴平阳秘"。若阴阳的对立制约关系受到破坏,不能维持相对平衡,即出现"阴阳失调"的病变。

(二)阴阳互根互用

阴阳是对立统一的,二者既相互对立,又相互依存,互为根本,任何一方都不能脱离另一方而单独存在。

阴阳互根,是指一切事物或现象中相互对立着的阴阳两个方面,具有相互依存,互为根本的关系。如上为阳,下为阴,没有上也就无所谓下,没有下也就无所谓上。所以说,阳依存于阴,阴依存于阳,每一个都以其相对的另一方的存在为自己存在的条件。阴阳之间的这种互相依存关系称之为"互根"。

阴阳互用,是指阴阳双方具有相互滋生促进和助长的关系。正如《素问·阴阳应象大论》所言:"阴在内,阳之守也;阳在外,阴之使也",即是对阴阳相互为用的高度概括。

阴阳互根互用理论,在中医学中可用来说明人体生理活动中的物质与物质、功能与功能、功能与物质之间相互依存、相互为用的关系。在病理上,阴阳互根互用的关系失调,就会产生"阴阳互损""阴阳离决"等的病理变化。

(三)阴阳相互消长

阴阳消长,是指对立互根的阴阳双方不是处于静止不变的状态,而是处于不断的增长和消减的变化之中。阴阳双方在彼此消长的运动过程中保持着动态平衡。阴阳消长是阴阳运动变化的一种形式,是处于"阴消阳长"和"阳消阴长"的运动变化中。由于阴阳双方对立的互相排斥与斗争,其结果必然会导致一增一减或一盛一衰的相互消长的状态。消长是说明事物的绝对状态,平衡是说明事物的相对静止状态。因此,阴阳双方不断地消长与平衡,才能维持事物的正常发展变化。如以四时气候变化而言,从冬至夏,气候由寒冷逐渐转热,即是"阴消阳长"的过程:由夏至冬,气候从炎热逐渐转寒,即是"阳消阴长"的过程。阴阳双方不断地消长和平衡,才能推动事物的正常发展,对人体来说,才能维持正常的生命活动。

阴阳消长运动的基本形式主要表现为四种类型:此长彼消(阴长阳消,阳长阴消):此消彼长(阴消阳长、阳消阴长)此长彼亦长(阴长阳长、阳长阴长);此消彼亦消。

阴阳消长理论,既可用以说明人体的生理变化,又可用以分析病理变化。以人体的生理功能而言,各种功能活动(阳)与物质基础(阴)之间,也不断地处于阳长阴消和阴长阳消的运动变化之中。如果这种消长超过一定的限度,不能保持相对平衡,就会出现阴阳的偏盛偏衰,在人体则呈现"阳胜则阴病"或"阴胜则阳病"或"阳盛则热,阴盛则寒"的病理状态。

(四)阴阳相互转化

阴阳转化,指用阴阳来说明事物或现象对立的双方,在一定条件下,可以各自向其相反的方向转化,即阴转化为阳,阳转化为阴。如自然界的气候,属阳的夏天可以转化为属阴的冬天,属阴的冬天也可以转化为属阳的夏天;人体的病证,属阳的热证可以转化为属阴的寒证,属阴的寒证也可以转化为属阳的热证。在疾病发展过程中,也不乏由实转虚、由虚转实、由表入里、由里出表等阴阳转化的例子。如某些急性温热病,由于热毒极重,大量耗伤机体元气,在持续高热的情况下,可突然出现体温下降、面色苍白、四肢厥冷、脉微欲绝等阳气暴脱的危象,此变化属于阳转化为阴。此时,若抢救及时,处理得当,四肢转温,色脉转和,阳气得以恢复,病情好转,又属于阴转化为阳。

　　阴阳之间的相互转化,一方面是因为事物的不断运动,双方已倚伏着相互转化的因素,这是转化的内在根据。另一方面,事物转化还必须具备一定的外部条件,即《素问·阴阳应象大论》所说的"重阴必阳,重阳必阴""寒极生热,热极生寒"。阴阳转化实际上是阴阳的消长运动发展到一定阶段,使事物属性发生质变的结果。

课后练习

单选题

1. "寒极生热,热极生寒"是属于(　　)

　　A. 阴阳对立　　　B. 阴阳互根　　　C. 阴阳消长　　　D. 阴阳转化　　　E. 阴阳平衡

2. 下列用阴阳学说来说明人体的组织结构,不属于阴的是(　　)

　　A. 五脏　　　　　B. 六腑　　　　　C. 津液　　　　　D. 血　　　　　　E. 腹部

3. "无阳则阴无以生"说明了阴阳之间的何种关系(　　)

　　A. 阴阳消长　　　B. 阴阳转化　　　C. 阴阳互根　　　D. 阴阳对立　　　E. 阳损及阴

4. 属于阳的事物或现象是(　　)

　　A. 洪脉　　　　　B. 下降　　　　　C. 面色晦暗　　　D. 静止　　　　　E. 涩脉

5. 泻南补北法适用于(　　)

　　A. 肾阴虚而相火妄动　　　　B. 心阴虚而心阳亢　　　　C. 肾阴虚而心火旺

　　D. 肾阴虚而肝阳亢　　　　　E. 肾阳虚而心火旺

6. 属"阳中之阳"的时间是(　　)

　　A. 上午　　　　　B. 下午　　　　　C. 前半夜　　　　D. 中午　　　　　E. 后半夜

7. 属"阴中之阴"的时间是(　　)

　　A. 上午　　　　　B. 中午　　　　　C. 下午　　　　　D. 前半夜零点　　E. 后半夜

8. 区别事物阴阳属性的"征兆"是(　　)

　　A. 日与月　　　　B. 天与地　　　　C. 水与火　　　　D. 升与降　　　　E. 左与右

9. 不宜区分其阴阳属性的一对事物是(　　)

　　A. 脏与腑　　　　B. 气与血　　　　C. 上与下　　　　D. 左与右　　　　E. 标与本

第二节　五行学说

一、五行的概念

(一)五行的哲学含义

五行是中国古代哲学的基本范畴之一，是中国上古原始的科学思想。所谓的"五"是指木、火、土、金、水五种基本物质，"行"是指这五种物质的运动变化。五行，即木、火、土、金、水5种物质的运动变化。五行的概念，不是表示五种特殊的物质形态，而是代表五种功能属性，是自然界客观事物内部阴阳运动变化过程中五种状态的抽象，属于抽象的概念，也是中国古代朴素唯物主义哲学的重要范畴。五行最初的含义与"五材"有关，《左传》说："天生五材，民并用之，废一不可。"《尚书·洪范》记载："水火者，百姓之所饮食也；金木者，百姓之所兴作也；土者，万物之所资生也，是为人用。"这是我国古代朴素的唯物哲学的萌芽，认为木、火、土、金、水乃是五种物质元素，是构成世界上万事万物的物质来源。

(二)五行的中医学含义

中医学对五行概念赋予了阴阳的含义，认为木、火、土、金、水乃至自然界的各种事物和现象都是阴阳的矛盾运动所产生。阴阳的运动变化可以通过在天之风、寒、暑、湿、燥、火(热)六气和在地之木、火、土、金、水五行反映出来。中医学的五行学说不仅仅是指五类事物及其属性，更重要的是它包含了五类事物内部的阴阳矛盾运动，是中国古代哲学与中医学相结合的产物，是中医学认识世界和生命运动的世界观和方法论。

二、五行学说的基本内容

(一)五行的特性

1. 木的特性　"木曰曲直"。"曲直"是指树木主干挺直向上、枝条曲折向外舒展的生长势态，进而引申为凡具有升发、生长、条达、舒畅等作用或性质的事物和现象，均归属于木。

2. 火的特性　"火曰炎上"。"炎上"是指火具有温热、上升、光明的特性，进而引申为凡具有温热、升腾、光明等作用或性质的事物和现象，均归属于火。

3. 土的特性　"土爱稼穑"。"稼穑"是指庄稼的播种与收获，所谓"春种曰稼，秋收曰穑"。指土有播种和收获庄稼，生长万物的作用，进而引申为凡具有受纳、承载、生化等作用或性质的事物和现象，均归属于土。

4. 金的特性　"金曰从革"。"从革"是指顺从、变革的意思，指金具有肃杀、收敛、潜降、清洁的特性，进而引申为凡具有肃杀、收敛、潜降、清洁等作用或性质的事物和现象，均归属于金。

5. 水的特性　"水曰润下"。"润下"是指水具有滋润、向下的特性，进而引申为凡具有寒凉、滋润、向下、闭藏等作用或性质的事物和现象，均归属于水。

(二)事物属性的五行归类和推演

五行归类，是依据五行的抽象特性，采用取象比类和推演络绎的方法按照事物的不同性质、作用与形态分别将其归属于木、火、土、金、水五行之中，借以阐述人体脏腑组织之间的复杂联系及其与外界环境之间的相互关系。

取象比类法："取象"，即是从事物的形象(形态、作用、性质)中找出能反映本质的特有征象；"比类"，即是以五行各自的抽象属性为基准，与某种事物所特有的征象相比较，以确定其五行归属。如事物与木的特性相类似，则归属于木；与水的特性相类似，则归属于水；其他以此类推。

推演络绎法：即根据已知的某些事物的五行归属，推演归纳其他相关的事物，从而确定这些事物的五行归属。

五行学说运用于医学领域，是以五行的特性来归类人体的组织结构、生理与病理现象，从而形成五行配五脏，以五脏为中心的人体内部各个层次的五行系统。自然界的大五行系统与人体内的小五行系统之间，又是相互联系的。例如，以木来说，春季草本开始萌芽生长，呈现了蓬勃的生气，并出现青的颜色，故用木来象征春。在生长化收藏的过程中，属于"生"的一环。春季多风，人体肝脏性喜条达舒畅，象征着木和春的情况。五脏中的肝和六腑中的胆是表里关系。肝又开窍于目，在五体中主筋，故肝病每多出现目病或抽筋(痉挛)的症状。肝木旺者多喜怒，而大怒又易伤肝，所以在五志中主怒。某些肝病，往往会出现青的颜色。把以上这些自然现象和生理与病理现象联系在一起，就可以把木、春、肝、胆、目、筋、怒、青等一系列的事物和现象，归属于木的一类之下，形成了一个系统。

(三)五行的生克乘侮

五行学说是以五行的相生相克来说明事物之间的相互滋生和相互制约的关系，以五行的相乘相侮来探索事物间协调平衡被破坏后的相互影响。

1. 五行相生 即互相滋生、助长、促进之意。五行之间互相滋生、互相促进的关系，称之为五行的相生关系。

五行相生的次序是：木生火，火生土，土生金，金生水，水生木。在五行相生的关系中，任何一行都具有"生我"和"我生"两方面的关系。《难经》中比喻为母子关系："生我"者为母，"我生"者为子。以"金"为例，因土生金，金生水故土为金之母(生我者)，水为金之子(我生者)。土和金是母子关系，金和水也是母子关系。

2. 五行相克 即相互制约、克制、抑制之意。五行之间相互制约的关系称之为五行的相克关系。

五行相克的次序是：木克土，土克水，水克火，火克金，金克木，这种关系也是往复无穷的。在五行相克关系中，任何一行都具有"克我"和"我克"两方面的关系。《内经》把相克关系称为"所不胜"和"所胜"关系。以"金"为例，因金克木，火克金，故木为金之"所胜"(我克)，火为金之"所不胜"(克我)。

3. 五行制化 制，制化、克制；化，即化生、变化，是指五行之间既相互滋生，又相互制约，维持平衡协调，促进事物间有序变化和稳定发展。

五行制化，是五行生克关系的相互结合，五行生克是事物运动变化的正常规律。在五行之间的生克关系中，相生与相克是不可分割的两个方面，即木生火，火生土，而木又克土；火生土，土生金，而火又克金；土生金，金生水，而土又克水；金生水，水生木，而金又克木；水生木，木生火，而水又克火。任何一行皆有"生我""我生""克我""我克"四个方面的关系，如此循环往复。以木为例，"生我"者水，"我生"者火，"克我"者金，"我克"者土。没有生，就没有事物的发生和成长；没有克，事物的发展就会过分亢盛而为害。五行之间这种生中有制，制中有生，相互生化，相互制约的生克关系，维持和促进事物的相对平衡协调与发展变化。

4. 五行相乘 乘,即乘虚侵袭的意思。相乘是指五行中某一行对其所胜一行的过度制约或克制。五行之间相乘的顺序与相克的顺序是一致的,即木乘土,土乘水,水乘火,火乘金,金乘木,只是相克是正常的、生理的现象,相乘为异常的、病理的现象。

引起五行相乘原因有"太过"和"不及"两种情况。相乘的原因:太过引起的相乘,是指五行中的某一行过于亢盛,对其所胜进行超过正常限度的克制,引起其所胜行的虚弱,从而导致五行之间的协调关系失常。如木行过亢,则过度克制其所胜土行,导致土行虚弱不足,称为"木旺乘土"。临床上所见的剧烈的情志变化引起的脾胃功能失调,一般属此种情况。

不及引起的相乘,是指五行中某一行过于虚弱,难以抵御所不胜行正常限度的克制,使其本身更显虚弱,如木行虽然没有过亢,但土行已经过于虚弱不足,木对土来说属相对偏亢,故土行也受到木行的较强的克制而出现相乘,称为"土虚木乘"。临床上所见的慢性胃病因情绪变化而发作,多属此种情况。

5. 五行相侮 侮,即欺侮,有恃强凌弱之意。相侮是指五行中某一行对其所不胜一行的反克。五行相侮的次序与相克的顺序相反,即木侮金、金侮火、火侮水、水侮土、土侮木。

导致五行相侮的原因,亦有"太过"和"不及"两种情况。

太过所致的相侮,是指五行中的某一行过于强盛,使原来克制它的一行不仅不能克制它,反而受到它的反向克制。如木过强时,既可以乘土,又可以侮金;这种现象称为"木亢侮金"。

不及所致的相侮,是指五行中某一行过于虚弱,不仅不能制约其所胜的一行,反而受其"反克",如当在金本身十分虚弱时,不能对木进行克制,反而受到木反侮,称作"金虚木侮"。

五行相乘和五行相侮,都是反常的相克现象,均因五行中的任何一行的太过或不及所引起,两者可同时发生,两者之间既有区别又有联系。其主要区别是:相乘是按五行的相克次序发生过强的克制现象;相侮是与五行相克次序发生相反方向的克制现象。两者之间的联系是:在发生相乘时,也可同时发生相侮;发生相侮时,也可同时发生相乘。如:木过强时,既可以乘土,又可以侮金;金虚时,既可受到木的反侮,又可受到火乘,因而相乘与相侮之间存在着密切的联系。《素问·五运行大论》说:"气有余,则制己所胜而侮所不胜;其不及,则己所不胜侮而乘之,己所胜轻而侮之。"乘侮体现事物发展过程中的反常变化,对人体而言则为病理现象。

6. 五行的母子相及 五行母子相及,所谓"及",连累之意也。母子相及包括母病及子和子病及母两类,属于五行相生关系的异常。

(1)母病及子:母病及子,是指五行中的某一行异常,影响至其子行,导致母子两行均异常的改变。母病及子较为常见的有两类:一是母行虚弱,累及子行,导致母子两行皆虚弱,即所谓"母能令子虚"。如水生木,若水虚不能滋木,引起木行亦不足,以致水竭木枯,母子俱衰。临床上常见的肾精亏虚,精不化血,引起肝血不足,终致肝肾阴虚的病变,即是此类。二是母行过亢,引起其子行亦盛,导致母子两行皆亢。如木生火,若木行过亢,可引起火行过旺,导致木火俱盛。临床上常见的肝火亢盛引致心火亦亢,出现心肝火旺的病变,即属此类。

(2)子病及母:子病及母,是指五行中的某一行异常,影响至其母行,导致子母两行均异常的变化。子病及母较为常见的有三类:一是子行亢盛,引起母行也偏亢,以致子母两行皆亢,所谓"子能令母实",一般称为"子病犯母"。如临床上可见心火过亢,引起肝火亦旺,终致心肝火旺的病理变化。二是子行亢盛,劫夺母行,导致母行衰弱,一般称为"子盗母气"。如临床上可见肝火亢盛,下劫肾阴,终致肝肾之阴皆虚的病理变化。三是子行虚弱,上累母行,引起母行亦不足,古称其为"子不养母"。如临床上可见心血亏虚引起肝血亦不足,终致心肝两虚的病理变化。

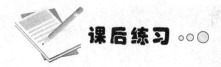 **课后练习** ○○○

单选题

1. 五行中火的特性,古人形容概括为(　　)

　A. 曲直　　　　B. 炎上　　　　C. 从革　　　　D. 润下　　　　E. 稼穑

2. 根据五行的相生规律,心之"母"是(　　)

　A. 心　　　　B. 肺　　　　C. 脾　　　　D. 肾　　　　E. 肝

3. 五行中木的特性,古人形容概括为(　　)

　A. 曲直　　　　B. 炎上　　　　C. 从革　　　　D. 润下　　　　E. 稼穑

4. 治疗肺气虚的咳喘用健脾的方法称为(　　)

　A. 滋水涵木法　　　　　B. 益火暖土法　　　　　C. 培土生金法

　D. 佐金平木法　　　　　E. 泻南补北法

5. 五行中"土"的特性是(　　)

　A. 炎上　　　　B. 润下　　　　C. 稼穑　　　　D. 曲直　　　　E. 从革

6. "见肝之病,知肝传脾",从五行之间的关系看,其所指内容是(　　)

　A. 木疏土　　　B. 木克土　　　C. 木乘土　　　D. 土侮木　　　E. 木胜土

7. 五行中,具有"炎上"特性的是(　　)

　A. 木　　　　B. 火　　　　C. 土　　　　D. 金　　　　E. 水

8. 五行中,具有"润下"特性的是(　　)

　A. 水　　　　B. 火　　　　C. 木　　　　D. 金　　　　E. 土

9. 五行中,具有"从革"特性的是(　　)

　A. 金　　　　B. 木　　　　C. 水　　　　D. 火　　　　E. 土

10. 属于"母病及子"的脏病相传是(　　)

　A. 心病及肺　　　　　B. 心病及肾　　　　　C. 心病及肝

　D. 心病及脾　　　　　E. 脾病及心

11. 五行制化的含义是(　　)

　A. 五行相生　　　　　B. 五行相克　　　　　C. 相生相克

　D. 相乘相侮　　　　　E. 乘侮制化

12. 五行相生关系中,木的"我生"是(　　)

　A. 木　　　　B. 土　　　　C. 火　　　　D. 水　　　　E. 金

13. 五行相生关系中,火的"生我"是(　　)

　A. 金　　　　B. 木　　　　C. 水　　　　D. 火　　　　E. 土

14. 五行中"木"的"母"行是(　　)

　A. 木　　　　B. 火　　　　C. 土　　　　D. 金　　　　E. 水

15. 五行中,"水"的"子"行是( )

   A. 金   B. 木   C. 水   D. 火   E. 土

第三节 脏 腑

一、五脏

五脏是心、肝、脾、肺、肾的合称。五脏具有化生和贮藏精气的共同生理功能。神志活动归属于五脏,五脏功能各有专司,又彼此协调,共同完成生命活动。

(一)心

心位于胸腔,在肺之下,横膈之上,外有心包护卫。心的主要生理功能是主血脉和主神志。心的主要生理特性是为阳脏而主神明,五行属火,与夏气相通应,心在体合脉。

1. 心的生理功能

(1)主血脉:心主血脉,是指心具有主持全身血液和脉管,推动血液在脉道中运行的功能。主,有主持、主管之意。

(2)主神志:心主神志,即心主神明或心藏神,指心具有主司人体精神意识思维活动,主宰整个人体生命活动的生理功能。

2. 心的生理特性

(1)心为阳脏:是指心居胸中,在五行属火,为阳中之太阳,故称为阳脏。心以阳气为用,心阳推动血液运行,温通全身血脉,使人体生机不息。若心阳不足,既可导致血行迟缓,瘀滞不畅,又可引起精神萎顿。

(2)心性通明:是指心脉以通为本,心神以明为要。心主血脉,依赖于心阳的温煦和心气的推动作用。若心阳充足,心搏有力,则心脉通畅,血运正常。心为君主之官,为五脏六腑之大主,心性通明,则脏腑协调,气血通畅,精神振奋,思维敏捷。若心阳不足,失于温煦,则可致血行迟缓,瘀滞不畅,出现精神委顿、神志恍惚等症。

(二)肺

肺位居胸腔,左右各一。肺在五脏六腑中位置最高,故有"华盖"之称。肺在五行中属金,为阳中之阴,与自然界之秋气相应。肺的主要生理功能是主气,司呼吸,主宣发肃降,通调水道,朝百脉,主治节。

1. 肺的生理功能

(1)主气、司呼吸:肺主气是指具有主持和调节人体之气的作用。肺主气的功能包括主呼吸之气和主一身之气两个方面。

(2)主宣发肃降:宣发,即宣布和发散;肃降,即清肃下降。肺主宣发,是指肺气具有向上升宣和向外布散的作用。肺主肃降,是指非肺气向下的通降和使呼吸道保持洁净通畅的作用。

(3)主通调水道:通,即疏通;调,即调节;水道,及水液运行、输布和排泄的道路。肺主通调水道,是指肺通过宣发和肃降作用对于体内水液的运行、输布和排泄起着疏通和调节作用。肺的宣发作用,使水液向上向外布散,外达皮毛腠理,并通过汗和呼吸排出体外。肺的肃降作用,是水液向下向内输送,通过肾、膀胱的气化,化为尿液,排出体外。

(4)朝百脉,主治节:朝,朝向、聚会;百脉指许多经脉;治节,即治理调节。肺朝百脉,是指全身的血液都经百脉会聚于肺,经过肺的呼吸,进行体内外的气体交换,然后将富有清气的血液输送到全身。肺主治节,是指肺具有辅助心脏,即治理调节全身气血津液及各脏腑组织生理功能的作用。

2. 肺的生理特性

(1)肺为娇脏:是对肺的生理病理特征的概括。肺叶娇嫩,不耐寒热,易被邪侵,称为娇脏。肺外合皮毛,开窍于鼻,与天气直接相通,外感六淫,侵袭人体,无论从口鼻还是皮毛而入,均易犯肺而为病。

(2)肺喜润恶燥:肺性喜清润,而恶干燥。燥邪最易耗伤肺津,引起各种肺燥的证候,如口鼻干燥、皮肤干燥或干咳少痰、咽干喑哑等。

(三)脾

脾位于膈膜之下,形如刀镰。脾的主要生理功能是主运化,主统血,主升,为后天之本,气血生化之源。脾的生理特点是居中央,灌四旁,喜燥恶湿。脾在体合肌肉、主四肢,在窍为口,其华在唇,在志为思,在液为涎。

1. 脾的生理功能

(1)主运化:脾主运化,是指脾具有将饮食物转化为水谷精微,并将其吸收转输至全身的生理功能,包括运化水谷和运化水液两个方面。

(2)主统血:统,即统摄、控制、管辖。脾主统血,是指脾具有统摄血液在血脉中正常运行而不溢出脉外的功能。脾为气血生化之源,脾气健运,则气血充足,气固摄血液的功能正常,血液在脉中正常运行而不溢出脉外而发生出血,反之,若脾气虚衰,脾的统血功能下降,可见尿血、便血、鼻腔出血、妇女崩漏等出血病证,称为"脾不统血"。

2. 脾的生理特性

(1)脾气主升:升,是指脾的运动以上升为主。脾气主升,是指上输水谷精微于心、肺,化生气血以濡养全身。同时,脾气的升举作用可维持内脏相对稳定,防止下垂。

(2)喜燥恶湿:脾喜燥恶湿,与胃喜润恶燥相对而言。脾能运化水湿,以调节体内水液代谢的平衡;脾虚不运则最易生湿,而湿邪过胜又最易困脾。

(3)在窍为口:是指人的食欲、口味与脾运化功能有关。脾气健运,则食欲旺盛、口味正常。

(四)肝

肝位于腹部,横膈之下,右胁下而偏左。与胆、目、筋、爪等构成肝系统。主疏泄、藏喜条达而恶抑郁,体阴用阳。在五行属木,为阴中之阳。肝与四时之春相应。

1. 肝的生理功能

(1)主疏泄:疏,即疏通,畅达;泄,即宣通,发散。肝主疏泄,是指肝具有疏通畅达全身气血津液的作用。肝主疏泄,反映了肝为刚脏及肝主动、主升的特点,是维持肝脏本身及相关脏腑的功能协调的重要条件。

(2)主藏血:肝藏血,是指肝具有贮藏血液、调节血量和防止出血的功能。

2. 肝的生理特性

(1)肝为刚脏:是指肝喜条达,阳气用事,其气易上亢逆乱的特性。肝在五行属木,木性曲直,冲和条达,伸展舒畅。肝气主升主动,有木的喜条达而恶抑郁之性。

(2)肝主升发:是指肝具有升动阳气,条达舒畅,生机不息的特性。肝在五行属木,肝气通于春,肝气升发能启动诸脏而生机不息。肝气对气机的影响,主要表现为升举和疏通之用,肝升肺降,气之升降出入运动协调平衡,脏腑经络之气始能调畅,生命活动得以正常进行。

(3)肝体阴用阳:"体"是指本体,"阳"是指功能及特性。肝体阴用阳,是指肝的本体属阴,而肝的功能属阳。

(五)肾

肾位于腰部,脊柱两侧,左右各一。肾的主要生理功能是主藏精、主水、主纳气。肾又被称为先天之本,封藏之本。肾在五行属水,为阴中之阴,与四时之冬气相应。肾在体合骨,生髓通脑。

1. 肾的生理功能

(1)藏精,主生长发育及生殖。

①主藏精:是指肾具有贮存封藏人身之精的功能。

②主生长发育:人的生长、发育、衰老与肾中精气的盛衰有密切关系。

③主生殖:人体生殖器官的发育、生殖功能的形成与维持,都与肾精及肾气的盛衰密切相关。

(2)主水:肾主水,是指肾有主持和调节全身水液代谢的功能。

(3)主纳气:肾主纳气,是指肾具有摄纳肺所吸入的清气而维持正常呼吸的功能。

2. 肾的生理特性

(1)肾主封藏:是指肾以封藏为要,为人体阴精所聚之所。肾的特点是主闭藏,肾精是人体生命动力之本原,宜藏不宜泄。肾藏精、主纳气、主生殖等功能,都是肾主封藏的具体体现。

(2)肾为水火之宅:肾为水火之宅,是指肾为人体水火潜藏之脏。肾为水火之脏,内藏真阴、真阳。真阴、真阳,又称元阴、元阳,是人体生命活动的原动力。

二、六腑

六腑,即胆、胃、小肠、大肠、膀胱、三焦6个器官的总称。六腑共同的生理功能是受盛和转化水谷,即主持饮食物的消化、吸收和糟粕的传导排泄。

六腑共同的生理特点是"泻而不藏""实而不满"。六腑受盛和传化水谷的生理功能,必须不断地虚实更替,及时排空其内容物,才能保持其通畅及功能的协调。

(一)胆

胆位于右胁下,与肝紧密相连,附于肝之短叶间,其形如囊,故又称胆囊。胆既属六腑,又属奇恒之腑。胆的生理功能有2个。

1. 藏泄胆汁 胆主藏泄胆汁,是指胆具有贮藏和排泄胆汁的功能。

2. 主决断 胆主决断,是指胆在精神意识思维活动中,具有判断事物、作出决定的作用。

(二)胃

胃又称"胃脘",分为上、中、下三部:上部称为上脘,包括贲门;下部称为下脘,包括幽门;上下脘之间称为中脘。胃居膈下腹腔上部,通过贲门上接食管,通过幽门下连小肠,是饮食物出入的通道。

胃的生理功能有2个。

1. 受纳、腐熟水谷　胃主受纳和腐熟水谷,是指胃具有接受和容纳饮食物,并将其初步消化,形成食糜的作用。

2. 主通降　胃主通降,是指胃有通利下降的生理功能、饮食物入胃,经过胃的受纳腐熟形成食糜,要靠胃的通降作用,下传于小肠进一步消化。

(三)小肠

小肠位于腹中,上接幽门,与胃相通,下端通过阑门与大肠相连,是一个相当细长的管道器官。小肠的生理功能有 2 个。

1. 受盛化物　受盛,即接受,以器盛物;化物,即消化、转化食物。

2. 泌别清浊　泌,即分泌;别,即分别。小肠泌别清浊,是指小肠在对食糜进行充分消化吸收的同时,将食糜分为清浊两部分的功能。

(四)大肠

大肠位于腹中,是一个粗大的管道样器官,其上口通过阑门与小肠相接,下口通过魄门与外界通连。大肠的生理功能有 2 个。

1. 传导糟粕　大肠主传导糟粕,是指其具有传导食物残渣、排泄粪便的功能。

2. 主津　大肠主津,是指其在传导糟粕的同时,还具有吸收部分水分的功能。

(五)膀胱

膀胱位于小腹中央,是一个中空的囊性器官。其上有输尿管与肾相通,下与尿道相连,开口于前阴。膀胱的生理功能有 2 个。

1. 贮存津液　膀胱主贮存津液,是指其具有贮存和内藏津液的功能。

2. 排泄尿液　膀胱主排泄尿液,是指其具有排泄尿液的功能。

(六)三焦

三焦为分布于胸腹腔的一个大腑,三焦是上焦、中焦、下焦的合称,即膈以上为上焦、膈至脐之间为中焦,脐以下为下焦。六腑三焦的生理功能如下。

1. 运行水液　三焦主运行水液,是指三焦为机体水液输布、运行与排泄的通道。

2. 通行元气　三焦主通行元气,是指通过三焦能够将元气布散至五脏六腑,充沛于全身,从而发挥其激发推动各脏腑组织的功能。

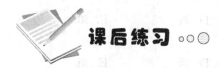

课后练习

单选题

1. 下列哪项是脾的生理功能(　)

　　A. 运化水谷　　　B. 生成津液　　　C. 生成气血　　　D. 宣发肃降　　　E. 外举清气

2. 心开窍于(　)

　　A. 目　　　　　　B. 耳　　　　　　C. 口　　　　　　D. 鼻　　　　　　E. 舌

3. 肝开窍于(　)

　　A. 目　　　　　　B. 耳　　　　　　C. 口　　　　　　D. 鼻　　　　　　E. 舌

4. 心在体合（　　）

    A. 脉　　　　　　　B. 骨　　　　　　　C. 筋　　　　　　　D. 肉　　　　　　　E. 皮

5. 脾在体合（　　）

    A. 脉　　　　　　　B. 骨　　　　　　　C. 筋　　　　　　　D. 肉　　　　　　　E. 皮

6. 肺主（　　）

    A. 升　　　　　　　B. 出　　　　　　　C. 升清　　　　　　D. 肃降　　　　　　E. 以上都不是

7. 肝在志为（　　）

    A. 喜　　　　　　　B. 怒　　　　　　　C. 思（忧）　　　　D. 悲　　　　　　　E. 恐

8. "血府"指的是（　　）

    A. 心　　　　　　　B. 肝　　　　　　　C. 脾　　　　　　　D. 脉　　　　　　　E. 三焦

9. "心主神明"是指心主宰人体的（　　）

    A. 生理活动　　　　　　　　B. 心理活动　　　　　　　　C. 生理、心理活动

    D. 精神意识活动　　　　　　E. 以上都不是

10. "娇脏"是指（　　）

    A. 心　　　　　　　B. 肝　　　　　　　C. 脾　　　　　　　D. 肺　　　　　　　E. 肾

11. 胆汁的分泌和排泄主要取决于（　　）

    A. 胆贮藏胆汁　　　　　　　B. 胆排泄胆汁　　　　　　　C. 脾运化水谷

    D. 肝疏泄气机　　　　　　　E. 以上都不是

12. 肝在液为（　　）

    A. 涎　　　　　　　B. 唾　　　　　　　C. 泪　　　　　　　D. 涕　　　　　　　E. 尿

13. 胃的生理特性是（　　）

    A. 喜燥恶湿主升　　　　　　B. 喜燥恶湿主降　　　　　　C. 喜润恶燥主降

    D. 喜润恶燥主升　　　　　　E. 以上都不是

14. 大肠的传导作用是何种功能的延续（　　）

    A. 胃气降浊　　　　　　　　B. 肺气肃降　　　　　　　　C. 小肠泌别清浊

    D. 脾之运化　　　　　　　　E. 以上都不是

15. 大肠主（　　）

    A. 汗　　　　　　　B. 尿　　　　　　　C. 津　　　　　　　D. 液　　　　　　　E. 泪

16. 小肠主（　　）

    A. 汗　　　　　　　B. 尿　　　　　　　C. 津　　　　　　　D. 液　　　　　　　E. 泪

17. 肾在液为（　　）

    A. 尿　　　　　　　B. 唾　　　　　　　C. 汗　　　　　　　D. 涎　　　　　　　E. 泪

18. 脾在液为（　　）

    A. 尿　　　　　　　B. 唾　　　　　　　C. 汗　　　　　　　D. 涎　　　　　　　E. 泪

19. "孤府"是指（　　）

    A. 胃　　　　　　　B. 心包　　　　　　C. 胆　　　　　　　D. 三焦　　　　　　E. 膀胱

20. "水谷气血之海"是指（　　）

    A. 冲脉　　　　　　B. 小肠　　　　　　C. 大肠　　　　　　D. 胃　　　　　　　E. 膀胱

第四节　精、气、血、津液

精、气、血、津液,均是构成人体和维持人体生命活动的基本物质。精,是指体内的精微物质,有广义、狭义及先、后天之分;气是具有很强活力、肉眼难见的极细微的物质;血是运行于脉中的红色液态样物质;津液是人体内正常水液的总称。人体的脏腑、经络、形体官窍等组织器官的功能活动均赖精、气、血、津、液为物质基础;而气、血、津、液的代谢过程,又须赖脏腑经络的功能活动才能实现。因此,在机体的整个生命过程中,精、气、血、津液与脏腑经络等组织器官之间,始终存在着相互依存、相互为用的密切关系。精、气、血、津、液学说,是中医学理论体系中的重要组成部分。

气具有推动、温煦、气化等作用,精、血、津液具有营养、滋润等作用,根据阴阳的属性区分,气属阳,精、血、津液属阴。

一、精、气、血、津液的概念

(一)精的概念

精,指体内的精微物质,是构成人体和维持人体生命活动的基本物质之一。人体之"精"有广义和狭义之分。广义之精,泛指体内所有的精粹物质,包括人体生命现象和生理活动过程所需的所有物质,如精、气、血、津液等。狭义之精,是指肾所藏的具有促进生殖功能的精微物质,又称生殖之精,起着繁衍后代的作用。精,就其生成来源,可有先天之精和后天之精之分。

(二)气的概念

气,是古代人们对于自然现象的一种朴素认识。早在春秋战国时期的唯物主义哲学家,就认为气是宇宙的本原,是构成世界的最基本物质,宇宙间的一切事物,都是由气的运动变化而产生的。这种观点后来被引入医学领域,用来解释人的生命活动,广泛地运用于生理、病理、诊断、治疗、养生等方面。气是具有很强活力、极其精微的物质,是构成人体和维持人体生命活动的最基本物质。万物由气构成,人是自然界的产物,故人的形体,包括脏腑、经络、五官九窍等,也是以气为物质基础而生成的。同时,人体生命活动的维持也必须依靠气的作用。如自然界的清气、饮食等进入机体后,经新陈代谢的过程即转化为元气、宗气、卫气、营气及各脏腑组织之气,诸气充盛,发挥各自的生理功能,就能正常地维持和促进人体的生命活动。

(三)血的概念

血,是运行于脉中的富有营养和滋润作用的红色液体,也是构成人体和维持生命活动的基本物质之一。血与气相对而言,属性为阴,故又称"阴血"。血液的生成主要有两条途径。其一,水谷精微化血。饮食物通过中焦脾胃的腐熟和运化,转化为水谷精微。水谷精微中最富有营养的精粹部分,化生成营气。营气于津液相合,化为赤色的血液。其二,肾精化血。精系生命之根本,闭藏于肾中,而肾精生髓,精髓也能够化生血液。因脾胃运化的水谷精微是化生血液的最基本物质,而先天之肾精也要依赖后天水谷精微的充养,所以脾胃运化功能的强弱,在血液生成的过程中发挥着最为重要的作用,故有"脾胃为气血生化之源"之说。

(四)津液的概念

津液,是指机体内一切正常水液的总称,也是构成人体和维持人体生命活动的基本物质,包括各脏腑组织的内在液体及正常的分泌物,如胃液、肠液、涕、泪、唾等。津液与气相对而言,性质属阴,故常有"阴津""阴液"之称。

二、精、气、血、津液的关系

精、气、血、津液都是构成人体和维持人体生命活动的基本物质,虽然四者在性状、分布部位及功能上各有不同特点,但在生理活动中则相互依存、相互为用,发生病变时亦可互相影响,因此,存在着极为密切的关系。

(一)精与气的关系

精与气的关系很密切,都是人体的精微物质,所以有时"精气"并称,如肾中之精气、水谷之精气等。精与气的阴阳属性不同,精属阴,气属阳。精与气之间存在着相互化生的关系。

1. 精能化气　人体之精包括先天之精和后天之精,两者均可化生人体之气。如先天之精可以化生元气,水谷之精可以化生营气与卫气,并参与宗气的生成。同时,水谷之精输布于五脏六腑之中即为脏腑之精,脏腑之精可以化生脏腑之气,因此,精对气有化生作用。精足则人体之气充盛,脏腑功能强健;精亏则人体之气不足,脏腑功能衰减。

2. 气能生精　人体之精的生成要依赖有关脏腑之气的气化作用。如脾胃之气旺盛,消化吸收功能健全,可将饮食物不断地转化为人体所需要的水谷精微。因此,气的气化作用是促进精化生的动力,气盛则精足,气虚则精亏。

此外,气对精还有固摄作用,如肾气虚则固摄无力,男子可见遗精、滑精,女子可见长期带下清稀等病症。

(二)精与血的关系

精与血均来源于水谷,并经脾胃等脏腑一系列的生理活动而成,两者之间存在着相互资生和互相转化的关系。

1. 精能化血　精是化生血液的主要物质基础,其中水谷之精在脾、胃、肺、心共同作用下化生为血液,肾精的生髓也能化血,所以精足则血旺。如果水谷之精不足或肾精亏损,均可导致血液的生成不足,引起血虚的病变。

2. 血能生精　人体之精主要藏于肾,肾精首先来自先天,出生以后又依靠后天水谷之精的充养,在肾精的生成过程中,血液的滋养也不可忽略,如肝血可滋养肾精。因此,在精的化生过程中血液也起到了一定的作用。故血旺则精足,血虚也可导致精亏。

(三)精与津液的关系

精与津液的关系,主要是指水谷之精与津液之间的关系。水谷之精与津液均来源于水谷,生成于脾胃。饮食经脾胃的消化吸收功能而生成了水谷精微,其中既包含水谷之精,又包含津液在内,故两者是来源一致、同生同化的紧密联系的关系。

(四)气与津液的关系

1. 气对津液的作用

(1)气能生津:指气化作用可促进津液的生成。津液来自饮食,依赖脾胃等脏腑的生理功能而化生。脾胃之气充足,气化作用旺盛,消化吸收功能强健,从水饮中化生的津液就充裕;若脾胃之气虚衰,气化作用减弱,消化吸收功能障碍,化生的津液就会不足。

(2)气能行津:指气能推动津液的输布与排泄,气的升降出入运动是津液输入和排泄的动力。其中肺、脾、肝、肾等脏器推动着津液输布至全身,而通过肺、大肠、肾、膀胱的气化功能,又可使机体利用后的剩余水分和代谢废物,化为汗、尿等排出体外。若气推动无力,或气滞运行不畅,皆可引起津液输布排泄障碍,导致水湿停聚,痰饮内生。

(3)气能摄津:指气能够控制津液的排泄,防止其过多地流失。如肺卫之气可控摄汗液,脾肾之气可摄纳唾液,肾和膀胱之气可摄约尿液等。当气虚固摄作用减弱时,势必导致体内津液的异常流失,出现多汗、多尿或流涎等病症。

2. 津液对气的作用

津液对气的作用主要体现在津能载气上。津能载气是指气必须依附于有形之津液,才能存在于体内,输布至全身。临床上,大吐、大泻、大汗等可使津液大量流失,气无所依附而随之外脱,甚则出现亡阳等危急证候。

(五)津液与血的关系

血和津液在生理上的关系,可概括为"津血同源"。具体而论,一是两者来源一致,皆由水谷精微所化生,都依赖于脾胃的运化功能;同时津液又是血液的组成部分,津液经胃、脾的消化吸收功能生成后,与营气相合化生为血液。二是津血之间可以相互转化。脉外之津液渗入脉内,便成为血液的一部分;运行于脉内的血液,其液态成分释出脉外,便融于脉外的津液之中。故两者之间充分体现了相互依存、相互转化的关系。

由于津液和血液在生理上密切联系,故在病理上也常相互影响。如失血过多,脉外之津液大量渗入脉内,在血虚的同时,可出现口干、咽燥、尿少、皮肤干燥等津伤之症。因此,对于失血患者,治疗上不宜妄用汗法。反之,津液大量耗损时,脉内的液态成分也会较多地渗出脉外,从而形成血脉空虚、津枯血燥或津亏血瘀等病变。所以,对于大汗等导致津液亏损的患者,也不可轻用破血逐瘀之峻剂。

第五节　病因病机

一、病因

破坏人体自身相对平衡状态而导致引发疾病的原因,称之为病因,又叫病原(古代称之为"病源")、病邪、致病因素等,它包括六淫、疫气、外伤、七情内伤、饮食失宜、劳逸失度,以及瘀血、痰饮、结石等。

中医寻求病因的思维方式有两种。第一种:辩证求因,是指以疾病的临床表现为依据,结合各种病因的性质和致病特点,通过对疾病症状和体征的综合分析来推求致病因素,也称"审证求因"。第二种:直接询问病因,即在诊察护理过程中直接询问疾病发病原因。这种方法简便易行,但易受到诸多因素的干扰或限制,妨碍正确病因的获得。

在中医学发展过程中,各代医家均重视研究致病因素的性质、来源和致病特点,提出了不同的病因分类方法。

病因的分类首先是阴阳两分法:即《黄帝内经》将病因分成阴阳两类,把寒暑风雨等外来病因归属于阳,把饮食、喜怒、居处等归属于阴。其次是三途径归类法:汉代张机的《金匮要略》将疾病的发生概括为三个途径,即把经络受邪入脏腑归属于内所因,把病变局限于四肢九窍等相对浅表部位归属于外所因,把虫兽、金刃所伤归属于第三类。

近年来,综合历代医家对病因分类的认识,将病因分为外感病因、内伤病因、病理产物性病因和其他病因四类。即将痰饮、结石、瘀血归属于病理产物性病因,疫气、六淫归属于外感病因,七情内伤、饮食失宜、劳逸过度归属于内伤病因,外伤、寄生虫及先天因素、医源性因素、药邪因素归属于其他病因。

（一）外感病因

包括六淫和疫气。

1. 六淫,即风、寒、暑、湿、燥、热（火）的总称,又称六气。其致病特点为外感性、季节性、相兼性、转化性和地域性。

2. 疠气是指一类具有强烈传染性的病邪,又称瘟疫、戾气。其致病特点为发病急,病情凶险;传染性强,易于流行;特异性强,症状相似。

（二）内伤病因

包括七情内伤、饮食失调、劳逸失度等。

1. 七情,即喜、怒、忧、思、悲、恐、惊七种情志活动,是人体对内外环境刺激的不同反应,属中医学"神"的范畴。其致病特点如下。

（1）直接伤及内脏,即怒伤肝、思伤脾、喜伤心、恐伤肾、悲忧伤肺。

（2）影响脏腑气机,即喜则气缓、怒则气上、思则气结、悲则气消、恐则气下、惊则气乱。

（3）情志波动影响病情及疾病转归。

2. 饮食失调即膳食不合理,包括饮食不洁、饮食不节及饮食偏嗜等。

3. 劳逸失度分为过劳和过逸。

（三）病理产物性致病因素

包括痰饮、结石和瘀血等。

（四）其他病因

包括外伤、药邪、寄生虫、先天因素、医源性因素等。

二、病机

病机,是指疾病发生、发展、变化及其结局的机理。病机的理论,在《黄帝内经》中已奠定了基础,病机之名,首见于《素问·至真要大论》的"审查病机,无失气宜"和"谨守病机,各司其属"。

病机是医者透过错综复杂的临床表现,经过仔细的分析,把握阴阳的消长、病邪的进退、病变所在的脏腑经络及气、血、津液失调的具体情况而归纳出来的,它反映了病证变化的机制,是决定治疗法则和处方用药的前提。故中医治病,历来十分注意审察病机。

病机学说的具体内容可以概括为以下几个方面。

1. 从整体上探讨疾病的发生、发展、变化和结局的基本规律,如邪正盛衰、阴阳失调、气血失常、津液代谢失常等。

2. 从脏腑、经络等某一系统研究疾病的发生、发展、变化和结局的基本规律,如脏腑病机、经络病机等。

3. 探讨某一类疾病的发生、发展、变化和结局的基本规律,如六经传变病机、卫气营血传变病机和三焦传变病机等。

4. 研究某一种病证的发生、发展、变化和结局的基本规律,如感冒的病机、哮喘的病机、痰饮的病机、疟疾的病机等。

5. 研究某一种症状的发生、发展的病机。如疼痛的病机、恶寒发热的病机、失眠的病机等。

6. 研究由于气血津液、脏腑等生理功能失调所引起的综合性病机变化,如内生"五邪"。

第六节 防治原则

一、未病先防

未病先防,是指采取一定的措施,防止疾病的发生与发展。"治未病"——中医学最早的预防思想。《黄帝内经》提出通过调摄保养,增强体质,提高正气,维持体内阴阳平衡,增强对外界环境的适应能力和抗御外邪的能力,减少和避免疾病的发生,延缓衰老。疾病的发生与邪正盛衰相关,正气不足是疾病发生的内在因素,邪气是发病的重要条件。故未病先防旨在增强人体正气,提高抗病能力,防止病邪的侵害。

(一)养生以增强正气,提高抗病能力

《素问·刺法论》说:"正气存内,邪不可干。"阴阳协调、精气血旺盛,脏腑功能健全,正气充足,则机体抗病力强。故所以调养正气是提高抗病能力的关键。

需根据自然变化规律,通过顺四时而适寒暑,从生活起居、运动、饮食、情志等方面摄养;通过调补脾肾,以先天生后天,后天养先天,来相互促进;通过动静结合、形神共养;通过针灸、推拿、药物调养等综合调养,自可达到增强正气,提高机体抗病能力,防止疾病发生的目的。

(二)外避病邪,防止病邪侵害

邪气是导致疾病发生的重要条件,故未病先防除了调养正气,提高抗病能力外,还需注意避免各种邪气的侵害。《素问·上古天真论》中"虚邪贼风,避之有时"。即指要小心躲避外邪的侵害,需顺应四时气候之变,防六淫之邪的侵害;避疫毒,及时隔离传染患者,防传染;讲卫生,做到居处空气流通,环境清洁,防止环境、食物和水源的污染;注意生活与工作环境,防止各种外伤与虫兽伤等。也可使用药物对抗或杀灭病邪,包括接种疫苗、内服药、佩带药囊、浴敷涂擦、燃烧烟熏等方法。

二、扶正祛邪

扶正即培补正气以治愈疾病的治疗原则,是指使用扶助正气的药物,或其他疗法,并配合适当的营养和功能锻炼等辅助方法,以增强体质,提高机体的抗病力,从而驱逐邪气,以达到战胜疾病,恢复健康的目的。

祛邪即消除病邪以治愈疾病的治疗原则,是指利用驱除邪气的药物,或其他疗法,以祛除病邪,达到邪去正复,恢复健康的目的。

正邪斗争中,双方消长盛衰变化可形成实证、虚证或虚实夹杂证,且影响疾病的发展与转归,

邪气胜正则病进,正气胜邪则病退。因此,治疗疾病的一个基本原则,就是要扶助正气,祛除邪气,即"虚则补之""实则泻之",以改变正邪力量的对比,促进疾病向好转、痊愈的方向转化。

(一)运用原则

临床运用扶正祛邪治则应遵循三个原则:其一为虚症宜扶正,实证宜祛邪;其二为当正虚邪实、虚实夹杂时,根据虚实的主次与缓急,来决定扶正祛邪运用的先后与主次;其三应注意祛邪勿伤正,扶正不留邪。

(二)运用方法

1. 单独使用

(1)扶正:即扶助正气,增强体质,提高机体抗邪及康复能力。要适用于各种虚证或真虚假实证,即所谓"虚则补之"。如气虚、阳虚证,宜采取补气、壮阳法治疗;阴虚、血虚证,宜采取滋阴、养血法治疗。虚证一般宜缓图,少用峻补,免成药害。在具体治疗手段上,除内服汤药外,还可选择针灸、推拿、食疗、形体锻炼、气功等。

(2)祛邪:即祛除邪气,消除病邪损害所致的病理反应。要适用于各种实证或真实假虚证,即邪实为主,而正未虚衰的实证,即所谓"实则泻之"。临床上常用的汗法、吐法、下法、清热、利湿、消导、行气、活血等法,都是在这一原则指导下,根据邪气的不同情况制订的。祛邪应注意中病则止。

2. 合并使用　扶正与祛邪兼用,适用于正虚邪实的虚实夹杂证,但二者均适用于不甚重的病证。具体运用时必须区别正虚邪实的主次关系,灵活运用。

(1)扶正兼祛邪:即扶正为主,兼顾祛邪。适用于正虚为主,邪盛为次的虚实夹杂证,如气虚感冒,则应以补气为主兼解表。

(2)祛邪兼扶正:即祛邪为主,兼顾扶正。若以邪实为主要矛盾,单攻邪又易伤正,单补正又易恋邪,此时治当以祛邪为主兼扶正。如热病伤津,治宜清热为主,兼以生津。

3. 先后使用　扶正与祛邪分先后使用,也适用于虚实夹杂证。其主要是根据虚实的缓急、轻重、先后而变通使用,以达既不留邪,又不伤正,邪去而正复的目的。

(1)先祛邪后扶正:即先攻后补。适用于以下两种情况:一是邪盛为主,若兼扶正反会助邪;二是邪势方张,正虚不甚,尚能耐攻者。如瘀血所致的崩漏证,因瘀血不去,出血不止,故应先活血化瘀,然后再进行补血。

(2)先扶正后祛邪:即先补后攻。适用于正虚邪实的虚实错杂证而正气虚衰不耐攻的情况。此时先祛邪更伤正气,必须先用补法扶正,使正气渐渐恢复到能承受攻伐时再攻其邪,则可免"贼去城空"之虞。如臌胀病,当正气虚衰为主要矛盾,正气又不耐攻伐时,必须先扶正,待正气适当恢复,能耐受攻伐时再泻其邪,才不致发生意外事故。

三、调整阴阳

所谓调整阴阳,是针对机体阴阳偏盛偏衰的变化,采取损其有余,补其不足的原则,使阴阳恢复到相对的平衡状态。正如《素问·至真要大论》所说:"谨察阴阳所在而调之,以平为期。"

(一)损其有余

损其有余,即"实则泻之",适用于阴或阳任何一方偏盛有余的实证。

1. 抑其阳盛　"阳盛则热"所致的实热证,应用清泻阳热,"治热以寒"的法则治疗。

2. 损其阴盛　对"阴胜则寒"的实寒证,宜驱散其偏盛之阴寒,此即"寒者热之"之意。对"阴盛则寒"所致的实寒证,应当温散阴寒,"治寒以热",用"寒者热之"的法则治疗。

(二)补其不足

补其不足,是指对于阴阳偏衰的病证,采用"虚则补之"的方法予以治疗的原则。病有阴虚、阳虚、阴阳两虚之分,其治则有滋阴、补阳、阴阳双补之别。

1. 阴阳互制之补虚　即阳病治阴,阴病治阳。"阴虚则热"的虚热证,其病机为阴虚不足以制阳而致阳的相对偏亢。治宜滋阴以抑阳,即"壮水之主,以制阳光"的方法,《内经》称之为"阳病治阴"。"阳虚则寒"的虚寒证,其病机为阳虚不足以制阴而致阴的相对偏盛。治宜扶阳以抑阴,即"益火之源,以消阴翳"的方法,《内经》称之为"阴病治阳"。

2. 阴阳互济之补虚　即阳中求阴,阴中求阳。对于阴阳偏衰的治疗,张景岳还据阴阳互根之理论提出了"阴中求阳""阳中求阴"的治法。"阴中求阳"是指在补阳时适当配用补阴药,以促进阳气的化生;"阳中求阴"是指在补阴时适当配用补阳药,以促进阴液的化生。正如《景岳全书·新方八阵》所言"善补阳者,必于阴中求阳,则阳得阴助而生化无穷;善补阴者,必于阳中求阴,则阴得阳升而泉源不竭"。

3. 阴阳双补　由于阴阳是互根的,所以阴虚可累及阳,阳虚可累及阴,从而出现阴阳两虚的病证,治疗时当阴阳双补,但须分清主次而补。由于阴阳是辨证的总纲,疾病的各种病理变化都可用阴阳失调加以概括。因此,从广义来讲,解表攻里、升清降浊、补虚泻实、调理气血等治疗方法,都属于调整阴阳的范围。

四、护病求本

中医护理原则之护病求本,就是在护理患者时必须先抓住疾病的本质,针对疾病的本质进行护理,这是辨证施护的根本原则。治病求本,首见于《素问·阴阳应象大论》的"治病必求于本",即谓治疗疾病时,必须抓住疾病病机这一本质,并针对疾病的本质进行治疗,目的是解决疾病的主要矛盾,当主要矛盾解决了,其表现在外的症状体征也会随之而消解。这是辨证论治的基本原则,也是中医学治疗疾病的主要指导思想。告诫医者在错综复杂的临床表现中,要探求疾病的根本原因,宜采取针对疾病根本原因确定正确的治本方法。例如,头痛症状可由多种原因引起,肝阳上亢所致要用平肝潜阳法,外感头痛用解表法,痰湿头痛用燥湿化痰法,瘀血头痛用活血化瘀法等。

在一般情况下,多数疾病的临床表现与它的本质是一致的,但也有些疾病出现某些和本质相矛盾,甚至根本相反的临床表现,即在证候上出现假象,因此,要掌握正治和正护法,反治和反护法。

五、三因制宜

三因制宜,即因人、因时、因地制宜,是指治疗疾病时,要根据患者的体质、性别、年龄等不同,以及季节、地理环境以制订适宜的治疗方法的原则,又称因人因时因地制宜。其实质是在"天人相应"观念指导下,临床治疗时的知常达变。

(一)因人制宜

因人制宜,即根据患者的性别、年龄、体质、生活习惯等个体差异,来制订适宜的治疗措施。

正如清代徐大椿指出："天下有同此一病，而治此则效，治彼则不效，且不惟无效，而及有大害者，何也？则以病同人异也。"（《医学源流论》）

1. 年龄 不同年龄具有不同的生理和病理特点，故治亦宜区别对待。如小儿生机旺盛，但脏腑娇嫩，气血未充，患病易寒易热，易虚易实，病情变化较速但接受治疗的药效反应也较快，因而治疗小儿疾病，忌投峻攻之剂以及大温大补的药物，药量宜轻，疗程一般较短；青壮年则体质壮实，气血旺盛，发育成熟，脏腑功能趋于稳定，病发则多为热证、实证，治疗用药禁忌相对少些，攻邪药较多使用，但得病邪清除，身体很快康复；而老年人生机减退，阴阳气血日衰，病则多为虚证，或虚中夹实证，用药剂量也比青壮年较轻，补益药较多用，祛邪峻猛药也须慎用，但补应缓图，攻忌峻猛。

2. 性别 男女性别不同，其生理、病理特点各有差异。妇女有经、带、胎、产等情况，月经期、妊娠期当慎用或禁用峻下、破血、开窍、滑利、走窜及有毒药物等；男子生理上则以精气为主，以肾为先天，病理精气易亏，多劳损内伤，治宜相参。

3. 体质 因先天禀赋与后天调养的影响，人的体质亦存在着强弱、寒热之偏，治疗上应有所区别。如体质壮实者，病证多实，攻伐之药量可稍重；体质偏弱者，病证多虚或虚实夹杂，则应采用补益为主，即便祛邪，其药量也宜轻；偏阳盛或阴虚之体，当慎用辛温燥热之药；偏阴盛或阳虚之体，则当慎用寒凉伤阳之品。

（二）因时制宜

因时制宜，是指根据季节气候的特点制订适宜的治疗方法。中医学认为，时令气候节律的变化，对人体生理活动、病理变化都会产生一定的影响。《灵枢·岁露论》曰："人与天地相参也，与日月相应也"。如感冒病，因夏季雨水较多，湿气盛，故感冒多兼湿邪。其临床表现有肢体沉重，呕恶腹胀，苔厚而腻，治疗须兼以化湿；秋季雨水较少，燥气盛，故感冒多兼燥邪，临床表现有鼻干咽燥，干咳少痰，苔薄少津，治疗须兼以润燥。

四季气候的变化，对人体的生理功能、病理变化均能产生相应的影响，治疗用药应适应四季气候的特点。一般地说，春夏季节，气候由温渐热，阳气升发，人体腠理疏松开泄，此时外感风寒，不宜用过于辛温的药，以免开泄太过，耗伤气阴；而秋冬季节，气候由凉变寒，阴盛阳衰，人体腠理致密，阳气敛藏于内，此时若病非大热，就当慎用寒凉之品，以防苦寒伤阳。诚如《素问·六元正纪大论》所说："用寒远寒，用凉远凉，用温远温，用热远热。"

（三）因地制宜

因地制宜，是指根据不同地域环境特点，来制订适宜的治疗方法。不同地区的自然环境，如气候、水土及生活习惯，导致人体的体质和发病后的病理变化也不尽相同，治疗用药也有所差异。正如张介宾在《类经·论治类》中所言："地势不同，气习有异，故治法亦随而不一也。"例如，我国东南地区，地势低下，气候温暖潮湿，病多温热或湿热，治宜清热或祛湿；西北地区，地处高原，气候寒燥，病多风寒或凉燥，治疗宜用辛散滋润的药物。即使出现相同的病证，在具体施方用药时，也应考虑不同地区的特点。如外感风寒表证，西北之人腠理多致密，可重用辛温解表药；东南之人腠理多疏松，选用的辛温解表药则当轻；同属外感风寒，发于严寒地区，用辛温解表药剂量较重，麻黄、桂枝等药常用，发于东南温热地区，用辛温解表药剂量较轻，或选荆芥、防风、生姜、葱白等药，而少用麻黄、桂枝等。此外，某些地区还有些地方病，治疗时应根据不同的地方病，采用适宜的方法。

课后练习 ○○○

单选题

1. 不属于因人制宜的内容是（　）

　　A. 性别　　　　B. 生活习惯　　　　C. 年龄　　　　D. 北方　　　　E. 体质

2. 体质壮实者,病证多（　）

　　A. 虚　　　　B. 实　　　　C. 寒　　　　D. 热　　　　E. 虚实夹杂

3. "益火之源,以消阴翳"的方法属（　）

　　A. 阴病治阳　　B. 阳病治阴　　　　C. 阴阳双补　　D. 实则泻之　　E. 虚则补之

4. 祛除邪气,不能选用（　）

　　A. 汗法　　　　B. 吐法　　　　C. 下法　　　　D. 补法　　　　E. 活血

5. 因时制宜不包括（　）

　　A. 用寒远寒　　B. 热者寒之　　　　C. 用温远温　　D. 用热远热　　E. 用凉远凉

6. "壮水之主,以制阳光"的方法,称之为（　）

　　A. 阴病治阳　　B. 阳病治阴　　　　C. 阴阳双补　　D. 实则泻之　　E. 虚则补之

7. 因时制宜包括（　）

　　A. 实则泻之　　B. 阳病治阴　　　　C. 阴病治阳　　D. 用热远热　　E. 虚则补之

8. 六淫致病的共同特点不包含（　）

　　A. 外感性　　　B. 季节性　　　　C. 地域性　　　D. 排斥性　　　E. 转化性

9. 七情即喜、怒、忧、思、悲、恐、（　）七种情志活动

　　A. 结　　　　B. 下　　　　C. 哭　　　　D. 惊　　　　E. 乱

10. 以下错误的是（　）

　　A. 怒伤肝　　　B. 思伤脾　　　　C. 恐伤肾　　　D. 喜伤心　　　E. 悲忧伤胃

11. 以下错误的是（　）

　　A. 喜则气缓　　B. 怒则气上　　　　C. 悲则气消　　D. 惊则气乱　　E. 恐则气结

12. 以下错误的是（　）

　　A. 思则气结　　B. 怒则气散　　　　C. 悲则气消　　D. 惊则气乱　　E. 恐则气下

13. 补其不足,即（　）

　　A. 虚则补之　　B. 阳病治阴　　　　C. 用热远热　　D. 阴病治阳　　E. 热者寒之

14. 哪一个属于病理产物性致病因素（　）

　　A. 血液　　　　B. 尿液　　　　C. 痰饮　　　　D. 骨骼　　　　E. 毛发

第 23 章　经络与腧穴

第一节　经络的基础知识

一、经络的概念

经络是指运行全身气血,联络脏腑肢节,沟通上下内外的通路。经络,是经脉和络脉的总称。经,有路径的意思,是经络系统的主干;络,有网络的意思,是经脉的分支,纵横交错,网络全身。经脉大多循行于深部,有一定的循行径路。络脉循行于较浅的部位,有的络脉还显现于体表。经络把人体所有的五脏六腑、四肢百骸、五官九窍、皮肉筋脉等组织器官联结成一个统一的有机整体。经络学说是研究人体经络的生理功能、病理变化及其与脏腑相互关系的学说,是中医学理论体系的重要组成部分。

二、经络系统的组成

经络系统是由经脉和脉络组成的。经脉包括十二经脉和奇经八脉,以及附属于十二经脉的十二经别、十二经筋、十二皮部。络脉有十五络、浮络、孙络等(图 23-1)。

三、经络的功能

(一)经络的生理功能

经络的功能活动,称为"经气"。其生理功能主要在如下 4 个方面。

1. 沟通表里上下,联系脏腑器官。

2. 通行气血,濡养脏腑组织。

3. 调节机能平衡。

4. 感应传导作用。

(二)经络学说的应用

1. 阐释病理变化。

2. 指导疾病的诊断。

3. 指导疾病的治疗。

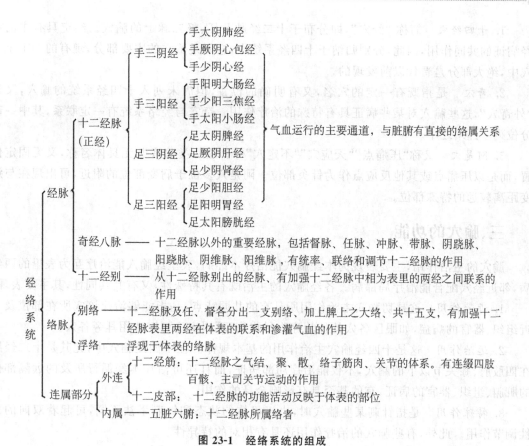

图 23-1　经络系统的组成

第二节　腧穴的基础知识

一、腧穴的概念

　　腧穴是指脏腑、经络之气输注于体表的部位,腧穴多归属于不同的经络,而经络又隶属于相应脏腑,因而腧穴、经络、脏腑间相互联系,不可分割。

　　腧穴的发展大致经历了无定位、定名、定位及系统分类等阶段。最初人们主要是通过对于病痛部位的按摩、捶击或针灸,发现并记录这些位置,即"以痛为腧"。随着对这些体表位置及相应治疗效应认识的深入,进而对其固定和命名,经历代医学家的整理及分类,以及经络学说的逐步形成,最终认识到腧穴与经络、脏腑的特定联系,经反复修正和完善后,分别归属各经。

二、腧穴的分类

　　腧穴分为十四经穴、奇穴、阿是穴三类。

1. 十四经穴 简称"经穴",即分布于十二经脉及任、督二脉上的腧穴。经定具有主治本经病证的共同作用,因此,分别归纳于十四经系统中,它们是腧穴的主要部分,现有的 361 个经穴中,绝大部分是晋代以前发现的。

2. 奇穴 是指既有一定的穴名,又有明确的位置,但尚未列入十四经系统的腧穴,又称"外奇穴",这些腧穴对某些病证具有特殊的治疗作用。奇穴与经络系统有一定联系,其中一部分位列于经络之中。

3. 阿是穴 又称"压痛点""天应穴""不定穴"等。这一类腧穴既无具体名称,又无固定位置,而是以压痛点或其他反应点作为针灸部位。阿是穴多位于病变部位的附近,可出现在与病变距离较远的特殊部位。

三、腧穴的功能

腧穴的主治作用,主要表现为本经腧穴能治疗本经病,表里经腧穴能治疗互为表里的两经病,邻近经穴配合能治疗局部病。各经腧穴的主治既有其特殊性,又有其共同性,其主要表现:

1. 近治作用 这是切腧穴主治作用所具有的共同特点,是指能够治疗该穴所在部位及邻近组织、器官的病症,如眼区各穴均能治疗眼科疾病,耳周疾病可以选用耳旁各穴。

2. 远治作用 这是十四经腧穴主治作用的基本规律。在十四经腧穴中,尤其是十二经脉在四肢肘、膝关节以下的腧穴,不仅能治疗局部病证,而且还可治疗本经循行所及的远隔部位的脏腑、组织、器官的病证,有的甚至具有影响全身的作用。

3. 特殊作用 是指针刺某些腧穴时,由于机体的状态和针刺手法不同,可起着双向的良性调节作用。此外,有些腧穴的治疗作用还具有相对的特异性。

四、腧穴的定位

腧穴是指人体脏腑、经络之气输注于体表的特殊部位,一般也可称之为穴位。腧穴定位的准确与否,直接影响治疗效果,必须重视和掌握定位方法。

1. 体表解剖标志定位法 以人体解制学的各种体表标志为依据来确定脑穴位,俗称自然标志定位法,可分为固定标志和活动标志两种。

(1)固定标志:是指各部位由骨节和肌肉所形成的突起、凹陷、五官轮廓、发际、指(趾)甲、乳头、肚脐等,如两眉中间取印堂,两乳之间取膻中。

(2)活动标志:是指各部位的关节、肌肉、肌腱、皮肤随着活动而出现的空隙、凹陷、皱纹、尖端等,如张口于耳屏前方凹陷处取听宫。

2."骨度"折量定位法 以体表骨节为主要标志,折量全身各部的长度和宽度,定出分用于腧穴定位的方法,又称"骨度分寸定位法"(表 23-1,图 23-2)。

表 23-1 常用骨度折量寸简表

部位	起止点	折量寸	度量法	说 明
头面部	前发际正中至后发际正中	12	直	
	眉心至前发际正中	3	直	
	第七颈椎棘突至后发际正中	3	直	前后发际不明时,从眉心至第七颈椎突18寸
	前两额发角之间	9	横	
	耳后两乳突之间	9	横	
胸腹部	胸骨上窝至胸剑	9	直	胸部直量,以肋骨计算,每条肋骨为1.6寸
	胸剑联合至脐中	8	直	
	脐的中心至耻骨联合上缘	5	直	
	两乳头之间	8	横	通用于胸腹部
腰背部	第一胸椎至骶尾联合	21	直	
	两肩胛骨脊柱缘之间	6	横	
上肢部	腋前皱襞到肘横纹	9	直	通用于手三阴、手三阳经
	肘横纹到腕横纹	12	直	
下肢部	臀横纹到腘窝	14		
	外膝眼至外踝尖	16	直	通用于足三阴、足三阳经
	外踝尖至足底	3		

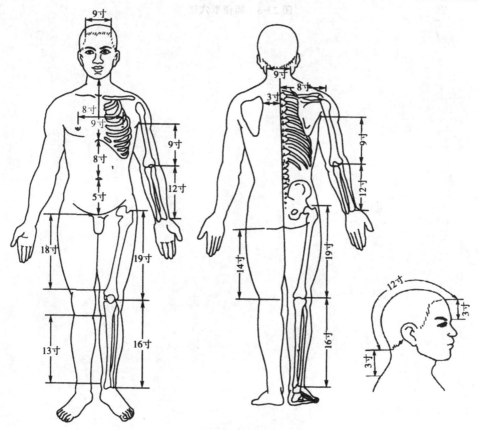

图 23-2 骨度法示意

3. 指寸定位法　是指依据患者本人手指所规定的分寸来量取腧穴的定位方法,又称"手指同身寸法"。常用的有以下 3 种方法。

(1)中指同身时:以患者中指指节桡侧两端纹头(拇、中指屈曲成环形)之间的距离为 1 寸。适用于四肢部位的直寸取穴和背部取穴的横寸。

(2)拇指同身寸:以患者拇指的指关节宽度作为 1 寸。适用于四肢部位的直寸取穴。

(3)横指同身寸(一夫法):嘱患者将示指、中指、环指和小指并拢,以中指中节横纹为比标准,其四指的宽度作为 3 寸,适用于下肢和腹部取穴。

4. 简便取穴法　是临床中一种简便易行的方法,如立正姿势,垂手中指端取风市;两虎口自然平直交叉在食指尽端到达处取列缺(图 23-3)。

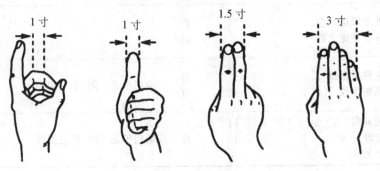

图 23-3　简便取穴法

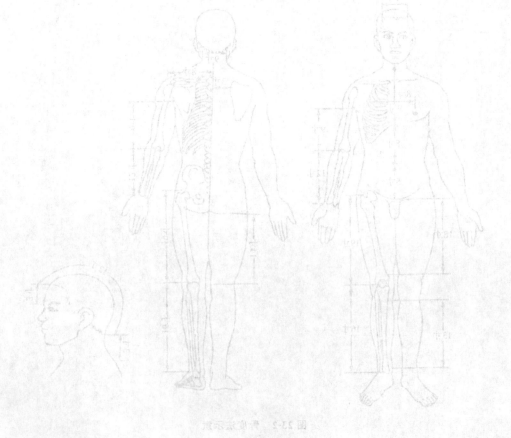

第四篇 中医护理操作技术

第24章 艾灸法

第一节 概 述

灸疗在我国有相当长的历史,艾灸起源于人们对火的发现与使用。在远古时代,距今2万年左右的"山顶洞人",他们发现在烤食物的过程中,有时火星会溅到身体上,溅到身体的痛处后就会感觉疼痛明显减轻,于是人们就用火烤痛处的方法来减轻痛苦,久而久之,灸疗就产生了,具体起源还无确切文献记载。在现存文献中,"灸"字在《庄子》中最早被提及,据《庄子·盗跖》载孔子劝说柳下跖,碰了个大钉子,事后对柳下季说:"丘所谓无病而自灸也",说明春秋时期灸疗已经被广泛应用。《本草备要》中载:"艾叶苦辛,生温,熟热,纯阳之性,能通十二经,走三阴,理气血,逐寒湿,暖子宫,以之灸火能透诸经而除百病"。《孟子·离娄》中载:"犹七年之病,求三年之艾也"。这说明在春秋战国时期人们已经使用艾灸保健强身了。同时期的《灵枢·官能》中亦有"针所不为,灸之所宜"的记载,可见艾灸的作用甚至比针刺更为广泛。

一、概念

艾灸是指点燃用艾叶制成的艾条、艾柱,用热刺激人体的穴位或特定部位,通过激发经气的活动来调整人体紊乱的生理功能,从而达到防病治病目的的一种治疗方法。

艾属纯阳植物,能够温经通络、祛寒除湿,补益人体阳气,特别适合现代人养生及调理亚健康状态。艾叶含17种已知化合物,并且挥发油含量、总黄酮含量、燃烧发热量等明显,服之则走三阴而祛一切寒湿,灸之则透诸经而治百种病邪。艾叶具有异香,熏烟能驱蚊蝇,清瘴气,具有杀毒功能。

二、适应证

李梴著的《医学入门》上说:"寒热虚实,均可灸之"。由此可见灸疗的适应证十分广泛,内、外、妇、儿各科急、慢性疾病,不论寒热、虚实、表里、阴阳均有艾灸疗法的适应证。艾灸疗法总的原则即阴、里、虚、寒症多灸;阳、表、实、热症少灸。但是有些实热证、急性病,如疗痈疮毒、虚脱、厥逆等也可选用灸法;凡属慢性久病,阳气衰弱,风寒湿痹、麻木萎软,疮疡瘰疬久不收口,则非灸不为功。灸法还可用于回阳救逆、固脱,例如腹泻、指冷、脉伏、晕厥、休克可急灸之,令脉起温。总体归纳,艾灸的功能及适应证有以下几个方面。

1. 温经散寒、活血、通痹止痛　可用于治疗寒凝血滞、经络痹阻引起的各种病症,如痛经、闭经、风寒湿痹、寒疝腹痛等。

2. 疏风解表、温中散寒　可用于治疗外感风寒表症及中焦虚寒呕吐、腹痛、泄泻等。

3. 温阳补虚、回阳固脱　可用于治疗脾肾阳虚,元气暴脱之症,如遗尿、遗精、阳痿、早泄、久泄、久痢、虚脱、休克等。

4. 补中益气、升阳举陷　可用于治疗气虚下陷、脏器下垂之症,如肾下垂、胃下垂、脱肛、子宫脱垂等。

5. 消瘀散结、拔毒泄热　可用于治疗外科疮疡初起,以及瘰疬等;用于疮疡溃久不愈,有生肌长肉、促进愈合的作用。

6. 降逆下气　可用于治疗气逆上冲之病症,如脚气冲心、肝阳上升之症,可灸涌泉穴治之。

7. 防病保健　《扁鹊心书·须识扶阳》中说"人于无病时,常灸关元、气海、命中、中脘,虽未得长生,亦可保百余年寿矣。"由此可见,我们的祖先早已十分重视艾灸在防病保健方面的作用,且灸疗用于防病保健有着悠久的历史。

三、禁忌证

(一)禁忌部位

凡颜面部不用直接灸法,以防形成瘢痕,影响美观。关节活动处不宜用瘢痕灸,以防化脓、溃烂,不宜愈合。此外,大动脉处、心脏部位、静脉血管、肌腱潜在部位,妊娠妇女的腰骶部、下腹部及乳头,阴部、睾丸等处均不宜施灸。以上略举大概,如用变通办法,用艾卷灸、间接灸等,则有些部位可行温灸。如遇急病、危症,应灵活机动,酌情施行,不可拘泥。

(二)禁灸病症

灸疗主要借温热刺激来治疗病症,因此,对于外感温病、阴虚内热、实热证一般不宜施灸。另外,高热、昏迷、抽搐、传染病,或极度衰竭,形瘦骨立,呈恶病质之垂危状态,自身已无调节能力者亦不宜施灸。

(三)禁灸人群

通常空腹、过饱、过饥、过劳、醉酒、大渴、大恐、大惊、大怒者、极度疲劳和对灸法恐惧者应慎用艾灸;不宜在风雨雷电、奇寒盛暑、大汗淋漓、妇女经期之际施灸(治疗大出血除外)。

第二节　艾条灸操作

艾条灸法是将艾条(或药艾条)一端点燃,对准欲灸穴位或部位的艾灸方法。根据实际操作的不同,艾条灸又包括温和灸、回旋灸、雀啄灸和实按灸等。

一、评估

1. 了解患者当前的主要症状、临床表现、既往史、体质情况及有无感觉迟钝或障碍。
2. 实施艾条灸处的皮肤情况。
3. 患者的心理状况及对热的敏感和耐受程度。

二、用物准备

艾条、弯盘、打火机、小口瓶、纱布,必要时备浴巾、屏风等。

三、操作步骤

1. 体位　根据取穴选择合适的体位,体质虚弱或精神紧张者应采用卧位。暴露施灸部位,注意遮挡和保暖。

2. 顺序　先灸头部、腰背部,后灸胸腹、四肢。

3. 分类　根据病情或遵医嘱选用相应的灸法。艾条灸一般分为悬起灸和实按灸两大类。

(1)悬起灸:将艾条悬放在距离穴位一定高度的位置进行熏烤,而不使艾条点燃端直接接触皮肤。悬起灸又分为温和灸、回旋灸、雀啄灸等。

1)温和灸:将艾条燃着的一端与施灸处皮肤保持3cm左右的距离,使患者局部温热而无灼痛,每穴灸5～7分钟,以皮肤出现红晕为度。对昏迷或局部知觉减退者,操作者要将示指、中指分开后置于施灸部位两侧,通过操作者的手指来测量患者局部受热温度,以便随时调节施灸的距离,掌握施灸的时间,防止灼伤。这种灸法温度较恒定和持续,对局部气血阻滞有散开的作用,主要用于局部疼痛的灸疗。

2)回旋灸:又称熨热灸。将点燃的艾条一端接近施灸部位,距皮肤3cm左右,平行往复回旋施灸,一般灸20～30分钟。这种灸法温度呈渐凉渐温互相转化,除对局部病痛的气血阻滞有消散作用外,还能对经络气血的运行起到促进作用,故对灸点远端的病痛有一定治疗作用。

3)雀啄灸:将艾条点燃的一端对准穴位2～3cm处,似鸟雀啄米状,一上一下地施灸,多随呼吸的节奏进行雀啄,一般灸5分钟。这种灸法温度突凉突温,对唤起穴位和经络的功能有较强的作用,适用于灸治远端的病痛和内脏疾病。

(2)实按灸:将点燃的艾条隔布或棉纸数层实按在穴位上,使热气透入皮肉深部,火灭热减后重新点火按灸,称为实按灸。

4. 时间　每穴灸疗时间根据不同施灸方法有所不同,一般采用每日灸或隔日灸。

5. 皮肤观察　随时观察局部皮肤情况,询问患者有无灼痛感,及时调整距离,防止灼伤;施灸过程中应及时将艾灰弹入弯盘中,防止灼伤皮肤和烧坏衣物。

6. 观察患者　注意观察患者全身情况或病情变化,了解患者的心理和生理感受。

7. 施灸完毕　完毕后立即熄灭艾火,将艾条插入小口瓶中。用纱布清洁局部皮肤,协助患者整理衣着,整理床单位,取舒适体位,酌情通风换气。

8. 记录　记录患者的一般情况和施灸局部皮肤情况,异常情况的处理措施及效果。

四、操作流程

艾条灸操作评分标准见表 24-1,艾条灸操作流程见图 24-1。

表 24-1 艾条灸操作评分标准

项目		总分	评分细则	A	B	C	D	得分	扣分依据
\multicolumn{2}{c}{艾灸操作考核评分标准（10分钟）}									

科室:_____ 姓名:_____ 监考老师:_____

项目		总分	评分细则	A	B	C	D	得分	扣分依据
\multicolumn{2}{l}{素质要求}	10	仪表大方，举止端庄，态度和蔼	5	4	3	2		
			服装、鞋帽整齐	5	4	3	2		
操作前准备	护士	25	遵照医嘱要求，对患者评估正确，全面	5	4	3	2		
			洗手，戴口罩	2	1	0	0		
	物品		艾条、打火机、治疗巾、弯盘、小口瓶、必要时备浴巾、屏风等	6	5	4	3		
	患者		核对姓名、床号、诊断、介绍并解释操作目的，患者理解与配合	6	5	4	3		
			体位舒适合理，暴露施灸部位，保暖	6	5	4	3		
操作流程	定位	35	再次核对；明确施灸部位（选取本科室常用穴位）	5	4	3	2		
			准备灸条，灸法正确 (温和灸、回旋灸、雀啄灸方法演示正确)	10	8	6	4		
			艾条与皮肤距离符合要求	2	1	0	0		
	施灸		点燃艾灸，及时除掉艾灰	5	4	3	2		
			灸至局部皮肤稍起红晕，施灸时间合理	5	4	3	2		
	观察		观察局部皮肤及病情，询问患者有无不适	5	4	3	2		
	灸毕		灸后艾条彻底熄灭，清洁局部皮肤	3	2	1	0		
操作后	整理	15	整理床单位，合理安排体位	3	2	1	0		
			清理用物，归还原处，洗手	5	4	3	2		
			处理符合要求						
	评价		施灸部位准确、操作熟练、皮肤情况、患者感觉、目标达到的程度	5	4	3	2		
	记录		按要求记录及签名	2	1	0	0		
\multicolumn{2}{l}{技能熟练}	15	操作熟练，轻巧；运用灸法正确	5	4	3	2		
\multicolumn{2}{l}{理论提问}		回答全面、正确	10	8	6	4		
\multicolumn{2}{l}{合　计}			\multicolumn{4}{c}{100}		

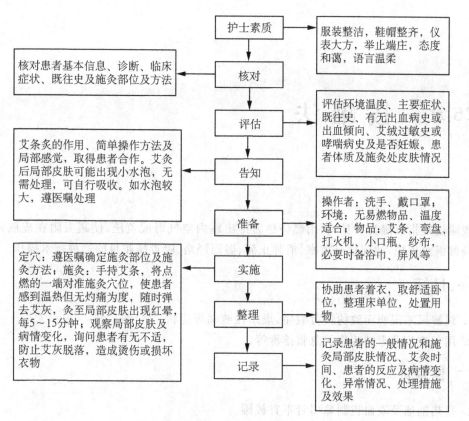

图 24-1 艾条灸操作流程

核对患者基本信息、诊断、临床症状、既往史及施灸部位及方法

护士素质 → 服装整洁，鞋帽整齐，仪表大方，举止端庄，态度和蔼，语言温柔

核对

评估 → 评估环境温度、主要症状、既往史、有无出血病史或出血倾向、艾绒过敏史或哮喘病史及是否妊娠。患者体质及施灸处皮肤情况

艾条灸的作用、简单操作方法及局部感觉，取得患者合作。艾灸后局部皮肤可能出现小水泡，无需处理，可自行吸收。如水泡较大，遵医嘱处理

告知

准备 → 操作者：洗手、戴口罩；环境：无易燃物品、温度适合；物品：艾条、弯盘、打火机、小口瓶、纱布，必要时备浴巾、屏风等

定穴：遵医嘱确定施灸部位及施灸方法；施灸：手持艾条，将点燃的一端对准施灸穴位，使患者感到温热但无灼痛为度，随时弹去艾灰，灸至局部皮肤出现红晕，每5～15分钟；观察局部皮肤及病情变化，询问患者有无不适，防止艾灰脱落，造成烫伤或损坏衣物

实施

整理 → 协助患者着衣，取舒适卧位，整理床单位，处置用物

记录 → 记录患者的一般情况和施灸局部皮肤情况、艾灸时间、患者的反应及病情变化、异常情况、处理措施及效果

五、评价

1. 患者对所做的解释和操作表示理解和满意。
2. 取穴准确,各种手法运用正确。
3. 艾灸过程安全,未发生意外情况。

第 25 章 拔 罐 法

　　拔罐法是指以罐为工具,利用燃烧热力排出罐内空气形成负压,使罐吸附在皮肤穴位上,造成局部瘀血现象,达到祛风散寒、消肿止痛、温通经络、吸毒排脓目的一种技术操作。

一、目标

1. 缓解风寒湿痹而致的腰背酸痛、虚寒性咳喘等症状。
2. 用于疮疡及毒蛇咬伤的急救排毒等。

二、禁忌证

1. 高热抽搐及凝血机制障碍者不宜拔罐。
2. 皮肤溃疡、水肿及大血管处不宜拔罐。
3. 孕妇腹部、腰骶部均不宜拔罐。

三、评估

1. 患者当前主要症状、临床表现及既往史。
2. 患者有无拔罐禁忌、意识、活动能力、有无感觉迟钝/障碍。
3. 患者体质及实施拔罐处的皮肤情况。
4. 患者心理状况。

四、告知

1. 治疗过程中局部可能出现水疱或烫伤。
2. 由于罐内空气负压收引的作用,局部皮肤会出现与罐口大小相当的紫红色瘀斑,数日后自然消失。

五、物品准备

　　治疗盘、火罐(玻璃罐、竹罐、陶罐)、止血钳、纱布、95%乙醇棉球、火柴或打火机、小口瓶、必要时备屏风及浴巾、治疗牌、直尺或软尺。

六、操作程序

1. 备齐物品,携至床边,做好解释,核对医嘱。
2. 取合适体位,暴露拔罐部位,注意保暖。
3. 遵医嘱选择拔罐部位。
4. 点燃的火焰在火罐内转动,使罐内形成负压后并迅速扣至已经选择的拔罐部位上,待火罐稳定后方可离开,防止火罐脱落,适时留罐。
5. 拔罐过程中要随时观察火罐吸附情况和皮肤颜色。
6. 操作完毕,协助患者衣着,整理床单位,安排舒适体位。
7. 清理用物,做好记录并签名。

七、操作流程

拔罐操作流程见图 25-1。

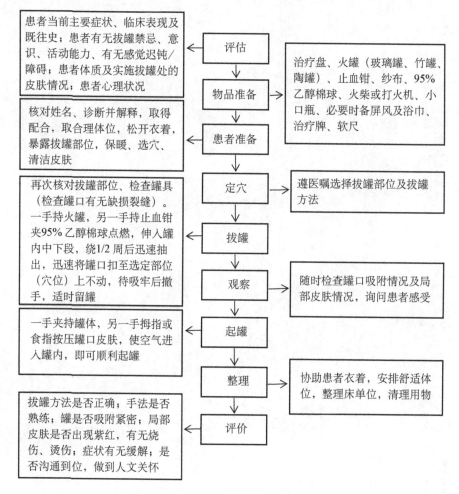

图 25-1 拔罐操作流程

八、注意事项

1. 拔罐时应采取合理体位,选择肌肉较厚的部位。骨骼凹凸不平和毛发较多处不宜拔罐。

2. 操作前一定要检查罐口周围是否光滑,有无裂痕。

3. 防止烫伤。拔罐时动作要稳、准、快,起罐时切勿强拉。

4. 使用过的火罐,均应消毒后备用。

5. 起罐后,如局部出现小水泡,可不必处理,会自行吸收。

6. 如水泡较大,消毒局部皮肤后,用注射器吸出液体,覆盖消毒敷料。

第26章　耳针法

耳针是采用针刺或其他物品(如菜籽等)刺激耳穴,通过经络传导,达到防治疾病的一种方法。

一、评估

1. 评估患者当前主要症状、临床表现、既往史。
2. 评估患者耳针取穴部位的皮肤情况。
3. 了解患者年龄、文化层次、目前心理状态及对疾病的认识。
4. 了解女性患者的生育史,有无流产史,当前是否妊娠。
5. 向患者解释操作目的、取得患者配合。

二、目标

遵医嘱选择穴位,解除或缓解各种急、慢性疾病的临床表现。通过其疏通经络,调整脏腑功能,促进机体的阴阳平衡,以达到防治疾病的目的。

三、适应证

1. 各种疼痛性疾病。
2. 炎症性疾病。
3. 功能紊乱性疾病。
4. 内分泌代谢紊乱性疾病。
5. 其他疾病的预防及保健等。

四、禁忌证

耳部炎症、冻疮的部位,以及有习惯性流产史的孕妇禁用。

五、告知

耳针局部有热、麻、涨、痛感。

六、用物准备

治疗盘、针盒(短毫针等)或菜籽、碘酒、乙醇、棉球、棉签、镊子、探棒、胶布、弯盘等。

七、操作流程

耳针操作流程见图 26-1。

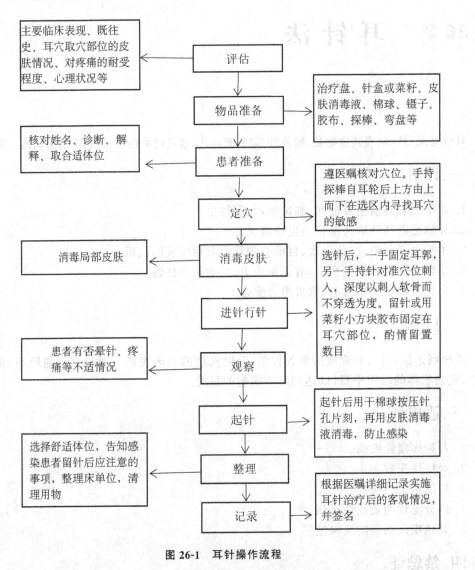

主要临床表现、既往史、耳穴取穴部位的皮肤情况、对疼痛的耐受程度、心理状况等 → 评估

物品准备 → 治疗盘、针盒或菜籽、皮肤消毒液、棉球、镊子、胶布、探棒、弯盘等

核对姓名、诊断、解释、取合适体位 ← 患者准备

定穴 → 遵医嘱核对穴位。手持探棒自耳轮后上方由上而下在选区内寻找耳穴的敏感

消毒局部皮肤 ← 消毒皮肤

进针行针 → 选针后，一手固定耳郭，另一手持针对准穴位刺入，深度以刺入软骨而不穿透为度。留针或用菜籽小方块胶布固定在耳穴部位，酌情留置数目

患者有否晕针、疼痛等不适情况 ← 观察

起针 → 起针后用干棉球按压针孔片刻，再用皮肤消毒液消毒，防止感染

选择舒适体位，告知感染患者留针后应注意的事项，整理床单位，清理用物 ← 整理

记录 → 根据医嘱详细记录实施耳针治疗后的客观情况，并签名

图 26-1　耳针操作流程

八、护理及注意事项

1. 严格执行无菌技术，预防感染。起针后如针孔发红，应及时处理，严防引起软骨膜炎。
2. 年老体弱及高血压患者，针刺前后应适当休息，如发生晕针，应及时处理。
3. 对扭伤及肢体活动障碍的患者，进针后嘱其适当活动患部，以提高疗效。
4. 有习惯性流产的孕妇应禁针。

第 27 章　刮痧法

　　刮痧法是采用边缘钝滑的器具,如牛角刮板、瓷匙、铜钱等物,在患者体表一定部位反复刮动,使局部出现瘀斑,从而达到疏通腠理、逐邪外出目的的一种操作方法。

一、评估

1. 评估患者当前主要症状、临床表现、既往史。
2. 患者体质及刮痧部位的皮肤情况。
3. 患者对疼痛的耐受程度。
4. 患者心理状况。

二、目标

1. 缓解或解除外感湿邪所致高热头痛、恶心呕吐、腹痛腹泻等症状。
2. 使脏腑秽浊之气通达于外,促使周身气血流畅,达到治疗疾病的目的。

三、适应证

1. 夏秋季节发病的各种急性疾病,如中暑、痢疾等。
2. 由于感冒引起的胸闷、头痛等。
3. 其他疾病的治疗、预防及保健。

四、禁忌证

1. 体形过于消瘦、有出血倾向者。
2. 孕妇的腹部、腰骶部禁用。
3. 小儿囟门未闭合时头部禁刮。
4. 原因不明的肿块及恶性肿瘤部位禁刮。

五、告知

1. 刮痧部位出现红紫色痧点或瘀斑,属于正常现象,数日后方可消退。
2. 刮痧部位的皮肤有疼痛、灼热的感觉。

六、用物准备

治疗盘、刮具(牛角刮板、瓷匙等)、治疗碗(内盛少量清水或药液),必要时备浴巾、屏风等。

七、操作流程

刮痧法操作流程见图 27-1。

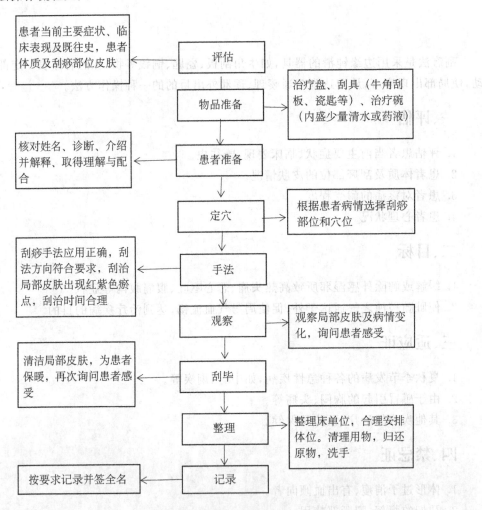

图 27-1 刮痧法操作流程

八、护理及注意事项

1. 保持空气清新,以防复感风寒而加重病情。
2. 刮痧时用具边缘要光滑,以免划伤皮肤。

3. 操作时用力要均匀,勿损伤皮肤。

4. 操作过程中要随时观察患者病情变化,发现异常,立即停刮,并报告医生,配合处理。

5. 操作后嘱患者保持乐观情绪,心境平和;饮食宜清淡,忌食生冷油腻之品。

6. 使用过的刮具,消毒后备用。

7. 刮痧结束后,应在室内休息30分钟后方可外出。

第28章 穴位按摩法

穴位按摩是在中医基本理论指导下,运用手法作用于人体穴位。通过局部刺激,可疏通经络,调节机体抗病能力,从而达到防病治病、保健强身目的的一种操作。

一、目标

1. 缓解各种急慢性疾病的临床症状。
2. 通过穴位按摩,达到保健强身的目的。

二、禁忌证

各种出血性疾病、妇女月经期及孕妇腰腹部、皮肤破损及瘢痕等部位禁止按摩。

三、评估

1. 患者当前主要症状,临床表现及既往史。
2. 患者体质及按摩部位皮肤情况。
3. 患者心理状况。

四、告知

按摩时局部出现酸胀的感觉。

五、物品准备

治疗巾、必要时备屏风及浴巾、治疗盘。

六、操作程序

1. 遵医嘱进行穴位按摩。
2. 进行腰腹部按摩时,嘱患者先排空膀胱。
3. 安排合理体位,必要时协助患者松开衣着,注意保暖。
4. 根据患者的症状、发病部位、年龄及耐受性,选用适宜的手法和刺激强度进行按摩。
5. 操作过程中观察患者对手法的反应,若有不适,应及时调整手法或停止操作,以防发生意外。

6. 操作后协助患者衣着,安排舒适卧位,做好记录并签字。

七、操作流程

穴位按摩操作流程见图 28-1。

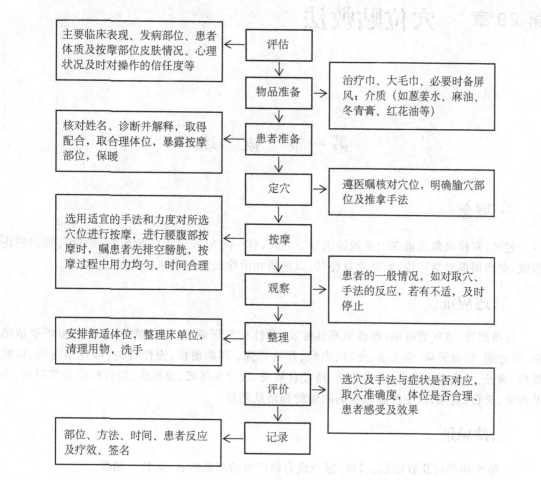

图 28-1 穴位按摩操作流程

八、注意事项

1. 操作前应修剪指甲,以防损伤患者皮肤。
2. 操作时用力要均匀、柔和、持久,禁用暴力。

第 29 章　　穴位贴敷法

第一节　概　述

一、概念

定义:穴位贴敷是指在中医理论指导下,在人体一定的穴位上贴敷药物,通过药物的经皮吸收,刺激局部经络穴位,激发全身经气,以预防和治疗疾病的一种外治方法。

二、适应证

体虚感冒、支气管哮喘、慢性阻塞性肺病、慢性支气管炎、变应性鼻炎、小儿反复呼吸道感染、冠心病、脑血管病、偏头痛、便秘、失眠、耳鸣耳聋、高脂血症、慢性胃炎、慢性结肠炎、口腔溃疡、痛经、乳腺小叶增生、子宫肌瘤、慢性盆腔炎、股骨头坏死、颈椎病、退行性骨关节病变、小儿夜啼、厌食、遗尿、流涎及临床疾病的保健和辅助调理。

三、禁忌证

1. 贴敷局部皮肤有创伤、溃疡、感染或有较严重的皮肤病者,应禁止贴敷。

2. 颜面五官部位、关节、心脏及大血管附近,慎用贴敷,不宜用刺激性太强的药物进行发泡,避免发泡遗留瘢痕,影响容貌或活动功能。

3. 孕妇腹部、腰骶部及某些可促进子宫收缩的穴位,如合谷、三阴交等,应禁止贴敷,有些药物如麝香等孕妇禁用,以免引起流产。

4. 糖尿病、血液病、发热、严重心肝肾功能障碍者慎用。

5. 艾滋病、结核病或其他传染病者慎用。

第二节 操　作

一、评估

1. 评估患者病情或发病部位,症状及相关因素。
2. 心理状态,配合程度。
3. 贴敷部位皮肤情况。

二、用物准备

治疗盘、皮肤消毒液、棉签、弯盘、药膏、敷贴片、纸胶布、手消毒凝胶。

常用穴位:关元、气海、足三里、背俞穴等具有强壮作用的穴位,起到增强人体正气,提高抗病能力,预防疾病的作用。

作用:温经通络、健脾和胃、活血祛风、化瘀消肿、攻毒蚀疮、利水消肿、温肺祛痰。

三、操作步骤

1. 护士仪表大方,修剪指甲,洗手。
2. 评估患者发病部位,症状及相关因素,心理状态,贴敷部位皮肤情况。
3. 做好解释,取合适体位,暴露贴敷部位。
4. 确定贴敷部位及腧穴,将药膏放置在敷贴片内并贴于确定好的腧穴上。
5. 询问患者的反应及是否有过敏反应,及时调整。
6. 协助患者衣着,选择合理舒适体位,整理床单位,洗手。
7. 记录并签字。

四、操作流程

穴位贴敷操作流程见图 29-1。

303

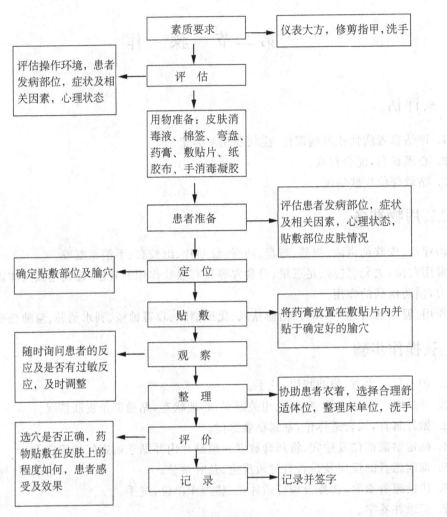

图 29-1　穴位贴敷操作流程

五、评分标准

穴位贴敷操作评分标准见表 29-1。

表 29-1 穴位贴敷操作评分标准

日期：　　　　　科室：　　　　　考核者：　　　　　被考核者：

项目		检查内容	分值		备注
素质要求		仪表大方，举止端庄，态度和蔼	5	10	
		服装、鞋帽整齐	5		
操作前准备	护士	遵照医嘱要求，对患者评估正确，全面（环境、皮肤、过敏史、贴药的方法等）	5	28	
		洗手，戴口罩	2		
	物品	治疗盘、皮肤消毒液、棉签、弯盘、药膏、敷贴片、纸胶布、手消毒凝胶	9		
	患者	核对姓名、诊断、介绍并解释操作目的，取得患者理解与配合	6		
		体位舒适合理，保暖	6		
操作流程	定穴	选择合适体位，确定贴敷部位，准确选择腧穴部位	5	47	
		暴露患者贴敷部位，双手定位准确，从上到下	5		
	皮肤清洁	再次核对穴位后，用75%乙醇擦拭清洁穴位周围5~8cm	3		
	贴药	药片准备准确，大小合适，药膏贴敷穴位准确	15		
	沟通	询问患者有否不适	2		
	交代	穴位贴敷的注意事项（贴药时间、皮肤局部情况、饮食等）	5		
	整理	协助患者衣着，整理床单位，选择合理舒适体位，清理用物，洗手，用物处理符合要求	5		
	评价	选穴准确、操作熟练、局部严格消毒、体位合理、患者感觉、目标达到的程度	5		
	记录	按要求记录及签名	2		
技能熟练		操作熟练，轻巧；选穴正确	5		
提问		回答全面、正确	10	15	
合计			100		

第 30 章　中药熏洗法

中药熏洗是中药外治疗法的分支。熏洗法历史久远,据《礼记》记载:头有疮则沐,身有疡则浴。《黄帝内经》亦曰:其有邪者,渍形以为汗,邪可随汗解。《五十二病方》明确提出用中药煎煮的热药蒸汽熏蒸治疗疾病,其中有熏蒸洗浴八方,如用骆阮熏治痔;用韭和酒煮沸熏治伤科病症等;医圣张仲景的《金匮要略》记述了用苦参汤熏洗治疗狐惑病蚀于妇人下部的药方与手法;晋朝葛洪的《肘后备急方》记述了用煮黄芩、黄柏熏洗治疗疮痈症与创伤;唐宋时期,熏蒸获得较快发展。在熏蒸阴部,熏蒸足部的基础上,又提出熏眼,熏发等方法;孙思邈的《千金要方》则记述了用大剂黄芪防风汤熏蒸治疗柳太后中风不语使其苏醒的方药与手法;中药熏蒸疗法用于皇宫深院救治皇太后的中风重症,足可窥中药熏蒸疗法在当时的作用和影响之一般。元明清时期熏蒸疗法得到进一步发展并日趋成熟完善。清代的《理瀹骈文》和《急救广生论》是中药外治分支科学体系的成熟与完善;尤其是《理瀹骈文》宏论之辨证、之精辟、之颠扑不破更是将中药外治从实践到理论推向一个全新的高度。

第一节　概　述

一、概念

熏洗法是指将药物煎汤、趁热在患处熏蒸、淋洗,以达到疏通腠理、祛风除湿、清热解毒、杀虫止痒目的的一种外治方法。

二、适应证

1. 痹症所致关节疼痛、肿胀、屈伸不利等症状。
2. 眼科疾病引起的眼结膜红肿、痒痛、糜烂等症状。
3. 肛肠疾病的伤口愈合。
4. 皮肤瘙痒、脂溢性皮炎、银屑病、硬皮病等。
5. 失眠症、抑郁症、焦虑症、头痛症、精神障碍、精神分裂等精神类疾病。
6. 感冒、咳嗽、高脂血症、高蛋白血症、哮喘、糖尿病、慢性肠炎等。
7. 妇女带下症、阴痒、阴蚀、痛经、闭经等。

三、禁忌证

1. 月经期、妊娠期禁止坐浴。
2. 伴有姑息性传染病、重症心脑血管疾病患者禁用。
3. 内痔出血量较大时，缝合伤口术后禁用。
4. 心脏病患者、高血压患者严重病危者。
5. 结核患者。
6. 心力衰竭患者、肾衰竭患者。
7. 动脉瘤患者。
8. 温热感觉障碍患者。

第二节 操 作

一、评估

1. 了解患者当前的主要症状、舌苔、脉象、生命体征、既往史及过敏史。
2. 妇科患者评估胎、带、经、产情况。
3. 评估患者局部的皮肤情况及体质。
4. 患者的年龄，目前心理状况。

二、用物准备

治疗盘、药液、熏洗设备（根据熏蒸部位的不同选用盆、桶、治疗碗、坐浴凳等）、水温计、毛巾，必要时备屏风或床帘，或按条件和需要备中药熏蒸治疗机等。

三、操作步骤

1. 操作前准备 护士着装整洁，洗手、戴口罩；评估患者发病部位、症状、舌苔、脉象、生命体征、既往史及心理状态等；备齐用物携至床旁，核对医嘱、患者姓名、诊断、药液、治疗部位及具体方法，做好解释，取得患者合作并排尿；根据熏洗部位安排患者体位，充分暴露需熏洗部位，用床帘或屏风遮挡保护隐私，冬季注意保暖。

2. 操作 再次核对，将药汤倒入浴具内，暴露熏洗部位，先用药汤热气熏蒸患处5～10分钟，待到药汤温度降到40℃左右时，再用毛巾浸湿药汤清洗局部后，将患处置于浴具内，药液泡洗患处15分钟。操作过程中，应注意观察和询问患者有无不适，关注其生理和心理感受，若患者感到不适，立即停止熏洗，擦干皮肤。

3. 操作后的整理 协助患者穿衣，安排患者舒适体位，整理床单位，物品清洗消毒后归还原处；洗手、记录并签全名。

四、操作流程

中药熏洗操作流程见图30-1。

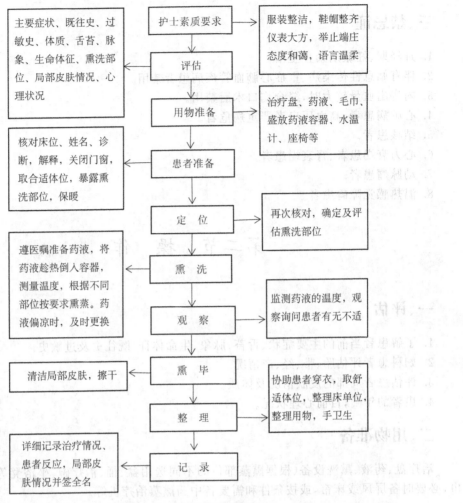

图 30-1 中药熏洗操作流程

五、评价

1. 患者体位舒适、持久。
2. 局部皮肤潮红,无烫伤;患者未出现不良反应。

 课后练习 ○○◐

单选题

1."其有邪者,渍形以为汗,邪可随汗解"是哪本书提出的( )

    A.《肘后备急方》   B.《千金要方》   C.《五十二病方》

    D.《黄帝内经》   E.《金匮要略》

2.熏洗法是将药物煎汤、趁热在患处熏蒸、淋洗,以达到( )的目的

A. 疏通腠理　　　　　　B. 祛风除湿　　　　　　C. 清热解毒

D. 杀虫止痒　　　　　　E. 以上都是

3. 将中药外治从实践到理论推向一个全新高度的著作是哪个（　　）

A.《金匮要略》　　　　B.《千金要方》　　　　C.《理瀹骈文》

D.《五十二病方》　　　E.《黄帝内经》

4. 中药熏洗主要用于治疗（　　）

A. 腹泻　　　　　　　　B. 胃脘疼痛　　　　　　C. 中暑

D. 风湿肿痛　　　　　　E. 内痔大量出血

5. 哪类患者不适用中药熏洗（　　）

A. 孕妇　　　　　　　　B. 高血压　　　　　　　C. 严重心血管病

D. 动脉瘤患者　　　　　E. 以上都是

6. 将药汤倒入浴具内，暴露熏洗部位，先用药物热气熏蒸患处（　　）分钟

A. 3～5　　　B. 5～10　　　C. 10～15　　　D. 15～20　　　E. 20～25

7. 中药熏洗药液泡洗的适宜温度为（　　）℃

A. 30　　　　B. 35　　　　C. 40　　　　D. 60　　　　E. 50

8. 温度适宜后使用中药液泡洗患处的时间为（　　）分钟

A. 5　　　　B. 10　　　　C. 15　　　　D. 20　　　　E. 25

9. 下面哪项说法是错误的（　　）

A. 熏洗应注意保暖　　　　　　　B. 孕妇不可以熏洗

C. 有伤口的部位，应用无菌的熏洗液　　D. 熏洗的时间为 15 分钟

E. 全部正确

10. 下面哪项说法是正确的（　　）

A. 熏洗温度可过高　　　　　　　B. 有细小伤口的地方可不遵循无菌原则

C. 所有物品都需消毒，用具一人一份　　D. 包扎部位熏洗可不揭伤口敷料

E. 以上都是

11. 熏洗前应评估患者的（　　）

A. 发病部位　　　　　　B. 症状　　　　　　　　C. 舌苔

D. 生命体征　　　　　　E. 以上都是

12. 操作过程中，应注意观察和询问患者有无不适，关注其（　　），若患者感到不适，立即停止熏洗，擦干皮肤

A. 生理和心理感受　　　B. 皮肤　　　　　　　　C. 血压

D. 心率　　　　　　　　E. 血糖

13. 备齐用物携至床旁，应核对（　　）

A. 医嘱　　　　　　　　B. 患者姓名　　　　　　C. 药液

D. 治疗部位　　　　　　E. 以上都是

14. 痹症所致关节疼痛、肿胀、屈伸不利等症状可用中医特色治疗的有（　　）

A. 灸法　　　　　　　　B. 中药熏洗　　　　　　C. 中药热奄包

D. 中药封包　　　　　　E. 以上都是

15. 用骆阮熏治痔疮；用韭和酒煮沸熏治伤科病症等治疗是哪本书提出的（　　）

A.《金匮要略》　　　　B.《千金要方》　　　　C.《五十二病方》

D.《黄帝内经》　　　　E.《肘后备急方》

参考答案

课后练习

第4章　患者的安全与护士的职业防护

单选题：1—5　ACBDE

　　　　6—10　CEECD

　　　　11—15　DAADE

第5章　患者的清洁卫生

第一节　口腔护理

单选题：1—5　CAEDD

　　　　6—10　BABDD

多选题：1. ABCDE　2. ABCD　3. ABE

　　　　4. AE　5. ABDE

第二节　头发护理

单选题：1—5　DEEEC

　　　　6—10　ECCCA

多选题：1. ABCD　2. ABCE　3. ABCD

　　　　4. ABD　5. ABCD

第三节　皮肤护理

单选题：1—5　ADCBE　6—10　BDCAA

多选题：1. ABCD　2. ABCD　3. ABCE

　　　　4. ABDE　5. ABCE

第四节　会阴部护理

单选题：1—5　BEAEA

　　　　6—10　BBECD

多选题：1. ABE　2. AB　3. ABCDE

　　　　4. AE　5. ABE

第五节　晨晚间护理

单选题：1—5　DBABA

　　　　6—9　DACD

多选题：1. ABCD　2. ABCDE　3. ABCDE

　　　　4. ABCDE　5. ABCD

第6章　休息与活动

单选题：1—5　DBBAA

　　　　6—10　DAEBD

多选题：1. ABC　2. BCDE　3. ABCD

　　　　4. ABCDE　5. ABCDE

第7章　生命体征的评估与护理

第一节　体温的评估与护理

单选题：1—5　DECAA

　　　　6—10　BCBBB

多选题：1. ABE　2. BDE　3. ACDE

　　　　4. ABD　5. ABCDE

第二节　脉搏的评估与护理

单选题：1—5　BACDD

　　　　6—10　CDBDE

多选题：1. BC　2. AB　3. ABCD

　　　　4. AB　5. ABCDE

第三节　血压的评估与护理

单选题：1—5　BAEAB

　　　　6—10　CDDEA

多选题：1. ACDE　2. CE　3. ABCE

　　　　4. ABCD　5. CD

第四节　呼吸的评估与护理

单选题：1—5　BEBAD

　　　　6—10　CDEEB

多选题：1. CD　2. ABD　3. ABCDE

　　　　4. ABCDE　5. ABCDE

第8章　冷、热疗法

单选题：1—5　DBCDB

　　　　6—10　BEBAD

多选题：1. AB　2. AE　3. BE

　　　　4. ABCDE　5. ABCDE

第9章　饮食与营养

第一节　概述

单选题：1—5　BCACB

　　　　6—10　CABAB

多选题：1. ABCE　2. ABCD　3. ADE

　　　　4. ABCD　5. ABC

第二节　医院患者的饮食

单选题：1－5　CBAEE

6－10　DCBAA

多选题：1.ABCE　2.ABCD　3.ABDE

4.ABCE　5.ABCD

第三节　营养状况的评估

单选题：1－5　ABDAC

6－10　ACEDD

多选题：1.BCD　2.CD　3.ABCD

4.ABC　5.AB

第四节　一般饮食与特殊饮食护理

单选题：1－5　DCEEA

6－10　CDCDA

多选题：1.ABCE　2.ABCE　3.ACDE

4.ABDE　5.ABDE

第10章　排泄

第一节　排尿护理

单选题：1－5　ABBAB

6－10　BEDAC

多选题：1.ABCDE　2.ABC　3.ABCDE

4.ACD　5.ABCD

第二节　排便护理

单选题：1－5　ABCEA

6－10　BDEBD

多选题：1.ABCD　2.ABDE　3.ABCDE

4.ABCE　5.ABC

第11章　给药

第一节　给药的基本知识

单选题：1－5　CBCBA

6－10　DCCDA

多选题：1.BCDE　2.ABCDE　3.ABCE

4.ABCDE　5.ABC

第二节　口服给药法

单选题：1－5　CCDCA

6－10　DDCAB

多选题：1.ABCDE　2.ABCDE　3.ABCD

4.ACE　5.ABCD

第三节　常用注射法

单选题：1－5　DDDAD

6－10　CEADA

多选题：1.AE　2.ABE　3.ACDE

4.ABC　5.ABCD

第四节　雾化吸入法

单选题：1－5　BEEAB

6－10　DDABA

多选题：1.ABE　2.AB　3.ABD

4.ABC　5.ABCDE

第五节　药物过敏试验法

单选题：1－5　ADEDB

6－10　BEACA

多选题：1.ACE　2.AD　3.ACE

4.ACD　5ABC

第12章　静脉输液与输血

单选题：1－5　BCCDA

6－10　ADCDD

多选题：1.ABCD　2.ABCDE　3.ABC

4.ABCD　5.ABCDE

第14章　疼痛患者的护理

单选题：1－5　ABCCB

6－10　BDEEC

多选题：1.ABCDE　2.ABCD　3.ABDE

4.ABCDE　5.ABCD

第15章　病情观察及危重患者的管理

单选题：1－5　DDABC

6－10　BDCCD

多选题：1.ABCDE　2.ABDE　3.ABCDE

4.ABCE　5.ABCDE

第16章　临终护理

单选题：1－5　ADCED

6－10　DECAB

11－15　EAACE

第17章　医疗与护理文件

单选题1－5　CADAB

6－10　ABAEA

多选题：1.ABC　2.ABCDE　3.ABCD

4.ABCDE　5.ABCDE

第18章　现代护理操作技术

单选题：1－5　BBCDA

6－10　ABBCA

多选题：1. ABCDE　2. ABCDE　3. ABCD

4. ABCD　5. ABCD

第 20 章　饮食及排泄的护理

第一节　鼻饲法

单选题：1－5　DBDBD

6－10　ACBAC

多选题：1. ABC　2. ABCDE

3. ABCDE　4. ABDE　5. ABCDE

第二节　口腔护理

单选题：1－5　EEBAD

6－10　CCBBE

多选题：1. ABCDE　2. ABCDE

第三节　导尿术（女）

单选题：1－5　ABBAC

6－10　DBDAC

多选题：1. ABCDE　2. ACD　3. ABCD

4. ABCDE　5. ABCDE

第四节　会阴护理

单选题：1－5　DCAAC

多选题：1. ABDE　2. ABCE　3. ABCD

4. ABCDE

第五节　灌肠法

单选题：1－5　BDABB

6－10　BADCA

多选题：1. ABCDE　2. ABCD　3. ABCD

4. ABCD　5. ABCE

第 21 章　常用急救技术

单选题：1－5　EDAAB

6－10　DBCAD

11－15　CDADC

第 22 章　中医基础理论

第一节　阴阳学说

单选题：1－5　DBCAC

6－9　ADCE

第二节　五行学说

单选题：1－5　BEACC

6－10　CBAAD

11－15　CCBEB

第三节　脏腑

单选题：1－5　AEAAD

6－10　EBDCD

11－15　DCCAC

16－20　DBDDD

第六节　防治原则

1－5　DBADB

6－10　ADDDE

11－14　EBAC

第 30 章　中药熏洗法

1－5　DECDE

6－10　BCCEC

11－15　EAEEC

参 考 文 献

[1] 姜安丽．护理理论．北京：人民卫生出版社，2009.

[2] 赵金丽．护理人员职业损伤的危害因素及防护措施．中国冶金工业医学杂志，2009(6)：645-646.

[3] 姜安丽．新编护理学基础．2版．北京：人民卫生出版社，2012.

[4] 徐桂华，于睿．中医食疗学．北京：人民卫生出版社，2019.

[5] 李小寒，尚少梅．基础护理学．北京：人民卫生出版社，2017.

[6] 孙玉梅，张立力．健康评估．北京：人民卫生出版社，2017.

[7] 李小寒，尚少梅．基础护理学．北京：人民卫生出版社，2012.

[8] 陈孝平，汪建平，赵继宗．外科学．北京：人民卫生出版社，2018.

[9] 冯艺．疼痛分册．北京：北京大学医学出版社，2010.

[10] 李小寒，尚少梅．基础护理学．6版．北京：人民卫生出版社，2015.

[11] 李小萍．基础护理学．北京：人民卫生出版社，2010.

[12] 杨巧菊．护理学基础．北京：中国中医药出版社，2016.

[13] 孙永显．急救护理．北京：人民卫生出版社，2010.

[14] 张波，桂莉．急危重症护理学．北京：人民卫生出版社，2013.

[15] 周谊霞，田永明．急危重症护理学．北京：中国医药科技出版社，2016.

[16] 郑洪新．中医基础理论．北京：中国中医药出版社，2016.

[17] 孙广仁．中医基础理论．北京：人民卫生出版社，2007.

[18] 何建成，潘毅．中医学基础．北京：人民卫生出版社，2015.

[19] 谢薇，李俊华．中医适宜技术操作规范．上海：同济大学出版社，2016.

[20] 刘旭生，邓丽丽．艾灸实用手册．北京：中国中医药出版社，2017.

[21] 中国中医药管理局医政司．护理人员中医技术护理手册．北京：中国中医药出版社，2015.

[22] 徐桂华，李佃贵．中医护理学．北京：人民卫生出版社，2009.

[23] 徐桂华，胡慧．中医护理学基础．北京：中国中医药出版社，2017.

[24] 段亚平，张培琴．中医护理学基础．贵阳：贵州科技出版社，2013.

[25] 余曙光．针灸学．2版．北京：人民卫生出版社，2016